温病条辨析评

严冰 著

中医古籍出版社

图书在版编目（CIP）数据

温病条辨析评/严冰编著.—北京：中医古籍出版社，2007
ISBN 978-7-80174-566-8

Ⅰ.温… Ⅱ.严… Ⅲ.温病条辨-研究 Ⅳ.R254.2

中国版本图书馆CIP数据核字（2007）第155577号

温病条辨析评
严冰 著

责任编辑 伊广谦
封面设计 于天水
出版发行 中医古籍出版社
社 址 北京东直门内南小街16号（100700）
印 刷 北京金信诺印刷有限公司
开 本 850mm×1168mm 1/32
印 张 9.625
字 数 241千字
版 次 2007年11月第1版 2007年11月第1次印刷
印 数 0001~3000册
书 号 ISBN 978-7-80174-566-8
定 价 15.00元

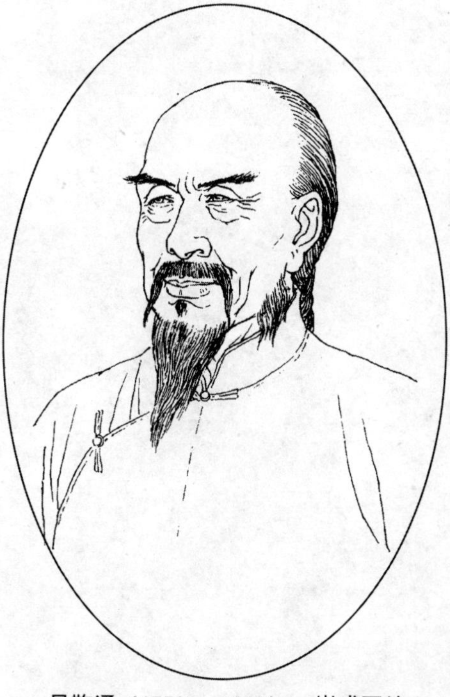

吴鞠通（1758 ～ 1836）　崔成雨绘

前　言

吴鞠通，名瑭，字配珩，江苏淮阴人。生于乾隆二十三年(1758年)，卒于道光十六年(1836年)。清代著名医学家。著有《温病条辨》、《医医病书》、《吴鞠通医案》等三部医著。其中《温病条辨》是在继承《内经》、《伤寒论》的基础上，全面、系统、集大成、有创见地论述温病辨证论治的一部专著。《温病条辨》的问世，标志着由吴又可、叶天士等先行者创建的温病理论体系，经过吴公的系统论述，整理提高，已为空前仅有，是一部论述温热病治疗的里程碑式的专著，堪称"羽翼伤寒"之作，被誉为"上为吴又可之诤臣，下导王孟英之先路"。吴鞠通和汉张仲景比肩而立，并为我国中医药史上的两大柱石，故有"伤寒宗仲景，温病有鞠通"之说。张仲景是中医学的泰斗，吴鞠通乃温病学的巨匠，"两相羽翼"。

今值先生诞辰250周年之际，将本人学习《条辨》之千虑一得，撷录先贤及近代有关学说，结合临床经验，集腋成册，聊表对乡贤纪念之忱，名曰《温病条辨析评》。为了弘扬中医药学，适应中医学说，尤其是中医急症学说的发展和读者的实际需求，使吴瑭的学术思想在防治急性温热性疾病方面，尤其是特超高热方面，发出更加灿烂的光辉，《析评》结合自己的经验，将《条辨》卷首和一、二、三卷凡265条，逐条分析，析其文意，明其要点，使研读者一览即能领其微旨大义，灵活应用于临床。将温病的发病原因、病种分类、治疗原则，尤其《条辨》强调养阴护津的思想贯穿于治疗温病的始终，以及寒温有别，温病脱却伤寒窠臼自成体系等，都分别作了阐述。将《条辨》三焦辨证、《伤寒》六经辨证、《温热论》卫气营血辨证有机地连在一起，融为一炉。每卷之首，列有提要，纲目分明，触类旁通。卷末附有三焦证治分类。提要则力求言简意赅，提出是卷讨论的核心问题。如上焦篇主要讨论上焦手太阴肺和和手厥阴心包的病变，病在上焦，选方择药随辨证而变。三焦证治分类，将温病分为温热、湿热两类，以类统目，便于应用。为执简驭繁起见，从原书238法、204方中选出常见证43条，常用方60，首分上、中、下三篇，从理法方药四个方面加以论述。并结合临床应用，末加按语，增添新意。本书可供中医、中西医结合临床工作者及大专院校学生学习和临床参考之用。

书中卷四、卷五、卷六不属“条辨”之条，且立论鲜明，易于理解，卷开即得，故末列提要，亦未加“析评”。

书承南京中医药大学原校长、江苏省中医药学会副会长、中华中医药学会终身理事、著名医学家、名中医、恩师周仲瑛教授为之作序，谨致谢意。全国名老中医、著名内儿学家、江苏省中医药学会常务理事、淮阴市中医药学会名誉会长秦正生主任医师于是书期望甚殷，生前亦为作序。先生已经作古，感铭之心，无日或止。

是书仓卒付梓，意在引玉之砖，敬希海内外贤达多多指正，冰不胜感谢之至！

岁次丁亥荷月鞠通先生同里严冰谨识

序

温病学说，源远流长。从《内经》问世，到汉、晋、隋、唐，乃至宋、金、元、明，从孕育到不断发展，直至清代温病学家辈出，著述如林，从而形成了具有完整理论体系的温病学说。在诸多论著中，淮阴吴瑭上承《内经》之旨，发仲景之未尽，师天士之精义，集多家之论说，去其驳杂，取其精微，参合己见，著《温病条辨》一书，系统地、完整地、有创见地论述了温病的辨证论治规律，创立了三焦辨证学说，为空前所仅有，汇集温病学之大成，现已列为大学学习中医温病学的教材之一。吴鞠通被誉为“上为吴又可之诤臣，下导王孟英之先路”，和汉张仲景比肩而立，成为我国中医药史上的两大柱石，故有“伤寒宗仲景，温病有鞠通”之说，“两相羽翼”，相得益彰。

江苏淮阴鞠通先生同里严冰弟子，在鞠通诞辰250周年之际，编著《温病条辨析评》一书。是书将《条辨》逐条分析，析其文意，明其要点；每卷之首列有提纲，纲目分明，触类旁通；卷末列三焦证治分类，将温病分温热、湿热两类，以类统目，便于应用；从理、法、方、药四个方面加以论述，结合临床应用；末加按语，增添新意，富有创新，给人以启迪。

《析评》师承古义，发皇新知，内容丰富，形式新颖，独具特色，是研究中医温病学，切合临床应用和教学参考的一本好书，故乐为之序。

周仲瑛

2007.6.30

序

温病学说，导源于《内经》，之后虽代有论及，但均未跳出伤寒圈子。直至宋时，朱肱氏出，始谓“麻桂治疗外感热病，宜随证变化，不可墨守陈规”，才奠定了温病学说的初步基础。金刘河间创制双解、凉膈、天水三散，元王安道提出“温病不得混称伤寒”，至是温病学说始从伤寒的范畴内解脱出来。

明汪石山首创“新感温病”，冲破了温病之为“伏邪化热”的传统概念，丰富了温热病发病学的内容。吴又可独具慧眼，提出“温病乃天之戾气，从口鼻传入，治宜疏解分清”。所著《温疫论》，即在今天仍有极大应用价值。余师愚倡导重用石膏，皆对温病学说作出了很大的贡献。

逊清一代，对温病学说之研究，可以说是到了极盛阶段。薛生白、叶天士、吴鞠通、王孟英诸贤前后相承，皆有创造，蔚然各成名家。尤其吾淮鞠通先生，学贯今古，识通天人，才似仙，心似佛，根据自己的创见和经验，集大成地采取历代各家对温病学说研究的零金碎玉，用系统的科学的方法，以三焦为经，卫气营血为纬，完成了历史性的伟大巨著——《温病条辨》，使温病从附庸中独立起来，而为后世研究温病学者开辟了一条广阔的大道，厥功之伟，可谓至矣！

严冰同志，少即致志于术，勤于钻研。长游宁蜀，学益进。返里后，余见即觉其不同凡响。尝谓吴公之《条辨》，将温病学说完整化、系统化，诚前所未有，惜以卷繁条夥，学者颇难记忆；乡贤曹伯玉先生虽将其约为九赋及方歌一卷，然能背诵者，恒不数觏。乃独出心载，本吴公之三焦为纲，病名为目之论述，提纲挈领，剖析评骘，名曰《温病条辨析评》，使研读者一览即能领略其微旨大义，而免于孜孜伏案之苦，即能灵活应用于临床。因此，本书之价值，不但为吴公之功臣，直学者之航海一灯，患温热病者之救星，故乐为之序。

岁次壬申仲秋涟水秦正生识于淮阴石码头六训医庐时年八十有二

原序一

天以五运六气化生万物，不能无过不及之差，于是有六淫之邪，非谓病寒不病温，病温不病寒也。后汉张仲景著《伤寒论》，发明轩岐之奥旨，如日星河岳之丽天地，任百世之钻仰，而义蕴仍未尽也。然其书专为伤寒而设，未尝遍及于六淫也。奈后之医者，以治伤寒之法，应无穷之变，势必至如凿枘之不相入。至明陶节庵《六书》，大改仲景之法，后之学者，苦张之艰深，乐陶之简易，莫不奉为蓍蔡，而于六淫之邪，混而为一，其死于病者十二三，死于医者十八九，而仲景之说，视如土苴矣。余来京师，获交吴子鞠通，见其治疾，一以仲景为依归，而变化因心，不拘常格，往往神明于法之外，而究不离乎法之中，非有得于仲景之深者不能。久之，乃出所著《温病条辨》七卷，自温而热而暑而湿而燥，一一条分缕析，莫不究其病之所从生，推而至于所终极；其为方也约而精，其为论也闳以肆，俾二千余年之尘雾，豁然一开。昔人谓仲景为轩岐之功臣，鞠通亦仲景之功臣也。余少时颇有志于医，年逾四十，始知其难，乃废然而返。今读鞠通之书，目识心融，若有牖其明而启其秘者，不诚学医者一大快事哉！爰不辞而为之序。

嘉庆辛未四月既望宝应朱彬序

原序二

昔淳于公有言：人之所病，病病多；医之所病，病方少。夫病多而方少，未有甚于温病者矣！何也？六气之中，君相二火无论已，风湿与燥，无不兼温，惟寒水与温相反，然伤寒者必病热，天下之病，孰有多于温病者乎？方书始于仲景，仲景之书专论伤寒，此六气中之一气耳。其中有兼言风者，亦有兼言温者，然所谓风者，寒中之风，所谓温者，寒中之温，以其书本论伤寒也。其余五气，概未之及，是以后世无传焉。虽然，作者谓圣，述者谓明，学者诚能究其文，通其义，化而裁之，推而行之，以治六气可也，以治内伤可也。亡如，世鲜知十之才士，以阙如为耻，不能举一反三，惟务按图索骥。盖自叔和而下，大约皆以伤寒之法，疗六气之疴，御风以絺，指鹿为马，殆试而辄困，亦知其术之疏也。因而沿习故方，略变药味，冲和、解肌诸汤，纷然著录。至陶氏之书出，遂居然以杜撰之伤寒，治天下之六气，不独仲景之书所未言者不能发明，并仲景已定之书，尽遭窜易，世俗乐其浅近，相与宗之，而生民之祸亟矣！又有吴又可者，著《温疫论》，其方本治一时之时疫，而世误以治常候之温热。最后若方中行、喻嘉言诸子，虽刊温病于伤寒之外，而治法则终未离乎伤寒之中，惟金元刘河间守真氏者，独知热病，超出诸家，所著《六书》，分三焦论治，而不墨守六经，庶几幽室一灯，中流一柱。惜其人朴而少文，其论简而未畅，其方时亦杂而不精。承其后者，又不能阐明其意，裨补其疏。而下士闻道，若张景岳之徒，方且怪而訾之。于是其学不明，其说不行。而世之俗医，遇温热之病，无不首先发表，杂以消导，继则峻投攻下，或妄用温补，轻者以重，重者以死，幸免则自谓己功，致死则不言己过。即病者亦但知膏肓难挽，而不悟药石杀人。父以授子，师以传弟，举世同风，牢不可破，肺腑无语，冤鬼夜嗥，二千余年略同一辙，可胜慨哉！我朝治洽学明，名贤辈出，咸知溯原《灵》《素》，问道长沙。自吴人叶天士氏《温病论》、《温病续论》出，然后当名辨物，好学之士，咸知向方。而贪常习故之流，犹且各是师说，恶闻至论。其粗工则又略知疏节，未达精旨，施之于用，罕得十全。吾友鞠通吴子，怀救世之心，秉超悟之哲，嗜学不厌，研理务精，抗志以希古人，虚心而师百氏，病斯世之贸贸也，述先贤之格言，摅生平之心得，穷源竟委，作为是书。然犹未敢自信，且惧世之未信之也，藏诸笥者久之。予谓学者之心，固无自信时也，然以天下至多之病，而竟无应病之方，幸而得之，亟宜出而公之，譬如拯溺救焚，岂待整冠束发，况乎心理无异，大道不孤，是书一出，子云其人必当旦暮遇之，且将有阐明其意，裨补其疏，使夭札之民，咸登仁寿者。此天下后世之幸，亦吴子之幸也。若夫折杨皇荂，听然而笑；阳春白雪，和仅数人，自古如斯。知我罪我，一任当世，岂不善乎！吴子以为然，遂相与评騭而授之梓。

嘉庆十有七年壮月既望同里愚弟汪廷珍谨序

原序三

立天之道，曰阴曰阳；立地之道，曰柔曰刚；立人之道，曰仁曰义。医，仁道也，而必智以先之，勇以副之，仁以成之。智之所到，汤液针灸任施，无处不当；否则卤莽不经，草菅民命矣。独是聪明者予智自雄，涉猎者穿凿为智，皆非也。必也博览载籍，上下古今，目如电，心如发，智足以周乎万物，而后可以道济天下也。在昔有熊御极，生而神灵，犹师资于僦贷季、岐伯，而《内经》作。周秦而降，代有智人，东汉长沙而外，能径窥轩岐之壶奥者，指不多屈。外是缅一家言，争著为书，曾未见长沙之项背者比比。所以医方之祖，必推仲景，而仲景之方，首重伤寒，人皆宗之。自晋王叔和编次《伤寒论》，则割裂附会矣。王好古辈著《伤寒续编》《伤寒类证》等书，俗眼易明，人多便之。金元以后，所谓仲景之道，日晦一日。嗟夫！晚近庸质，不知仲景，宁识伤寒，不识伤寒，宁识温病，遂至以治寒者治温。自唐宋迄今，千古一辙，何胜浩叹！然则其法当何如？曰：天地阴阳，日月水火，罔非对待之理，人自习焉不察；《内经》平列六气，人自不解耳。伤寒为法，法在救阳；温热为法，法在救阴。明明两大法门，岂可张冠李戴耶！假令长沙复起，必不以伤寒治温也。仆不敏，年少力学，搜求经史之余，偶及方书，心窃为之怦怦，自谓为人子者当知之，然有志焉而未逮也。乾隆丁未春，萱堂弗豫，即以时温见背。悲愤余生，无以自赎，誓必欲精于此道。庐墓之中，环列近代医书，朝研而夕究，茫茫无所发明。求诸师友，流览名家，冀有以启迪之，则所知惟糟粕。上溯而及于汉唐，洊至《灵枢》《素问》诸经，捧读之余，往往声与泪俱，久之别有会心。十年而后，汩汩焉若心花之漫开，觉古之人原非愚我，我自愚耳。离经泥古，厥罪惟均。读书所贵，得间后可。友人吴子鞠通，通儒也，以颖悟之才，而好古敏求，其学医之志，略同于仆，近师承于叶氏，而远追踪乎仲景。其临证也，虽遇危疾，不避嫌怨。其处方也，一遵《内经》，效法仲祖。其用药也，随其证而轻重之，而功若桴鼓。其殆智而勇，勇而仁者哉！嘉庆甲子，出所著治温法示余，余向之急欲订正者，今乃发覆析疑，力矫前非，如拨云见日，宁不快哉！阅十稔而后告成，名曰《温病条辨》。末附三卷，其一为条辨之翼，余二卷约幼科产后之大纲，皆前人之不明六气而致误者，莫不独出心裁，发前人所未发。呜呼！昌黎有云："莫为之前，虽美弗彰；莫为之后，虽圣弗传。"此编之出，将欲悬诸国门，以博弹射。积习之难革者，虽未必一时尽革，但能拾其绪余，即可为苍生之福。数百年后，当必有深识其用心者夫！然后知此编之羽翼长沙，而为长沙之功臣，实亦有熊氏之功臣也。是为序。

嘉庆癸酉仲秋谷旦苏完愚弟征保拜书

自 序

夫立德、立功、立言，圣贤事也。瑭何人斯，敢以自任？缘瑭十九岁时，父病年余，至于不起，瑭愧恨难名，哀痛欲绝，以为父病不知医，尚复何颜立天地间。遂购方书，伏读于苫块之余。至张长沙外逐荣势，内忘身命之论，因慨然弃举子业，专事方术。越四载，犹子巧官病温，初起喉痹，外科吹以冰硼散，喉遂闭；又遍延诸时医治之，大抵不越双解散、人参败毒散之外，其于温病治法，茫乎未之闻也，后至发黄而死。瑭以初学，未敢妄赞一词，然于是证，亦未得其要领。盖张长沙悲宗族之死，作《玉函经》，为后世医学之祖。奈《玉函》中之《卒病论》，亡于兵火，后世学者，无从仿效，遂至各起异说，得不偿失。又越三载，来游京师，检校《四库全书》，得明季吴又可《温疫论》，观其议论宏阔，实有发前人所未发，遂专心学步焉。细察其法，亦不免支离驳杂，大抵功过两不相掩，盖用心良苦，而学术未精也。又遍考晋唐以来诸贤议论，非不珠璧琳琅，求一美备者，盖不可得，其何以传信于来兹！瑭进与病谋，退与心谋，十阅春秋，然后有得，然未敢轻治一人。癸丑岁，都下温役大行，诸友强起瑭治之，大抵已成坏病，幸存活数十人，其死于世俗之手者，不可胜数。呜呼！生民何辜，不死于病，而死于医！是有医不若无医也，学医不精不若不学医也。因有志采辑历代名贤著述，去其驳杂，取其精微，间附己意，以及考验，合成一书，名曰《温病条辨》，然未敢轻易落笔。又历六年，至于戊午，吾乡汪瑟庵先生促瑭曰：来岁己未，湿土正化，二气中温厉大行，子盍速成是书，或者有益于民生乎！瑭愧不敏，未敢自信，恐以救人之心，获欺人之罪，转相仿效，至于无穷，罪何自赎哉！然是书不出，其得失终未可见，因不揣固陋，黾勉成章，就正海内名贤，指其疵谬，历为驳正，将万世赖之无穷期也。

淮阴吴瑭自序

凡 例

一、是书仿仲景《伤寒论》作法，文尚简要，便于记诵。又恐简则不明，一切议论，悉于分注注明，俾纲举目张，一见了然，并免后人妄注，致失本文奥义。

一、是书虽为温病而设，实可羽翼伤寒。若真能识得伤寒，断不致疑麻桂之法不可用；若真能识得温病，断不至以辛温治伤寒之法治温病。伤寒自以仲景为祖，参考诸家注述可也；温病当于是书中之辨似处究心焉。

一、晋唐以来诸名家，其识见学问工夫，未易窥测，瑭岂敢轻率毁谤乎！奈温病一证，诸贤悉未能透过此关，多所弥缝补救，皆未得其本真，心虽疑虑，未敢直断明确，其故皆由不能脱却《伤寒论》蓝本，其心以为推戴仲景，不知反晦仲景之法。至王安道始能脱却伤寒，辨证温病，惜其论之未详，立法未备。吴又可力为卸却伤寒，单论温病，惜其立论不精，立法不纯，又不可从。惟叶天士持论平和，立法精细，然叶氏吴人，所治多南方证，又立论甚简，但有医案散见于杂证之中，人多忽之而不深究。瑭故历取诸贤精妙，考之《内经》，参以心得，为是编之作。诸贤如木工钻眼，已至九分，瑭特透此一分，作圆满会耳，非敢谓高过前贤也。至于驳证处，不得不下直言，恐误来学。《礼》云："事师无犯无隐。"瑭谨遵之。

一、是书分为五卷：首卷历引经文为纲，分注为目，原温病之始；二卷为上焦篇，凡一切温病之属上焦者系之；三卷为中焦篇，凡温病之属中焦者系之；四卷为下焦篇，凡温病之属下焦者系之；五卷杂说、救逆、病后调治，俾阅者心目了然，胸有成局，不致临证混淆，有治上犯中、治中犯下之弊。末附一卷，专论产后调治与产后惊风，小儿急慢惊风、痘证，缘世医每于此证，惑于邪说，随手杀人，毫无依据故也。

一、经谓先夏至为病温，后夏至为病暑。可见暑亦温之类，暑自温而来，故将暑温、湿温，并收入温病论内。然治法不能尽与温病相同，故上焦篇内第四条谓温毒、暑温、湿温不在此例。

一、是书之出，实出于不得已。因世之医温病者，毫无尺度；人之死于温病者，不可胜纪。无论先达后学，有能择其弊窦，补其未备，瑭将感之如师资之恩。

一、是书原为济病者之苦，医医士之病，非为获利而然，有能翻板传播者听之，务望校对真确。

一、《伤寒论》六经由表入里，由浅及深，须横看；本论论三焦由上及下，亦由浅入深，须竖看。与《伤寒论》为对待文字，有一纵一横之妙。学者诚能合二书而细心体察，自无难识之证，虽不及内伤，而万病诊法，实不出此一纵一横之外。

一、方中所定分量，宜多宜少，不过大概而已，尚须临证者自行斟酌。盖药必中病而后可，病重药轻，见病不愈，反生疑惑；若病轻药重，伤及无辜，又系医者之大戒。古人治病，胸有定见，目无全牛，故于攻伐之剂，每用多备少服法；于调补之剂，病轻者日再服，重者日三服，甚则日三夜一服。后人治病，多系捉风捕影，往往病东药西，败事甚多。因拘于约方之说，每用药多者二三钱，少则三五分为率，遂成痼疾。吾见大江南北，用甘草必三五分。夫甘草之性最为和平，有国老之称，坐镇有余，施为不足，设不假之以重权，乌能为功。即此一端，殊属可笑！医并甘草而不能用，尚望其用他药哉！不能用甘草之医，尚足以言医哉！又见北方儿科，于小儿痘证，自一二朝用大黄，日加一二钱，甚至三五钱，加至十三四朝，成数两之多，其势必咬牙寒战，灰白塌陷，犹曰此毒未净也，仍须下之，有是理乎？经曰：“大毒治病，十衰其六；中毒治病，十衰其七；小毒治病，十衰其八；无毒治病，十衰其九。食养尽之，勿使过剂。”医者全在善测病情，宜多宜少，胸有确见，然后依经训约之，庶无过差也。

一、此书须前后互参，往往义详于前而略于后，详于后而略于前。再，法有定而病无定，如温病之不兼湿者，忌刚喜柔，愈后胃阳不复，或因前医过用苦寒，致伤胃阳，亦间有少用刚者；温病之兼湿者，忌柔喜刚，湿退热存之际，乌得不用柔哉！全在临证者善察病情，毫无差忒也。

一、是书原为温病而设，如疟、痢、疸、痹，多因暑温、湿温而成，不得不附见数条，以粗立规模，其详不及备载。以有前人之法可据，故不详论。是书所详论者，论前人之未备者也。

一、是书着眼处，全在认证无差，用药先后、缓急得宜，不求识证之真，而妄议药之可否，不可与言医也。

一、古人有方即有法，故取携自如，无投不利。后世之失，一失于测证无方，识证不真，再失于有方无法。本论于各方条下，必注明系用《内经》何法，俾学者知先识证而后有治病之法，先知有治病之法而后择用何方，有法同而方异者，有方似同而法异者，稍有不真，即不见效，不可不详察之。

一、大匠诲人，必以规矩，学者亦必以规矩。是书有鉴于唐宋以来，人自为规，而不合乎大中至正之规，以至后学宗张者非刘，宗朱者非李，未识医道之全体，故远追《玉函经》，补前人之未备，尤必详立规矩，使学者有阶可升，至神明变化出乎规矩之外，而仍不离乎规矩之中，所谓从心所欲不逾矩。是所望于后之达士贤人，补其不逮，诚不敢自谓尽善又尽美也。

目　录

问心堂温病条辨原病篇

一、《六元正纪大论》曰：辰戌之岁，初之气，民厉温病；卯酉之岁，二之气，厉大至，民善暴死；终之气，其病温。寅申之岁，初之气，温病乃起；丑未之岁，二之气，温厉大行，远近咸若。子午之岁，五之气，其病温。巳亥之岁，终之气，其病温厉。

叙气运，原温病之始也。每岁之温，有早暮微盛不等，司天在泉，主气客气，相加临而然也。细考《素问》注自知，兹不多赘。

按吴又可谓温病非伤寒，温病多而伤寒少，甚通。谓非其时而有其气，未免有顾此失彼之诮。盖时和岁稔，天气以宁，民气以和，虽当盛之岁亦微；至于凶荒兵火之后，虽应微之岁亦盛，理数自然之道，无足怪者。

〔析评〕本条从《素向·六元正纪大论》中节选出来。六元，即六气也。常：风、寒、暑、湿、燥、火六气，正常的运行规律，谓之常；变：风、寒、暑、湿、燥、火六淫。六淫之变，无虚年，伤人四季皆有，且有传染和流行的特点。其以春季为多，但亦不单限于春，即“初之期，民厉温病”，“二之气，温厉大行”是也。温病的发生与流行，除与气候之变、季节不同有关，吴氏还在注中指出与社会因素有关，“凶荒兵火”亦为发病之因。查古今中外，大的战乱之中或之后，瘟疫即传染病流行给人类带来的灾难不胜枚举，不足为怪。

又：条文中“辰戌之岁，初之气”、“卯酉之岁，二之气”等有关运气学说的词语，读者可参阅“卷首·运气概述”。因时代不同，地球气温变化很大，原文之意仅作临床参考。

二、《阴阳应象大论》曰：喜怒不节，寒暑过度，生乃不固。故重阴必阳，重阳必阴。故曰：冬伤于寒，春必病温。

上节统言司天之病，此下专言人受病之故。

细考宋元以来诸名家，皆不知温病、伤寒之辨。如庞安常之《卒病论》，朱肱之《活人书》，韩祗和之《微旨》，王实之《证治》，刘守真之《伤寒医鉴》、《伤寒直格》，张子和之《伤寒心镜》等书，非以治伤寒之法治温病，即将温暑认作伤寒。（上句尤多。——朱评）而疑麻桂之法不可用，遂别立防风通圣、双解通圣、九味羌活等汤，甚至于辛温药中加苦寒，王安道《溯洄集》中辩之最详，兹不再辩。论温病之最详者，莫过张景岳、吴又可、喻嘉言三家。时医所宗者，三家为多，请略陈之，按张景岳、喻嘉言皆著讲寒字，并未理会本文上有“故曰”二字，上文有“重阴必阳、重阳必阴”二句。张氏立论出方，悉与伤寒混，谓温病即伤寒，袭前人之旧，全无实得，固无足论。喻氏立论，虽有分析，中篇亦混入伤寒少阴、厥阴证，出方亦不能外辛温发表、辛热温里，为害实甚。以苦心力学之士，尚不免智者千虑之失，尚何怪后人之无从取法，随手杀人哉！甚矣学问之难也！吴又可实能识得寒温二字，所见之证，实无取乎辛温辛热甘温，又不明伏气为病之理，以为何者为即病之伤寒，何者为不即病待春而发之温病，遂直断温热之原非风寒所中，不责已之不明，反责经言之谬。（醒透。——朱评）。瑭推原三子之偏，各自有说：张氏混引经文，将论伤寒之文，引证温热，以伤寒化热之后，经亦称热病故也，张氏不能分析，遂将温病认作伤寒。喻氏立论，开口言春温，当初春之际，所见之病，多有寒证，遂将伤寒认作温病。吴氏当崇祯凶荒兵火之际，满眼温疫，遂直辟经文

“冬伤于寒、春必病温”之文。盖皆各执己见，不能融会贯通也。瑭按伏气为病，如春温、冬咳、温疟，《内经》已明言之矣。亦有不因伏气，乃司天时令现行之气，如前列《六元正纪》所云是也。此二者，皆理数之常者也。更有非其时而有其气，如又可所云戾气，间亦有之，乃其变也。惟在司命者善查其常变而补救之。

〔析评〕本条录之《阴阳应象大论》篇。

阴阳是对立统一的自然规律，所有自然现象，无不以阴阳为本，人体的生理病理等亦不例外。言病之因，其外因“寒暑过度”，其内因“喜怒不节”，其变化“重阴必阳，重阳必阴”。阴阳是相对平衡的两个方面，人体的阴阳也无不要求相对的平衡，不能发生偏盛和偏衰，否则阴偏盛则阳病，阳偏盛则阴病，一般来说，阴盛则寒，阳盛则热。但在一定的条件下，阴阳可以相互转化，向其相反的方向转化，如阳盛实热之证，可以出现寒象，阴盛虚寒之证，可以出现热象。其根本“生乃不固”，邪之所凑，其气必虚，强调人体正气是健康之本。引文看似专为温病而用，实不如此，故“冬伤于寒，春必病温”应灵活看。

三、《金匮真言论》曰：夫精者身之本也，故藏于精者，春不病温。

《易》曰：履霜坚冰至。圣人恒示戒于早，必谨于微。《记》曰：凡事豫则立。经曰：上工不治已病治未病，圣人不治已乱治未乱。此一节当与《月令》参看，与上条冬伤于寒互看。盖谓冬伤寒则春病温，惟藏精者足以避之。故《素问》首章《上古天真论》，即言男女阴精之所以生，所以长，所以枯之理；次章紧接《四气调神大论》，示人春养生以为夏奉长之地，夏养长以为秋奉收之地，秋养收以为冬奉藏之地，冬养藏以为春奉生之地。盖能藏精者一切病患皆可却，岂独温病为然哉！《金匮》谓五脏元真通畅，人即安和是也。何喻氏不明此理，将冬伤于寒作一大扇文字，将不藏精又作一大扇文字，将不藏精而伤于寒，又总作一大扇文字，勉强割裂《伤寒论》原文以实之，未免有过虑则凿之弊。不藏精三字须活看，不专主房劳说，一切人事之能摇动其精者皆是，即冬日天气应寒而阳不潜藏，如春日之发泄，甚至桃李反花之类亦是。

汪按　喻氏天资超卓，学力精锐，在此道诚为独辟榛芜，深窥窔奥，但帖括结习太重，往往于间架面门上著力，论伤寒以青龙与桂麻鼎峙，柯氏已正其失矣，乃论温病仍用三扇，甚至方法数目，一一求合《伤寒论》，正如汉唐步天，以律吕卦爻为主，牵凑补缀，反使正义不明，读者当分别观之也。《寓意草》中金鉴一条，仍属伤寒，指为温病者非。

〔析评〕精者乃人生之宝，生命之根，虚则易生变端而病也。鞠通先生提出保精防生温病。理论源于《素向·金匮真言论》，为鞠通在《条辨》中处处注重养阴护津，打下理论基础。

四、《热论篇》曰：凡病伤寒而成温者，先夏至日者为病温；后夏至日者为病暑，暑当与汗出，勿止。

温者，暑之渐也。先夏至，春候也。春气温，阳气发越，阴精不足以承之，故为病温。后夏至，温盛为热，热盛则湿动，热与湿搏而为暑也。勿者，禁止之词。勿止暑之汗，即治暑之法也。

〔析评〕引《热论》经文，指出“病温”与“病暑”。的区别和治疗原则。

吴氏将温病分为两大类，即温热与湿热。暑为阳邪，与温性质相同，皆属热邪为患。然暑必挟湿，故“病温”与“病暑”有异，一为温盛为热，一乃湿热相搏为暑。病暑与湿热同类。对暑病的治疗当因势利导，清暑祛湿，湿随汗出，不可见汗出而止汗，即鞠通谓“暑当与汗出勿止”之要也。

五、《刺志论》曰：气盛身寒，得之伤寒；气虚身热，得之

伤暑。

此伤寒暑之辨也，经语分明如此，奈何世人悉以治寒法治温暑哉！

〔析评〕《刺志论》，《素问》篇名。主要讨论虚病之辨和补泻之法。“伤寒”、“伤暑”性质相异，故治法不同，更深层说明伤暑有虚之症，故在《条辨》中有益气清暑的治法。

六、《生气通天论》曰：因于暑，汗，烦则喘喝，静则多言。

暑中有火，性急而疏泄，故令人自汗。火与心同气相求，故善烦（烦从火从页，谓心气不宁，而面若火烁也）。烦则喘喝者，火克金故喘，郁遏胸中清廓之气，故欲喝而呻之。其或邪不外张而内藏于心，则静；心主言，暑邪在心，虽静亦欲自言不休也。

〔析评〕引经数语，指出病之因于暑，暑为阳邪，属火；心主神明，五行属火。心与火同气相求，感受暑邪之后，症状有汗、烦、喘喝、静、多言。其中以汗之有无而别，有汗（或大汗）心烦、喘喝；无汗（或少汗）“静”亦烦或多言。汗乃心之液，汗出，热随汗泄而病愈。但也有一失，汗出津伤，心阴受损。引用之语为在《条辨》中治疗暑温病提供理论依据，写下伏笔，鞠通有心人也。

七、《论疾诊尺篇》曰：尺肤热甚，脉盛躁者，病温也；其脉盛而滑者，病且出也。

此节以下，诊温病之法。

经之辨温病分明如是，何世人悉谓伤寒，而悉以伤寒足三阴经温法治之哉！张景岳作《类经》，割裂经文，蒙混成章，由未细心䌷绎也。尺肤热甚，火烁精也；脉盛躁，精被火煎沸也；脉盛而滑，邪机向外也。

〔析评〕引经指出温病治法和体征。“尺肤热甚，脉盛躁”一语，把诊尺肤（自肘至腕的皮肤）和诊脉结合起来，尺肤灼热，脉盛大数疾，说明阳邪热盛，是温热病的表现。从“脉盛而滑，病且出也”，示温病的病机为表里俱热。由里达表，“出”即由里出表，里热外透，病机向愈。

鞠通注文对张景岳所评有失不公，不在赘述。

八、《热病篇》曰：热病三日，而气口静人迎躁者，取之诸阳五十九刺，以写其热而出其汗，实其阴以补其不足者。身热甚，阴阳皆静者，勿刺也；其可刺者，急取之，不汗出则泄。所谓勿刺者，有死征也。热病七日八日动喘而弦者，急刺之，汗且自出，浅刺手大指间。热病七日八日脉微小，病者溲血，口中干，一日半而死，脉代者一日死。热病已得汗出而脉尚躁，喘，且复热，勿刺肤，喘甚者死。热病七日八日脉不躁，躁不散数，后三日中有汗，三日不汗，四日死；未曾汗者，勿腠刺之。热病不知所痛，耳聋不能自收，口干，阳热甚，阴颇有寒者，热在骨髓，死不可治。热病已得汗而脉尚躁盛，此阴脉之极也，死；其得汗而脉静者生。热病者，脉尚躁盛而不得汗者，此阳脉之极也，死。（阳脉之极，虽云死征，较前阴阳俱静有差，此证犹可大剂急急救阴，亦有活者。盖已得汗而阳脉躁甚，邪强正弱，正尚能与邪争，若留得一分正气，便有一分生理，只在留之得法耳。至阴阳俱静，邪气深入下焦阴分，正无捍邪之意，直听邪之所为，不死何待）**脉盛躁，得汗静者生。热病不可刺者有九：一曰汗不出，大颧发赤，哕者死。二曰泄而腹满甚者死。三曰目不明，热不已者死。四曰老人婴儿，热而腹满者死。五曰汗大出，呕，下血者死。六曰舌本烂，热不已者死。七曰咳而衄，汗不出，出不至足者死。八曰髓热者死。九曰热而痉者死，腰折、瘛疭、齿噤齘也。凡此九者不可刺也。太阳之脉色荣颧骨，热病也，与厥阴脉争见者，死期不过三日。少阳之脉色荣颊前，热病也，与少阴脉争见者，死期不过三日。**

此节历叙热病之死征，以禁人之刺，盖刺则必死也。然刺固不可，亦间有可药而愈者。盖刺法能泄能通，开热邪之闭结最速；至于益阴以留阳，实刺法之所短，而汤药之所长也。

热病三日而气口静人迎躁者，邪机尚浅，在上焦，故取之诸阳以泄其阳邪，阳气通则汗随之；实其阴以补其不足者，阳盛则阴衰，泻阳则阴得安其位，故曰实其阴，泻阳之有余，即所以补阴之不足，故曰补其不足也。（独具只眼，可谓饮上池水矣。——朱评）（实其阴以补其不足，此一句，实治温热之吃紧大纲。盖热病未有不耗阴者，其耗之未尽则生，尽则阳无留恋，必脱而死也。真能体味此理，思过半也。此论中治法，实从此处入手）。（要领。前人所云，一言以蔽之，曰：存津液。——朱评）。

身热甚而脉之阴阳皆静，脉证不应，阳证阴脉，故曰勿刺。

热病七、八日动喘而弦，喘为肺气实，弦为风火鼓荡，故浅刺手大指间，以泄肺气，肺之热痹开则汗出。大指间，肺之少商穴也。

热证七、八日脉微小者，邪气深入下焦血分，逼血从小便出，故溲血；肾精告竭，阴液不得上潮，故口中干；脉至微小，不惟阴精竭，阳气亦从而竭矣，死象自明。倘脉实者可治，法详于后。

热病已得汗，脉尚躁而喘，故知其复热也；热不为汗衰，火热克金故喘，金受火克，肺之化源欲绝，故死。间有可治，法详于后。

热病不知所痛，正衰不与邪争也；耳聋，阴伤精欲脱也；不能自收，真气惫也；口干热甚，阳邪独盛也；阴颇有寒，此寒字，作虚字讲，谓下焦阴分颇有虚寒之证，以阴精亏损之人，真气败散之象已见，而邪热不退，未有不乘其空虚而入者，故曰热在骨髓，死不治也。其有阴衰阳盛而真气未至溃败者，犹有治法，详见于后。

热病已得汗而脉尚躁盛，此阴虚之极，故曰死。然虽不可刺，犹可以药沃之得法，亦有生者，法详于后。

脉躁盛不得汗，此阳盛之极也。阳盛而至于极，阴无容留之地，故亦曰死。然用药开之得法，犹可生，法详于后。

汗不出而颧赤，邪盛不得解也；唠，脾阴病也。阴阳齐病，治阳碍阴，治阴碍阳，故曰死也。泄而腹满甚，脾阴病重也，亦系阴阳皆病。目不明，精散而气脱也。经曰：精散视岐，又曰气脱者目不明。热犹未已，仍铄其精而伤其气，不死得乎！老人婴儿，一则孤阳已衰，一则稚阳未足，既得温热之阳病，又加腹满之阴病，不必至于满甚，而已有死道焉。汗不出为邪阳盛，呕为正阳衰；下血者，热邪深入不得外出，必逼迫阴络之血下注，亦为阴阳两伤也。舌本烂，肾脉胆脉心脉皆循喉咙系舌本，阳邪深入，则一阴一阳之火结于血分，肾水不得上济，热退犹可生，热仍不止，故曰死也。咳而衄，邪闭肺络，上行清道，汗出邪泄可生，不然则化源绝矣。髓热者，邪入至深至于肾部也。热而痉，邪入至深至于肝部也。以上九条，虽皆不可刺，后文亦间立治法，亦有可生者。太阳之脉色荣颧骨为热病者，按手太阳之脉，由目内眦斜络于颧，而与足太阳交，是颧者两太阳交处也。太阳属水，水受火沸，故色荣赤为热病也；与厥阴脉争见，厥阴，木也，水受火之反克，金不来生木反生火，水无容足之地，（名言叠出。——朱评）故死速也。少阳之脉色荣颊前为热病者，按手少阳之脉，出耳前，过客主人前（足少阳穴），交颊至目锐眦而交足少阳，是颊前两少阳交处也。少阳属相火，火色现于二经交会之处，故为热病也；与少阴脉争见，少阴属君火，二火相炽，水难为受（所谓一水不胜二火也。——朱评），故亦不出三日而死也。

〔析评〕文出《灵枢·热病篇》，引文有删节。引文可贵之处是强调治疗温病亦要处处顾护正气，即“留得一分正气，便有一分生理”。为《条辨》在温病护阴治法上又立依据。对经文中所列各种死证要灵活对待，治法对头，亦可起死回生。对针刺禁忌，经文列有热病不可刺者有九，原因是“有死征也”，而后文又间立治法而有可生，鞠通对经典尊而不泥，是谓见解卓越，十分可贵。瑕疵之处，笔不苛求。

九、《评热病论》：帝曰：有病温者，汗出辄复热，而脉躁疾，不为汗衰，狂言不能食，病名为何？岐伯曰：病名阴阳交，交者死也。人所以汗出者，皆生于谷，谷生于精。今邪气交争于骨肉而得汗者，是邪却而精胜也。精胜则当能食而不复热。复热者，邪气也，汗者，精气也。今汗出而辄复热者，邪气胜也；不能食者，精无俾也；病而留者，其寿可立而倾也。且夫《热论》曰：汗出而脉尚躁盛者死。今脉不与汗相应，此不胜其病也，其死明矣。狂言者，是失志，失志者死。今见三死，不见一生，虽愈必死也。

此节语意自明，经谓必死之证，谁敢谓生，然药之得法，有可生之理，前所谓针药各异用也，详见后。

〔析评〕文引《素问·评热病论》，指出温病的发展过程，即是正邪交争的过程。正气胜则病向愈，邪气胜则病重、死亡。为《条辨》在治疗温热病过程中，倡导立足扶正和养阴保津的论点提出理论依据。经谓“必死之证”，临床也应积极救治。故吴鞠通认为“药之得法有可生之理”，法在人用，以人为本，言之实在。

十、《刺热篇》曰：肝热病者，小便先黄，腹痛多卧，身热。热争则狂言及惊，胁满痛，手足躁，不得安卧，庚辛甚，甲乙大汗，气逆则庚辛日死。刺足厥阴、少阳，其逆则头痛员员，脉引冲头也。

肝病小便先黄者，肝脉络阴器；又肝主疏泄，肝病则失其疏泄之职，故小便先黄也。腹痛多卧，木病克脾土也。热争，邪热甚而与正气相争也。狂言及惊，手厥阴心包病也，两厥阴同气，热争，则手厥阴亦病也。胁满痛，肝脉行身之两旁，胁其要路也。手足躁不得安卧，肝主风，风淫四末，又木病克土，脾主四肢，木病热，必吸少阴肾中真阴，阴伤，故骚扰不得安卧也。庚辛金日克木，故甚。甲乙肝木旺时，故汗出而愈。气逆谓病重而不顺其可愈之理，故逢其不胜之日而死也。刺足厥阴、少阳，厥阴系本脏，少阳，厥阴之腑也，并刺之者，病在脏，泻其腑也。逆则头痛以下，肝主升，病极而上升之故。

自庚辛日甚以下之理，余脏仿此。

〔析评〕文引《素问·刺热篇》。指出肝热病的证与治，为肝家热性传染性疾病引来辨治经典，为已所用。

文中“庚辛甚，甲乙大汗”、“气逆则庚辛日死”以及十一条“壬癸甚，丙丁大汗”、“气逆则壬癸死”等有关运气学说的用语，读者可参阅卷首“运气概述”篇。以下十二条、十三条、十四条等同此。

十一、心热病者，先不乐，数日乃热。热争则卒心痛，烦闷善呕，头痛而赤无汗；壬癸甚，丙丁大汗，气逆则壬癸死。刺手少阴、太阳。

心病先不乐者，心包名膻中，居心下代君用事，经谓膻中为臣使之官，喜乐出焉，心病故不乐也。卒心痛，凡实痛，皆邪正相争，热争，故卒然心痛也。烦闷，心主火，故烦，膻中气不舒，故闷。呕，肝病也，两厥阴同气，膻中代心受病，故热甚而争之后，肝病亦见也，且邪居膈上，多善呕也。头痛，火升也。面赤，火色也。无汗，汗为心液，心病故汗不得通也。

〔析评〕引文指出心热病的临床特点以及预后判断。治之法当循经论刺，即刺手少阴心经和相表里的手太阳小肠经。以此为心热病的治疗开一不药途经。

十二、脾热病者，先头重，颊痛，烦心，颜青，欲呕，身热；热争则腰痛，不可用俯仰，腹满泄，两颔痛；甲乙甚，戊己大汗，气逆则甲乙死。刺足太阴、阳明。

脾病头先重者，脾属湿土，性重，经谓湿之中人也，首如裹，故脾病头先重也。颊，少阳部也，土之与木，此负则彼胜，土病而木病亦见也。烦心，脾脉注心也。颜青欲呕，亦木病也。腰痛不可用俯仰，腰为肾之腑，脾主制水，肾为司水之神，脾病不能制水，故腰痛；再脾病胃不能独治，阳明主约束而利机关。故痛而至于不可用俯仰也。腹满泄，脾经本病也。颔痛，亦木病也。

〔析评〕引文指出脾热病的临床特点、预后判断。治疗针刺足太阴脾、足阳明胃经穴位。此为治疗脾热病又开一不药途经。

十三、肺热病者，先淅然厥，起毫毛，恶风寒，舌上黄，身热；热争则喘咳，痛走胸膺背，不得太息，头痛不堪，汗出而寒；丙丁甚，庚辛大汗，气逆则丙丁死。刺手太阴、阳明，出血如大豆，立已。

肺病先恶风寒者，肺主气，又主皮毛，肺病则气贲郁不得捍卫皮毛也。舌上黄者，肺气不化则湿热聚而为黄苔也。（按苔字，方书悉作胎。胎乃胎包之胎，特以苔生舌上，故从肉旁。不知古人借用之字甚多，盖湿热蒸而生苔，或黄、或白、或青、或黑，皆因病之深浅、或寒、或热、或燥、或湿而然。如春夏间石上土坂之阴面生苔者然。故本论苔字，悉从草不从肉）喘，气郁极也。咳，火克金也。胸膺，背之腑也，皆天气主之，肺主天气，肺气郁极，故痛走胸膺背也，走者，不定之词。不得太息，气郁之极也。头痛不堪，亦天气贲郁之极也。汗出而寒，毛窍开，故汗出，汗出卫虚，故恶寒，又肺本恶寒也。

〔析评〕引文指出肺热病的临床特点、预后判断。针刺手太阴肺和手阴明大肠之穴。除为治肺热病开不药而治的途经外，还为肺出血的患者提出治疗上的告诫，真谓设想周到。

十四、肾热病者，先腰痛，胻酸，苦渴数饮，身热；热争则项痛而强，胻寒且酸，足下热，不欲言，其逆则项痛，员员澹澹然；戊己甚，壬癸大汗，气逆则戊己死。刺足少阴、太阳。

肾病腰先痛者，腰为肾之腑，又肾脉贯脊会于督之长强穴。胻，肾脉入跟中，以上腨内，太阳之脉亦下贯腨内，腨即胻也；酸，热烁液也。苦渴数饮，肾主五液而恶燥，病热则液伤而燥，故苦渴而饮水求救也。项，太阳之脉，从巅入络脑，还出别下项；肾病至于热争，脏病甚而移之腑，故项痛而强也。胻寒且酸，胻义见上，寒，热极为寒也；酸，热烁液也。足下热，肾脉从小指之下，邪趋足心涌泉穴，病甚而热也。不欲言，心主言，肾病则水克火也。员员澹澹，状其痛之甚而无奈也。

〔析评〕引文指出肾热病的临床特点和预后判断，提出针刺足少阴肾经和足太阳膀胱经的穴位治疗肾热病。结合以上各条，足见鞠通应用针灸治病也颇得心应手。

又，以上五条是《内经》按脏腑辨治热性病的经文引用。结合三焦学说，鞠通自有妙用，真谓用心良苦也。

十五、肝热病者，左颊先赤；心热病者，颜先赤；脾热病者，鼻先赤；肺热病者，右颊先赤；肾热病者，颐先赤。病虽未发，见赤色者刺之，名曰治未病。

此节言五脏欲病之先，必各现端绪于其部分，示人早治，以免热争则病重也。

〔析评〕条文引自《素问·刺热》篇。根据上面五脏所属部位，即左颊属肝，右颊属肺，颜面属心，鼻属脾，颐属肾。结合五色主病，即色赤属热的现象。提出温热病早期在脏腑所属部位赤色先现的表现。而预测热病的病位所在，即行针刺之，以泄其热，免得病深加重，这种早期治疗，不治已病治未病的学说思想，值得深入学习和研究。

十六、《热论篇》：帝曰：热病已愈，时有所遗者，何也？岐伯曰：诸遗者，热甚而强食之，故有所遗也。若此者，皆病已衰而热有所藏，因其谷气相薄，两热相合，故有所遗也。帝曰：治遗奈何？岐伯曰：视其虚实，调其逆从，可使必已也。帝曰：

病热当何禁之？岐伯曰：病热少愈，食肉则复，多食则遗，此其禁也。

此节言热病之禁也，语意自明。大抵邪之着人也。每借有质以为依附（语妙可以神会。——朱评），热时断不可食，热退必须少食，如兵家坚壁清野之计，必俟热邪尽退，而后可大食也。

〔析评〕文引《热论篇》，说明饮食对温热性疾病的治疗和善后调理亦至关重要。为在《条辨》中焦篇立一饮食疗法而先引经旨，以示法出有据。

十七、《刺法论》：帝曰：余闻五疫之至，皆相染易，无问大小，病状相似，不施救疗，如何可得不相移易者？岐伯曰：不相染者，正气存内，邪不可干。

此言避疫之道。

按此下尚有避其毒气若干言，以其想青气想白气等，近于祝由家言，恐后人附会之词，故节之，要亦不能外“正气存内、邪不可干”二句之理，语意已尽，不必滋后学之惑也。

〔析评〕引《刺法论》，言“五疫”“皆相染”。瘟疫属于传染病其临床特点基本相同，发病急，死亡率高，即无问大小，病状相似。如“流脑”，今之特起高热“非典”、“禽流感”，古虽未有，今当皆在此类中。

但感染否要看正气强否，即自身免疫功能强否，“正气存内，邪不可干”。还有预防工作措施跟上否？

所删之节，言之理确。古为今用，当弃则弃，当扬则扬。其语“辟其毒气，天牝从来”和服小金丹预防在先的学说思想，当扬之又扬。鞠通也非今人，能扬弃并举，遵古不泥，实难可贵。

“五疫”，所谓“五疫”，在五行来讲是木、火、土、金、水；在五气来讲是风、暑、湿、燥、寒，是指岁气的太过或不及而酿成的各种不同类型的疫病。

十八、《玉板论要》曰：病温虚甚死。

病温之人，精血虚甚，则无阴以胜温热，故死。

〔析评〕引经一“虚”字，当寓意阳虚、气虚，非独阴虚也。温病阴虚为本，温为阳邪，易伤津耗液，此大理，治疗中处处顾护阴液，对。但勿偏见。

十九、《平人气象论》曰：人一呼脉三动，一吸脉三动而躁，尺热曰病温，尺不热脉滑曰病风，脉涩曰痹。

呼吸俱三动，是六、七至脉矣，而气象又急躁，若尺部肌肉热，则为病温。盖温病必伤金水二脏之津液，尺之脉属肾，尺之穴属肺也，此处肌肉热，故知为病温。其不热而脉兼滑者，则为病风，风之伤人也，阳先受之，尺为阴，故不热也。如脉动躁而兼涩，是气有余而血不足，病则为痹矣。

〔析评〕文引《素问·平人气象论》篇。意指温热病脉象的特点即躁数，也略提与风痹的鉴别诊断，示人温为阳邪，故脉数，但与其他病当别。

结语　吴鞠通选引了《内经》有关温、暑热方面的经文计十九条，分别对温热病的病因病机、病症病位、辨证依据、治则治法、鉴别诊断、预防预后等作了明示。为《温病条辨》书成举纲，作了理论上的准备，是对内经温热病的全面继承和发展。参入已见，注入新意，自成体系。诚如吴瑭在《温病条辨》凡例中自述：“瑭故历取诸贤精妙，考之《内经》，参以心得，为是编之作。”是一部全面系统，有创见集大成的论述温病辨证论治的难得专著，堪称“羽翼伤寒”之作。

卷一　上焦篇

提　要

上焦温病，主要指手太阴肺与手厥阴心包的病变。手太阴肺的病变，又有在表在里之分。在表，其病理是邪袭肺卫，肺气失宣；在里，是邪热壅肺，肺气闭郁。手厥阴心包的病变，其病理是邪热内陷心包，心窍闭阻。病在上焦多实证、急证。

上焦温病，主要为温病的初期阶段。“温邪上受，首先犯肺”。肺主皮毛属卫，病邪袭肺侵卫，故当解表。“解表初用辛凉轻剂”，表解热退则病已。肺位至高，药过重则过病所，故用药宜味薄质轻，并令“勿过煮，过煮则味厚而入中焦”。如此方能达轻清升举、透邪外达之的。即吴氏所谓“治上焦如羽（非轻不举）”之意。“如羽”之法在上焦运用颇多，但又非独在上焦，中焦等也有用“如羽”之法的。如辛凉透表法、辛凉润燥法、辛凉泄热法、宣肺透暑法、清温败毒法、清热利咽法、清气凉营法、清营透疹法以及辛凉辛温合法等，皆属此类，或寓此意。至于邪入心包，症见舌绛，神昏谵语者，其治疗法则，则又非“如羽”所能奏功，治当清心开窍为宜。

由于温病初起，多因感受风邪而发，风与温皆为阳邪，故治疗宜辛凉为主。辛以散风，凉以去热，佐以苦甘，因苦能泻热，甘能缓急。故风温初起，鞠通分别以辛凉轻剂桑菊饮，辛凉平剂银翘散，辛凉重剂白虎汤分而治之。在具体运用中，尚有辛凉、甘寒合法。方如玉女煎去牛膝熟地加细生地元参方、减味竹叶石膏汤方、银翘散汤方、青蒿鳖甲汤方、竹叶玉女煎以及清燥救肺汤等。

临床上凡温邪在表，或表里俱热或温燥伤肺而热邪伤津耗液者，均可用辛凉甘寒之剂治之。若属无形之热入于肺络，当用芳香轻药以清肺络之热，如清络饮。若由于温邪逆传，如心疟，又可用加减银翘散清肺与隔中之热，引邪外出，使邪热外透于表，从辛凉而解。上焦温病若兼见暑温、伏暑、湿温、寒湿、温疟、秋燥等证者，治当变法，如属湿温证，表里经络、脏腑三焦均为湿邪所困，鞠通则改用辛凉淡渗，如茯苓皮汤、薏苡竹叶散，目的在于用辛凉解肌表之热，淡渗利在里之湿，双解表里，则温热得除，恰切病机。在治疗中，鞠通还常常辛凉、辛温合用，治疗暑温、暑湿痹者等证，方如新加香薷饮、加减木防已汤等。夏月伤暑或外感于寒，内伤于湿，因暑必夹湿，湿为阴邪，非温不解，则用新加香薷饮治疗，香薷有“夏月之麻黄”称谓，能发暑邪之表，配合辛凉之味而为辛凉与辛温合法，则病邪可去。暑湿痹证，则改用加减木防已汤，辛凉辛温合用。遇湿温初起，鞠通用三仁汤清开上焦之湿达气化湿也化，谓之苦辛淡法。用上焦宣痹汤治太阴湿温气分痹郁而哕者，用小承气汤、大承气汤取厚朴之辛配苦寒之味泻其热者，谓苦辛通法。暑温湿热或伏暑之证，湿热并重者，鞠通用白虎加苍术汤合为苦温辛凉之剂，方以苦温燥在里之湿，辛凉去在表之热。若邪热内陷，神色昏迷，谵语惊厥，口渴身热，面赤唇焦者用安宫牛黄丸、至宝丹、紫雪丹等咸寒苦辛相伍，清热解毒，芳香透邪。燥伤肺胃阴者，用沙参麦冬汤甘寒养阴，寒湿伤阳者，用苦辛温法，桂枝姜附汤治之，手太阴暑湿汗多，脉散大，喘渴欲脱者，用生脉散酸甘化阴治之，用清暑益气汤治中暍，酸甘辛甘合用，既能益气又能养阴且兼祛湿。

凡上所述，治法皆离不开“辛散”之味，是鞠通“治上焦如羽（非轻不举）”治则之体现也，其详细治法，可结合条文，一起览读。

风温　温热　温疫　温毒　冬温

一、温病者：有风温，有温热，有温疫，有温毒，有暑温，有湿温，有秋燥，有冬温，有温疟。

此九条，见于王叔和《伤寒例》中居多，叔和又牵引《难经》之文以神其说。按时推病，实有是证，叔和治病时，亦实遇是证。但叔和不能别立治法，而叙于《伤寒例》中，实属蒙混，以《伤寒论》为治外感之妙法，遂将一切外感悉收入伤寒例中，而悉以治伤寒之法治之（心苦为分明。——朱评）。后人亦不能打破此关，因仍苟简，千余年来，贻患无穷，皆叔和之作俑，无怪见驳于方有执、喻嘉言诸公也。然诸公虽驳叔和，亦未曾另立方法，喻氏虽立治法，仍不能脱却伤寒圈子，弊与叔和无二，以致后人无所遵依。本论详加考核，准古酌今，细立治法，除伤寒宗仲景法外，俾四时杂感，郎若列眉；未始非叔和有以肇其端，东垣、河间、安道、又可、嘉言、天士宏其议，而瑭得以善其后也。

风温者，初春阳气始开，厥阴行令，风夹温也。温热者，春末夏初，阳气弛张，温盛为热也。温疫者，厉气流行，多兼秽浊，家家如是，若役使然也。温毒者，诸温夹毒，秽浊太甚也。暑温者，正夏之时，暑病之偏于热者也。湿温者，长夏初秋，湿中生热，即暑病之偏于湿者也。（热湿两字著眼。——朱评）秋燥者，秋金燥烈之气也，冬温者，冬应寒而反温，阳不潜藏，民病温也。温疟者，阴气先伤，又因于暑，阳气独发也。

按诸家论温，有顾此失彼之病，故是编首揭诸温之大纲，而名其书曰《温病条辨》。

〔析评〕古之谓温病者，即多种发热性疾病的总称。其特征即发热，热为阳邪，易化燥伤阴是其共性。因时令之变，病发有九，本条首揭诸温之大纲，为《条辨》之首。

二、凡病温者，始于上焦，在手太阴。

伤寒由毛窍而入，自下而上，始足太阳。足太阳膀胱属水，寒即水之气，同类相从，故病始于此。古来但言膀胱主表，殆未尽其义。肺者，皮毛之合也，独不主表乎！（按人身一脏一腑主表之理，人皆习焉不察。以三才大道言之：天为万物之大表，天属金，人之肺亦属金，肺主皮毛，经曰皮应天，天一生水；地支始于子，而亥为天门，乃贞元之会；人之膀胱为寒水之腑；故俱同天气，而俱主表也）治法必以仲景六经次传为祖法。温病由口鼻而入，自上而下，鼻通于肺，始手太阴。太阴金也，温者火之气，风者火之母，火未有不克金者，故病始于此，必从河间三焦定论。再寒为阴邪，虽《伤寒论》中亦言中风，此风从西北方来，乃觱发之寒风也，最善收引，阴盛必伤阳，故首郁遏太阳经中之阳气，而为头痛身热等证。太阳阳腑也，伤寒阴邪也，阴盛伤人之阳也。温为阳邪，此论中亦言伤风，此风从东方来，乃解冻之温风也，最善发泄，阳盛必伤阴，故首郁遏太阴经中之阴气，而为咳嗽自汗口渴头痛身热尺热等证。（风字从无人辨析至此。——朱评）太阴阴脏也，温热阳邪也，阳盛伤人之阴也。阴阳两大法门之辨，可了然于心目间矣。（提纲。——朱评）

夫大明生于东，月生于西，举凡万物，莫不由此少阳、少阴之气以为生成，故万物皆可名之曰东西。人乃万物之统领也，得东西之气最全，乃与天地东西之气相应。其病也，亦不能不与天地东西之气相应。东西者，阴阳之道路也。由东而往，为木、为风、为湿、为火、为热，湿土居中，与火交而成暑，火也者，南也。由西而往，为金、为燥、为水、为寒，水也者，北也。水火者，阴阳之征兆也；南北者，阴阳之极致也。天地运行此阴阳以化生万物，故曰天之无恩而大恩生。天地运行之阴阳和平，人生之阴阳亦和平，安有所谓病也哉！天地与人之阴阳，一有所偏，即为病也。偏之浅者病浅，偏之深者病深；偏于火者病温、病热，偏于水者病清、病寒，此水火两大法门之辨，医者不可不知。烛其为水之病也，而温之热之；烛其为火之病也，而凉之寒之，各救其偏，以抵于平和而已。非如鉴之空，一尘不染，如衡之平，毫无倚着，不能暗合道妙，岂可各立门户，专主于寒热温凉一家之论而已哉！（医学总论。偏于补泻者，厥罪惟均。——朱评）瑭因辨寒病之原于水，温病之原于火也，而并及之。

〔析评〕叶天士《外感温热论》云："温邪上受，首先犯肺。"凡一般的温病，多从口鼻而入，鼻通于肺，肺主皮毛属卫，病邪侵卫袭肺，始于上焦，在手太阴肺。故温病之初辨证论治多由此立论。

三、太阴之为病，脉不缓不紧而动数，或两寸独大，尺肤热，头痛，微恶风寒，身热自汗，口渴，或不渴，而咳，午后热甚者，名曰温病。

不缓，则非太阳中风矣；不紧，则非太阳伤寒矣；动数者，风火相煽之象，经谓之躁；两寸独大，火克金也。（按：温病之脉多洪，或长，或滑，或数，兼见不一；然总无紧脉，紧则为寒，乃非温病。但紧数二脉相类，辨之宜确。《脉诀》云：数而弦急为紧；又云：紧来如数似弹绳，数脉惟看至数间。玩此，则知紧数矣。——朱评）尺肤热，尺部肌肤热甚，火反克水也。头痛、恶风寒、身热自汗，与太阳中风无异，此处最足以相混，于何辨之？于脉动数，不缓不紧，证有或渴、或咳、尺热，午后热甚辨之。太阳头痛，风寒之邪，循太阳经上至头与项，而项强头痛也。太阴之头痛，肺主天气，天气郁，则头亦痛也，且春气在头，又火炎上也。吴又可谓浮泛太阳经者，臆说也。伤寒之恶寒，太阳属寒水而主表，故恶风寒、温病之恶寒，肺合皮毛而亦主表，故亦恶风寒也。太阳病则周身之阳气郁，故身热；肺主化气，肺病不能化气，气郁则身亦热也。太阳自汗，风疏卫也；太阴自汗，皮毛开也，肺亦主卫。渴，火克金也。咳，肺气郁也。午后热甚，浊邪归下，又火旺时也，又阴受火克之象也。

〔析评〕此条指出温热病的主脉主证，且从脉象等来鉴别温病与伤寒初起之不同。在《条辨》中皆有是证说明。温邪侵犯手太阴肺，其症状表现为尺肤热，头痛，微有怕冷，发热，自汗，口渴或者不渴而有咳嗽，午后发热更甚。这就是温病初起的主证，从脉象而言，脉不缓说明不是太阳中风证，脉不紧也非太阳伤寒证，动而数，风火相煽，热甚现象，两寸独大，寸上焦肺脉，火热之征，这些脉象特征，都是伤寒初起所没有的。

四、太阴风温、温热、温疫、冬温，初起恶风寒者，桂枝汤主之；但热不恶寒而渴者，辛凉平剂银翘散主之。温毒、暑温、湿温、温疟，不在此例。

按仲景《伤寒论》原文，太阳病（谓如太阳证，即上文头痛身热恶风自汗也），但恶热不恶寒而渴者，名曰温病，桂枝汤主之。盖温病忌汗，最喜解肌，桂枝本为解肌，且桂枝芳香化浊，芍药收阴敛液，甘草败毒和中，姜、枣调和营卫，温病初起，原可用之。此处却变易前法，恶风寒者主以桂枝，不恶风寒主以辛凉者，非敢擅违古训也。仲景所云不恶风寒者，非全不恶风寒也，其先亦恶风寒，迨既热之后，乃不恶风寒耳，古文简、质，且对太阳中风热时亦恶风寒言之，故不暇详耳。盖寒水之病，冬气也，非辛温春夏之气，不足以解之，虽曰温病，既恶风寒，明是温自内发，风寒从外搏，成内热外寒之证，故仍旧用桂枝辛温解肌法，俾得微汗，而寒热之邪皆解矣。温热之邪，春夏气也。不恶风寒，则不兼寒风可知，此非辛凉秋金之气，不足以解之。桂枝辛温，以之治温，是以火济火也，故改从《内经》“风淫于内、治以辛凉、佐以苦甘”法。（全书力辟以温治温之非，而以桂枝发端，明乎外寒搏内热，或非寒时而感寒气者，本可用之。而纯乎温病者不可用，明矣。又按：外寒搏内热，及非时伤风，春秋皆有之，即暑中亦有之，皆可少投辛温，但须辨之清切耳。——朱评）

桂枝汤方

桂枝六钱　芍药（炒）三钱　炙甘草二钱　生姜三片　大枣（去核）二枚

煎法服法，必如伤寒论原文而后可。不然，不惟失桂枝汤之妙，反生他变，病必不除。

汪按　麻黄、桂枝，既系肺药，故传足不传手，前人多不以为然，但人之经络相通，而天之感气则异，故治法不同也。

辛凉平剂银翘散方

连翘一两　银花一两　苦桔梗六钱　薄荷六钱　竹叶四钱　生甘草五钱　芥穗四钱　淡豆豉五钱　牛蒡子六钱

上杵为散，每服六钱，鲜苇根汤煎，香气大出，即取服，勿过煎。肺药取轻清，过煎则味厚而入中焦矣。病重者，约二时一服，日三服，夜一服；轻者三时一服，日二服，夜一服；病不解者，作再服。盖肺位最高，药过重，则过病所，少用又有病重药轻之患，故从普济消毒饮时时清扬法。（妙甚。——朱评）今人亦间有用辛凉法者，多不见效，盖病大药轻之故，一不见效，随改弦易辙，转去转远，即不更张，缓缓延至数日后，必成中下焦证矣。胸膈闷者，加藿香三钱，郁金三钱，护膻中；渴甚者，加花粉；项肿咽痛者，加马勃、元参；衄者，去芥穗、豆豉，加白茅根三钱、侧柏炭三钱，栀子炭三钱；咳者，加杏仁利肺气；二三日病犹在肺，热渐入里，加细生地、麦冬保津液；再不解，或小便短者，加知母、黄芩、栀子之苦寒，与麦、地之甘寒，合化阴气，而治热淫所胜。

〔方论〕按温病忌汗，汗之不惟不解，反生他患。（要著。——朱评）盖病在手经，徒伤足太阳无益；病自口鼻吸受而生，徒发其表亦无益也。且汗为心液，心阳受伤，必有神明内乱、谵语癫狂、内闭外脱之变。再，误汗虽曰伤阳，汗乃五液之一，未始不伤阴也。《伤寒论》曰："尺脉微者为里虚，禁汗，"其义可见。其曰伤阳者，特举其伤之重者而言之耳。（精能之至。——朱评）温病最善伤阴，用药又复伤阴，岂非为贼立帜乎？此古来用伤寒法治温病之大错也。至若吴又可开首立一达原饮，其意以为直透膜原，使邪速溃，其方施于藜藿壮实人之温疫病，容有愈者，芳香辟秽之功也；若施于膏梁纨绔、及不甚壮实人，未有不败者。盖其方中首用槟榔、草果、厚朴为君；夫槟榔，子之坚者也，诸子皆降，槟榔苦辛而温，体重而坚，由中走下，直达肛门，中下焦药也；草果亦子也，其气臭烈大热，其味苦，太阴脾经之劫药也；厚朴苦温，亦中焦药也。岂有上焦温病，首用中下焦苦温雄烈劫夺之品，先劫少阴津液之理！知母、黄芩，亦皆中焦苦燥里药，岂可用乎？况又有温邪游溢三阳之说，而有三阳经之羌活、葛根、柴胡加法，是仍以伤寒之法杂之，全不知温病治法，后人止谓其不分三焦，犹浅说也。其三消饮加入大黄、芒硝，惟邪入阳明，气体稍壮者，幸得以下而解，或战汗而解，然往往成弱证，虚甚者则死矣。况邪有在卫者，在胸中者，在营者，入血者，妄用下法，其害可胜言耶？岂视人与铁石一般，并非气血生成者哉？究其始意，原以矫世医以伤寒法治病温之弊，颇能正陶氏之失，奈学未精纯，未足为法。至喻氏、张氏多以伤寒三阴经法治温病，其说亦非，以世医从之者少，而宗又可者多，故不深辩耳。本方谨遵内经"风淫于内，治以辛凉，佐以苦甘；热淫于内，治以咸寒，佐以甘苦"之训。（王安道《溯洄集》，亦有温暑当用辛凉不当用辛温之论，谓仲景之书，为即病之伤寒而设，并未尝为不即病之温暑而设。张凤逵集治暑方，亦有暑病首用辛凉、继用甘寒，再用酸泄酸敛，不必用下之论。皆先得我心者）又宗喻嘉言芳香逐秽之说，用东垣清心凉膈散，辛凉苦甘。病初起，且去入里之黄芩，勿犯中焦；加银花辛凉，芥穗芳香，散热解毒；牛蒡子辛平润肺，解热散结，除风利咽；皆手太阴药也。合而论之，经谓“冬不藏精，春必温病”，又谓“藏于精者，春不病温”，又谓“病温虚甚死”，可见病温者，精气先虚。（著眼。止此二语，沾丐后学无穷矣。——朱评）此方之妙，预护其虚，纯然清肃上焦，不犯中下，无开门揖盗之弊，有轻以去实之能，用之得法，自然奏效，此叶氏立法，所以迥出诸家也。

〔析评〕温病初起鞠通用桂枝汤，古今方家褒贬不一，似皆有理，还持有据。从大理而言，寒温两径，断不可混。温病既定，无庸自圆。虽在《条辨》中用桂枝者有20条之多，但有的还当商榷。辛凉平剂银翘散和辛凉轻剂桑菊饮皆谓“治上焦如羽（非轻不举）”之代表方，病性已定，又何用桂枝？

注：参阅卷一上焦篇七条下“辛凉三剂总析”。

五、太阴温病，恶风寒，服桂枝汤已，恶寒解，余病不解者，银翘散主之；余证悉减者，减其制。

太阴温病，总上条所举而言也。恶寒已解，是全无风寒，止余温病，即禁辛温法，改从辛凉。减其制者，减银翘散之制也。

〔析评〕和上条互参。并参阅卷一上焦篇《七条》下“辛凉三剂总析”。

六、太阴风温，但咳，身不甚热，微渴者，辛凉轻剂桑菊饮主之。

咳，热伤肺络也。身不甚热，病不重也。渴而微，热不甚也。恐病轻药重，故另立轻剂方。

辛凉轻剂桑菊饮方

杏仁二钱　连翘一钱五分　薄荷八分　桑叶二钱五分　菊花一钱　苦梗二钱　甘草八分　苇根二钱

水二杯，煮取一杯，日二服。二、三日不解，气粗似喘，燥在气分者，加石膏、知母；舌绛暮热，甚燥，邪初入营，加元参二钱、犀角一钱；在血分者，去薄荷、苇根，加麦冬、细生地、玉竹、丹皮各二钱；肺热甚加黄芩；渴者加花粉。

〔方论〕此辛甘化风、辛凉微苦之方也。盖肺为清虚之脏，微苦则降，辛凉则平，立此方所以避辛温也。今世佥用杏苏散通治四时咳嗽，不知杏苏散辛温，只宜风寒，不宜风温，且有不分表里之弊。此方独取桑叶、菊花者；桑得箕星之精，箕好风，风气通于肝，故桑叶善平肝风；春乃肝令而主风，木旺金衰之候，故抑其有余，桑叶芳香有细毛，横纹最多，故亦走肺络而宣肺气。菊花晚成，芳香味甘，能补金水二脏，故用之以补其不足。风温咳嗽，虽系小病，常见误用辛温重剂销铄肺液，致久嗽成劳者不一而足。（吃紧语。——朱评）圣人不忽于细，必谨于微，医者于此等处，尤当加意也。

〔析评〕考手太阴肺，位至高，药过重则过病所，故用药宜味薄质轻，并令“勿过煮，过煮则味厚而入中焦。”如此方能达轻清升举，透邪外达之目地，即吴氏所谓“治上焦如羽（非轻不举）”之意。参阅卷一上焦篇《七条》下“辛凉三剂总析”。

七、太阴温病，脉浮洪，舌黄，渴甚，大汗，面赤，恶热者，辛凉重剂白虎汤主之。

脉浮洪，邪在肺经气分也。舌黄，热已深。渴甚，津已伤也。大汗，热逼津液也。面赤，火炎上也。恶热，邪欲出而未遂也。辛凉平剂焉能胜任，非虎啸风生，金飙退热，而又能保津液不可（篇中屡言保津液，读者不可忽也。——朱评），前贤多用之。

辛凉重剂白虎汤方

生石膏（研）一两　知母五钱　生甘草三钱　白粳米一合

水八杯，煮取三杯，分温三服，病退，减后服，不知，再作服。

［方论］义见法下，不再立论，下仿此。

［析评］病虽在手太阴，但高热、渴甚、大汗、脉洪证俱，说明邪热更深一层，故选用辛凉重剂白虎汤，退热保津，药随证变。

附　析辛凉三剂

《条辨》一书，提出三焦温病的治疗原则是“治上焦如羽（非轻不举），治中焦如衡（非平不安），治下焦如权（非重不沉）。”今就辛凉轻剂桑菊饮（简称轻剂）、辛凉平剂银翘散（简称平剂）、辛凉重剂白虎汤（简称重剂），在其方剂组成、煎服法、临床运用三个方面试加剖析，以探讨吴氏“治上焦如羽，（非轻不举）”的含义。

一、方剂组成，轻清突出

“辛凉三剂”皆治上焦温病。上焦温病主要表现为肺、心二经的病变。邪在肺卫可见头痛，发热恶寒，有汗或无汗，口渴或不渴而咳，脉浮数，两寸独大等。上焦多为温病的初期阶段，系手太阴肺经的病变，治疗宜采用轻清宣透之法祛邪外出，故吴氏谓“治上焦如羽（非轻不举）”，也即《内经》“因其轻者而扬之”，“其在皮者，汗而发之”之意也，与叶天士所谓“在卫汗之可也”意相同。温为阳邪，从口鼻而入，首先犯肺。肺合皮毛而主卫。病邪袭肺侵卫，卫气与邪抗争，则治当解表。表解热退则病已，亦可杜其传变。据邪之性属，故解表取辛凉三剂。吴氏所用三方皆对其上焦温病，病在肺卫而言。至于邪入心包，症见舌绛、神昏谵语者，病虽属上焦，但非辛凉透表所能奏功，故不在此论。为此，吴氏在三方组成上很为考究。轻剂以桑叶、菊花为主药，用量较轻。此方用药大多质地轻清，味辛易散，乃“辛甘化风，辛凉微苦之方”。“桑叶芳香有细毛横纹最多，走肺络而宣肺气，清肺热而止咳”，合菊花甘凉轻清，以疏散上焦风热。如此，则肺气得宣，邪退而咳止；平剂用银花、连翘、荆芥、竹叶、薄荷等，质轻味辛，诸药相伍，清宣透表，尤其是荆芥配以薄荷，并以鲜苇根汤煎，共济疏散风热，清热生津之功，用之可使热退渴解；重剂主用石膏，用量倍于它药，石膏虽大寒之品，然其味辛甘，质重气轻，清宣泄热以除烦，其为主药，知母其性凉润，以滋其燥，用为辅药，且石膏、知母相伍，能增强清热除烦之力。甘草、粳米益胃护津，使大寒之剂而无损伤脾胃之虑，诸药相合，共奏清热生津之功。综上所述，"辛凉三剂"轻以宣肺为主，平以泄卫为主，重以清热生津为主，三方组合虽各有侧重，然皆轻清突出。临床孰去孰从，权在灵活。

二、煎勿过煮，服药有时

历代医家对煎药颇为重视。《医学源流论》云："煎药之法，最宜深讲，药之效不效，全在乎此。"考上焦卫表之药，一般都有轻扬辛散之特点，为了达到轻清宣透以祛邪达表之目的，吴氏对"辛凉三剂"的煎法非常重视，各有所嘱。在讲到煎平剂时，他指出："香气大出，即取服，勿过煮，肺药取其轻清，过煮则味厚而入中焦矣。"此段虽指平剂的煎服法，但它列在轻剂、重剂之前，实指"辛凉三剂"的煎法要旨。在辛凉轻剂、重剂的煎药时间上，辛凉轻剂是"水二杯，煮取一杯"，辛凉重剂是"水八杯，煮取三杯"的记述则是非常明确的。此外，服药是否如法，对疗效亦有一定的影响。在讲到辛凉平剂银翘散的服法时，吴氏指出，"上杵为散，每服六钱，鲜苇根汤煎，香气大出，即取服，勿过煎。""病重者，约二时一服，日三服，夜一服；轻者三时一服，日二服，夜一服；病不解者，作再服。"如此服之，昼夜不停，药力持续，利于顿挫病势，对急性发热性疾病，尤为恰当。关于轻剂的服法，他指出："日二服"。关于重剂的服法，他指出"……分温三服。病退，减后服，不知，再作服。"临床上病情有轻重，体质有差异，表药轻清，一般以得汗病去为度，用药应适可而止，不必尽剂，以免损伤正气。吴氏提出的“即取服”，“分温服”，“不知，再作服”，以及其他时间给药法等等，都是视病情需要，灵活运用的。

三、三剂运用，贵在灵活

吴鞠通云：“治上焦如羽（非轻不举）。”叶天士亦云：“在表初用辛凉轻剂。”此皆指邪在卫分，病在上焦，非是指病轻。轻清之剂，运用恰当，同样可以治疗重病。其具体运用时，吴氏又十分强调各自所主。他说：“太阴风温，但咳，身不甚热，微渴者，辛凉轻剂桑菊饮主之”；“但热不恶寒而渴者，辛凉平剂银翘散主之”；“太阴温病，脉浮洪，苔黄渴甚，大汗，面赤，恶热者，辛凉重剂白虎汤主之”。

此外，温邪致病的特点是：“温邪上受，首先犯肺”和“热变最速”。故临床上见到咳而渴，发热不恶寒者，常常是轻剂、平剂结合运用，一则宣肺，二则泄卫。若邪在卫分，病在上焦，未得表解，必化热而内传气分。这时，一方面由于热邪燔灼，另一方面由于正邪交争，则临床见症转为发热不恶寒，但恶热，大汗出，脉浮洪，渴甚者，此时吴氏则因其病变而变，指出：“辛凉平剂焉能胜任，非虎啸风生，金飙退热，而又能保津液不可”，随投重剂白虎汤。总之，在用“辛凉三剂”时，应时时注意“治上焦如羽（非轻不举）”之旨，但若用之不当，则祸不旋踵，故吴氏在《温病条辨》中对轻剂桑菊饮指出：“微苦则降，辛凉则平，立此方所以避辛温也”，明确了温病的治疗大法。温为阳邪，故解表应取辛凉而避辛温。对平剂的运用，他指出两点：一是肺家用药取其轻清，药勿过病所；二是温热病最易伤阴，用药勿为贼树帜。对重剂白虎汤的运用则明确指出：“白虎本为达热出表，若其人脉浮弦而细者，不可与也；脉沉者，不可与也；不渴者，不可与也；汗不出者，不可与也。常需识此，勿令误也。”凡此等等，皆说明吴氏在选方遣药过程中，处处注意，贵在变通。

综上所述，吴氏运用“辛凉三剂”，选药轻清，轻重有别，煎煮适宜，服药有时，为治上焦卫分病变提供了代表方剂。但择方运用应根据辨证需要，各入其所。

八、太阴温病，脉浮大而芤，汗大出，微喘，甚至鼻孔扇者，白虎加人参汤主之；脉若散大者，急用之，倍人参。

浮大而芤，几于散矣，阴虚而阳不固也。补阴药有鞭长莫及之虞，惟白虎退邪阳，人参固正阳（人参不专固阳。——朱评），使阳能生阴，乃救化源欲绝之妙法也。汗涌，鼻扇，脉散，皆化源欲绝之征兆也。

白虎加人参汤方

即于前方内，加人参三钱。

〔析评〕症状较上条为重，热盛伤阴，阳气不固，故用白虎加参固脱清热而生津。“倍人参”，若改用西洋参滋阴，人参固脱而共挽垂危之急，只更切病机。另，可结合现代医学给予补液，中西结合。

九、白虎本为达热出表，若其人脉浮弦而细者，不可与也；脉沉者，不可与也；不渴者，不可与也；汗不出者，不可与也；常须识此，勿令误也。

此白虎之禁也。按白虎慓悍，邪重非其力不举，用之得当，原有立竿见影之妙，若用之不当，祸不旋踵。懦者多不敢用，未免坐误事机；孟浪者，不问其脉证之若何，一概用之，甚至石膏用至斤余之多，应手而效者固多，应手而毙者亦复不少。皆未真知确见其所以然之故，故手下无准的也。

〔析评〕鞠通方药之禁较多且细，此乃白虎之禁。因症状表现与“四大”相左，故皆属不宜。

十、太阴温病，气血两燔者，玉女煎去牛膝加元参主之。

气血两燔，不可专治一边，故选用张景岳气血两治之玉女煎。去牛膝者，牛膝趋下，不合太阴证之用。改熟地为细生地者，亦取其轻而不重，凉而不温之义，且细生地能发血中之表也。加元参者，取其壮水制火，预防咽痛失血等证也。（此思患预防之义。——朱评）

玉女煎去牛膝熟地加细生地元参方（辛凉合甘寒法）

生石膏一两　知母四钱　元参四钱　细生地六钱　麦冬六钱

水八杯，煮取三杯，分二次服，渣再煮一盅服

〔析评〕太阴温病，既出现身热、烦渴、自汗的气分症状。又出现舌质红绛苔黄，烦而不寐等血分症状。故治用白虎汤中的石膏知母退热清气，加生地、麦冬、元参凉血生津，气血双清，两相兼顾。而牛膝、熟地入肝肾二经，皆下焦药也，去之有理。

十一、太阴温病，血从上溢者，犀角地黄汤合银翘散主之。其中焦病者，以中焦法治之。若吐粉红血水者，死不治；血从上溢，脉七、八至以上，面反黑者，死不治；可用清络育阴法。

血从上溢，温邪逼迫血液上走清道，循清窍而出，故以银翘散败温毒，以犀角地黄清血分之伏热，而救水即所以救金也。至粉红水非血非液，实血与液交迫而出，有燎原之势，化源速绝。血从上溢，而脉至七、八至，面反黑，火极而似水，反兼胜己之化也，亦燎原之势莫制，下焦津液亏极，不能上济君火，君火反与温热之邪合德，肺金其何以堪，故皆主死。化源绝，乃温病第一死法也。子曰：敢问死？孔子曰：未知生，焉知死。瑭以为医者不知死，焉能救生。细按温病死状百端，大纲不越五条。在上焦有二：一曰肺之化源绝者死；二曰心神内闭，内闭外脱者死。在中焦亦有二：一曰阳明太实，土克水者死；二曰脾郁发黄，黄极则诸窍为闭，秽浊塞窍者死。在下焦则无非热邪深入，消铄津液，涸尽而死也。（危矣哉，亦微矣哉！——朱评）

犀角地黄汤方（见下焦篇）

银翘散（方见前）

已用过表药者，去豆豉、芥穗、薄荷。

〔析评〕血从上溢或为衄血，或为吐血，治在上焦。中焦另论。从辨血色、面色提出预后和治疗，真谓诊察细微，给后学者以宝贵的启迪。

十二、太阴温病，口渴甚者，雪梨浆沃之；吐白沫黏滞不快者，五汁饮沃之。

此皆甘寒救液法也。

雪梨浆方（甘寒法）

以甜水梨大者一枚薄切，新汲凉水内浸半日，时时频饮。

五汁饮方（甘冷法）

梨汁　荸荠汁　鲜苇根汁　麦冬汁　藕汁（或用蔗浆）

临时斟酌多少，和匀凉服，不甚喜凉者，重汤炖温服。

〔析评〕为饮食疗法治疗温病，开一法门。太阴温病，病位虽在上焦，但已出现口渴，而且较甚，说明其人阴分素亏，不耐邪热，故即当甘凉濡润，用雪梨浆以滋津液。如口中吐白沫，感到黏滞不爽快，说明津液被邪热煎炼上迫，舌必干燥，病情比前更重。故只有改用五汁饮，甘寒灌之，以救其津液不足。

十三、太阴病得之二、三日，舌微黄，寸脉盛，心烦懊侬，起卧不安，欲呕不得呕，无中焦证，栀子豉汤主之。

温病二、三日，或已汗，或未汗，舌微黄，邪已不全在肺中矣。寸脉盛，心烦懊侬，起卧不安，欲呕不得，邪在上焦膈中也。在上者因而越之，故涌之以栀子，开之以香豉。

栀子豉汤方（酸苦法）

栀子（捣碎）五枚　香豆豉六钱

水四杯，先煮栀子数沸，后纳香豉，煮取二杯，先温服一杯，得吐止后服。

〔析评〕无形热邪，留扰胸隔，故见是证。方用豆豉辛开，栀子苦降，以宣透热邪，方药对证，条文中“无中焦症”一语，即指无热、自汗、烦渴的阳明经证，亦无腹满、便秘的阳明腑证。故不能用白虎去“清”也不能用承气来“下”。真谓语值千金。

十四、太阴病得之二、三日，心烦不安，痰涎壅盛，胸中痞塞欲呕者，无中焦证，瓜蒂散主之，虚者加参芦。

此与上条有轻重之分，有有痰无痰之别。重剂不可轻用，病重药轻，又不能了事，故上条止用栀子豉汤快涌膈中之热，此以痰涎壅盛，必用瓜蒂散急吐之，恐邪入包宫而成痉厥也。瓜蒂，栀子之苦寒，合赤小豆之甘酸，所谓酸苦涌泄为阴，善吐热痰，亦在上者因而越之方也。

瓜蒂散方（酸苦法）

甜瓜蒂一钱　赤小豆（研）二钱　山栀子二钱

水二杯，煮取一杯，先服半杯，得吐止后服，不吐再服。虚者加人参芦一钱五分。

〔析评〕本条系上条无形之热加有形之痰痞阻胸隔，上焦气机不宣之症。用瓜蒂散方吐出膈上痰热，则病可愈，此在治疗上又示人一法。今人多用黄芩、山栀、豆鼓、杏仁、贝母、瓜蒌壳之类，治之每效。

十五、太阴温病，寸脉大，舌绛而乾，法当渴，今反不渴者，热在营中也，清营汤去黄连主之。

渴乃温之本病，今反不渴，滋人疑惑，而舌绛且乾，两寸脉大，的系温病。盖邪热入营蒸腾，营气上升，故不渴，不可疑不渴非温病也，故以清营汤清营分之热，去黄连者，不欲其深入也。

清营汤（见暑温门中）

〔析评〕叶天士云：“其热传营，舌色必绛。”热入营血，故反不渴，用是方清营分邪热，的当；黄连味苦生燥故去之，在理。

十六、太阴温病，不可发汗，发汗而汗不出者，必发斑疹，汗出过多者，必神昏谵语。发斑者，化斑汤主之；发疹者，银翘散去豆豉，加细生地、丹皮、大青叶，倍元参主之。禁升麻、柴胡、当归、防风、羌活、白芷、葛根、三春柳。（此等处皆深得仲景意，而人不解此久矣。——朱评）**神昏谵语者，清宫汤主之，牛黄丸、紫雪丹、局方至宝丹亦主之。**

温病忌汗者，病由口鼻而入，邪不在足太阳之表，故不得伤太阳经也。时医不知而误发之，若其热甚血燥，不能蒸汗，温邪郁于肌表血分，故必发斑疹也。若其表疏，一发而汗出不止，汗为心液，误汗亡阳，心阳伤而神明乱，中无所主，故神昏。心液伤而心血虚，心以阴为体，心阴不能济阳，则心阳独亢，心主言，故谵语不休也。且手经逆传，世罕知之，手太阴病不解，本有必传手厥阴心包之理，况又伤其气血乎！

化斑汤方

石膏一两　知母四钱　生甘草三钱　元参三钱　犀角二钱　白粳米一合

水八杯，煮取三杯，日三服，渣再煮一盅，夜一服。

〔方论〕此热淫于内，治以咸寒，佐以苦甘法也。前人悉用白虎汤作化斑汤者，以其为阳明证也。阳明主肌肉，斑家遍体皆赤，自内而外，故以石膏清肺胃之热，知母清金保肺而治阳明独胜之热，甘草清热解毒和中，粳米清胃热而保胃液，白粳米阳明燥金之岁谷也。本论独加元参、犀角者，以斑色正赤，木火太过，其变最速，但用白虎燥金之品，清肃上焦，恐不胜任，故加元参启肾经之气，上交于肺，庶水天一气，上下循环，不致泉源暴绝也。（微妙可思。——朱评）犀角咸寒，禀水木火相生之气，为灵异之兽，具阳刚之体，主治百毒蛊疰，邪鬼瘴气，取其咸寒，救肾水，以济心火，托斑外出，而又败毒辟瘟也；再病至发斑，不独在气分矣（著眼。——朱评），故加二味凉血之品。

银翘散去豆豉加细生地丹皮大青叶倍元参方 即于前银翘散内去豆豉，加：

细生地四钱 大青叶三钱 丹皮三钱 元参加至一两

〔方论〕银翘散义见前。加四物，取其清血热；去豆豉，畏其温也。

按吴又可有托里举斑汤，不言疹者，混斑疹为一气也。考温病中发疹者，十之七、八，发斑者十之二、三。盖斑乃纯赤，或大片，为肌肉之病，故主以化斑汤，专治肌肉；疹系红点高起，麻、瘖、沙皆一类，系血络中病，故主以芳香透络，辛凉解肌，甘寒清血也。其托里举斑汤方中用归、升、柴、芷、川山甲，皆温燥之品，岂不畏其灼津液乎？且前人有痘宜温、疹宜凉之论，实属确见，况温疹更甚于小儿之风热疹乎！其用升、柴，取其升发之义，不知温病多见于春夏发生之候，天地之气，有升无降，岂用再以升药升之乎？且经谓“冬藏精者，春不病温”，是温病之人，下焦精气久已不固，安庸再升其少阳之气，使下竭上厥乎！经谓“无实实，无虚虚，必先岁气，无伐天和”，可不知耶？后人皆尤而效之，实不读经文之过也。

再按：时人发温热之表，二、三日汗不出者，即云斑疹蔽伏，不惟用升、柴、羌、葛，且重以山川柳发之。不知山川柳一岁三花，故得三春之名，俗转音三春为山川，此柳古称柽木，诗所谓“其柽其椐”者是也。其性大辛大温，生发最速，横枝极细，善能入络，专发虚寒白疹，若温热气血沸腾之赤疹，岂非见之如雠仇乎？夫善治温病者，原可不必出疹，即有邪郁二、三日，或三、五日，既不得汗，有不得不疹之势，亦可重者化轻，轻者化无，若一派辛温刚燥，气受其灾而移于血，岂非自造斑疹乎？再时医每于疹已发出，便称放心，不知邪热炽甚之时，正当谨慎，一有疏忽，为害不浅。再疹不忌泻，若里结须微通之，不可令大泄，致内虚下陷，法在中焦篇。

汪按　三春柳一名西河柳，又名观音柳，《图经》《别录》未载，自缪希雍《广笔记》盛推其治疹之功，而用者遂多。不知寒疹须发，温疹不须发，可用辛凉，不可用辛温也。木棉纱之类同此。疹以泻为顺，忌升提，忌辅涩，亦不宜下，以犯中下二焦。其疹痢者，当苦寒坚阴，治属中下。

清宫汤方

元参心三钱　莲子心五分　竹叶卷心二钱　连翘心二钱　犀角尖（磨冲）二钱　连心麦冬三钱

〔加减法〕热痰盛加竹沥、梨汁各五匙；咯痰不清，加瓜蒌皮一钱五分；热毒盛加金汁、人中黄；渐欲神昏，加银花三钱，荷叶二钱，石菖蒲一钱。

〔方论〕此咸寒甘苦法，清膻中之方也。谓之清宫者，以膻中为心之宫城也。俱用心者，凡心有生生不已之意，心能入心，即以清秽浊之品，便补心中生生不已之生气，救性命于微芒也。火能令人昏，水能令人清，神昏谵语，水不足而火有余，又有秽浊也。且离以坎为体，元参味若属水，补离中之虚；犀角灵异味咸，辟秽解毒，所谓灵犀一点通，善通心气，色黑补水，亦能补离中之虚，故以二物为君。（体会入微。——朱评）莲心甘苦咸，倒生根，由心走肾，能使心火下通于肾，又回环上升，能使肾水上潮于心，故以为使。连翘象心，心能退心热。竹叶心锐而中空，能通窍清心，故以为佐。麦冬之所以用心者，本经称其主心腹结气，伤中伤饱，胃脉络绝，试问去心，焉能散结气，补伤中，通伤饱，续胃脉络绝哉？盖麦冬禀少阴癸水之气，一本横生，根颗连络，有十二枚者，有十四、五枚者，所以然之故，手足三阳三阴之络，共有十二，加任之尾翳，督之长强，共十四，又加脾之大络，共十五，此物性合人身自然之妙也，惟圣人能体物象，察物情，用麦冬以通续络脉。命名与天冬并称门冬者，冬主闭藏，门主开转，谓其有开合之功能也。其妙处全在一心之用，从古并未有去心之明文，张隐庵谓不知始自何人，相沿已久而不可改，瑭遍考始知自陶宏景始也，盖陶氏惑于诸心人心，能令人烦之一语，不知麦冬无毒，载在上品，久服身轻，安能令人烦哉！如参、术、芪、草，以及诸仁诸子，莫不有心，亦皆能令人烦而悉去之哉？陶氏之去麦冬心，智者千虑之失也。此方独取其心，以散心中秽浊之结气，故以之为臣。

安宫牛黄丸方

牛黄一两　郁金一两　犀角一两　黄连一两　朱砂一两　梅片二钱五分　麝香二钱五分　真珠五钱　山栀一两　雄黄一两　金箔衣　黄芩一两

上为极细末，炼老蜜为丸，每丸一钱，金箔为衣，蜡护。脉虚者人参汤下，脉实者银花、薄荷汤下，每服一丸。兼治飞尸卒厥，五痫中恶，大人小儿痉厥之因于热者。大人病重体实者，日再服，甚至日三服；小儿服半丸，不知再服半丸。

〔方论〕此芳香化秽浊而利诸窍，咸寒保肾水而安心体，苦寒通火腑而泻心用之方也（体用字著眼。——朱评）。牛黄得日月之精，通心主之神。犀角主治百毒，邪鬼瘴气。真珠得太阴之精，而通神明，合犀角补水救火。郁金草之香，梅片木之香（按冰片，洋外老杉木浸成，近世以樟脑打成伪之，樟脑发水中之火，为害甚大，断不可用），雄黄石之香，麝香乃精血之香，合四香以为用，使闭固之邪热温毒深在厥阴之分者，一齐从内透出，而邪秽自消，神明可复也。黄连泻心火，栀子泻心与三焦之火，黄芩泻胆、肺之火，使邪火随诸香一齐俱散也。朱砂补心体，泻心用，合金箔坠痰而镇固，再合真珠、犀角为督战之主帅也。

紫雪丹方（从《本事方》去黄金）

滑石一斤　石膏一斤　寒水石一斤　磁石水煮二斤　捣煎去渣

入后药

羚羊角五两　木香五两　犀角五两　沉香五两　丁香一两　升麻一斤　元参一斤　炙甘草半斤

以上八味，并捣锉，入前药汁中煎，去渣入后药。

朴硝、硝石各二斤，提净，入前药汁中，微火煎，不住手将柳木搅，候汁欲凝，再加入后二味。

辰砂（研细）三两　麝香（研细）一两二钱　入煎药拌匀。合成退火气，冷水调服一、二钱。

〔方论〕诸石利水火而通下窍。磁石、元参补肝肾之阴，而上济君火。犀角、羚羊泻心、胆之火。甘草和诸药而败毒，且缓肝急。诸药皆降，独用一味升麻，益欲降先升也。诸香化秽浊，或开上窍，或开下窍，使神明不致坐困于浊邪而终不克复其明也。丹砂色赤，补心而通心火，内含汞而补心体，为坐镇之用。诸药用气，硝独用质者，以其水卤结成，性峻而易消，泻火而散结也。

局方至宝丹方

犀角（镑）一两　朱砂（飞）一两　琥珀（研）一两　玳瑁（镑）一两　牛黄五钱　麝香五钱

以安息重汤炖化，和诸药为丸一百丸，蜡护。

〔方论〕此方会萃各种灵异，皆能补心体，通心用，除邪秽，解热结，共成拨乱反正之功。大抵安宫牛黄丸最凉，紫雪次之，至宝又次之，主治略同，而各有所长，临用对证斟酌可也。

〔析评〕条文指出太阴温病因误治而形成发斑和疹，病势严重又出现神昏谵语。因病机不同，故治法相异。

疹即色红点小，高出皮肤，发于太阴血络，治宜透络凉血清热解毒，用银翘散去豆豉加生地、丹皮、大青叶倍元参主之。斑即点大色红成片，不高出皮肤，发于阳明肌肉，治宜清胃解毒，方用化斑汤。以“神昏谵语”为主症者，鞠通提示可用清宫汤、安宫牛黄丸、紫雪丹、局方至宝丹治之，一症点四方。

笔者认为临床上用当有别，清宫汤即清心也，用于阴伤热陷心包，神昏时有沾语者，谓“发热神糊清宫汤”；安宫牛黄丸用于热陷心包，神昏谵语，痰热俱盛者，谓“神昏谵语牛黄丸”；紫雪丹（散）用于神昏谵语，抽搐痉厥，热重风重者，谓“乒乒乓乓紫雪丹”；至宝丹用于神昏不语，痰闭心窍，痰重于热者，谓“不声不响至宝丹”。对升、柴辛温升散之味，能升阳助热，伤阴耗液，故列入温病的禁用范围，亦理在其中，但也不尽然。参考《阎氏小儿方论》解肌透疹的升麻葛根汤和缪氏《先醒斋医学广笔记》透疹解表清泄肺胃的“竹叶柳蒡汤”等，便可得知。

注：方名非缪希雍自己冠名，系后人揣其意而加今名，已沿用成习。

十七、邪入心包，舌蹇肢厥，牛黄丸主之，紫雪丹亦主之。

厥者，尽也。阴阳极造其偏，皆能致厥。伤寒之厥，足厥阴病也。温热之厥，手厥阴病也。（著眼。——朱评）舌卷囊缩，虽同系厥阴现证，要之舌属手，囊属足也。盖舌为心窍，包络代心用事，肾囊前后，皆肝经所过，断不可以阴阳二厥混而为一，若陶节庵所云“冷过肘膝，便为阴寒”，恣用大热。再热厥之中亦有三等：有邪在络居多，而阳明证少者，则从芳香，本条所云是也；有邪搏阳明，阳明太实，上冲心包，神迷肢厥，甚至通体皆厥，当从下法，本论载入中焦篇；有日久邪杀阴亏而厥者，则从育阴潜阳法，本论载入下焦篇。

牛黄丸、紫雪丹方（并见前）

〔析评〕舌为心之窍，热入心包，心包代心受邪，热深邪重故舌蹇。

“厥”，当特别注意。厥有“真寒假热”、“真热假寒”之别，此属热厥无疑，故当用清心开窍治之，此辨之要也。

十八、温毒咽痛喉肿，耳前耳后肿，颊肿，面正赤，或喉不痛，但外肿，甚则耳聋，俗名大头温、虾蟆温者，普济消毒饮去柴胡、升麻主之，初起一二日，再去芩，连，三四日加之佳。

温毒者，秽浊也。凡地气之秽，未有不因少阳之气而自能上升者，春夏地气发泄，故多有是证；秋冬地气，间有不藏之时，亦或有是证；人身之少阴素虚，不能上济少阳，少阳升腾莫制，亦多成是证；小儿纯阳火多，阴未充长，亦多有是证。咽痛者，经谓“一阴一阳结，谓之喉痹”。盖少阴少阳之脉，皆循喉咙，少阴主君火，少阳主相火，相济为灾也。耳前耳后颊前肿者，皆少阳经脉所过之地，颊车不独为阳明经穴也。面赤者，火色也。甚则耳聋者，两少阳之脉，皆入耳中，火有余则清窍闭也。治法总不能出李东垣普济消毒饮之外。其方之妙，妙在以凉膈散为主，而加化清气之马勃、僵蚕、银花，得轻可去实之妙；再加元参、牛蒡、板蓝根，败毒而利肺气，补肾水以上济邪火；去柴胡、升麻者，以升腾飞越太过之病，不当再用升也，说者谓其引经，亦甚愚矣！凡药不能直至本经者，方用引经药作引，此方皆系轻药，总走上焦，开天气，肃肺气，岂须用升、柴直升经气耶？去黄芩、黄连者，芩连里药也，病初起未至中焦，不得先用里药，故犯中焦也。

普济消毒饮去升麻柴胡黄芩黄连方

连翘一两　薄荷三钱　马勃四钱　牛蒡子六钱　芥穗三钱　僵蚕五钱　元参一两　银花一两　板蓝根五钱　苦梗一两　甘草五钱

上共为粗末，每服六钱，重者八钱。鲜苇根汤煎，去渣服，约二时一服，重者一时许一服。

〔析评〕考少阴少阳经脉上循喉咙，少阳经直过耳前、耳后及颊部。温毒之邪循经上炎，热毒壅滞，故是证蜂起，依据形象而命名为大头瘟、蛤蟆瘟。鞠通用普济消毒饮去柴胡、升麻、黄芩、黄连治之。而达清热解毒，散邪消肿之功。临床上若见发热，体温在39℃左右者，柴胡、黄芩不去，柴胡重用，则退热效果颇佳。

十九、温毒外肿，水仙膏主之，并主一切痈疮。（此治温毒第一捷径法门也。——朱评）

按水仙花得金水之精，隆冬开花，味苦微辛，寒滑无毒，苦能升火败毒，辛能散邪热之结，寒能胜热，滑能利痰，其妙用全在汁之胶粘，能拔毒外出，使毒邪不致深入脏腑伤人也。

水仙膏方

水仙花根，不拘多少，剥去老赤皮与根须，入石臼捣如膏，敷肿处，中留一孔出热气，干则易之，以肌肤上生黍米大小黄疮为度。

〔析评〕水仙膏外用简便，有清热解毒、消肿止痛功效。凡痈疮未化脓者宜。

二十、温毒敷水仙膏后，皮间有小黄疮如黍米者，不可再敷水仙膏；过敷则痛甚而烂，三黄二香散主之。

三黄取其峻泻诸火，而不烂皮肤，二香透络中余热而定痛。

三黄二香散方（苦辛芳香法）

黄连一两　黄柏一两　生大黄一两　乳香五钱　没药五钱

上为极细末，初用细茶汁调敷，干则易之，继则用香油调敷。

〔析评〕三黄二香散泻火解毒，消肿定痛，活血生肌。对痈疮已化脓者尤宜。

二一、温毒神昏谵语者，先与安宫牛黄丸、紫雪丹之属，继以清宫汤。

安宫牛黄丸　紫雪丹　清宫汤（方法并见前）

〔析评〕可与卷一上焦篇十六条互参。

暑温

二二、形似伤寒，但右脉洪大而数，左脉反小于右，口渴甚，面赤，汗大出者，名曰暑温，在手太阴，白虎汤主之；脉芤甚者，白虎加人参汤主之。

此标暑温之大纲也。按温者热之渐，热者温之极也。温盛为热，木生火也。热极湿动，火生土也。上热下湿，人居其中而暑成矣。若纯然不兼湿者，仍归前条温热例，不得混入暑也。（著眼。——朱评）形似伤寒者，谓头痛、身痛、发热恶寒也。水火极不同性，各造其偏之极，反相同也。故经谓水极而似火也，火极而似水也。伤寒，伤于水气之寒，故先恶寒而后发热，寒郁人身卫阳之气而为热也，故仲景《伤寒论》中，有已发热或未发之文。若伤暑则先发热，热极而后恶寒，善火盛必克金，肺性本寒，而复恶寒也。然则伤暑之发热恶寒虽与伤寒相似，其所以然之故实不同也，学者诚能究心于此，思过半矣。脉洪大而数，甚则芤，对伤寒之脉浮紧而言也。独见于右手者，对伤寒之左脉大而言也，右手主上焦气分，且火克金也，暑从上而下，不比伤寒从下而上，左手主下焦血分也，故伤暑之左脉反小于右。口渴甚面赤者，对伤寒太阳证面不赤，口不渴而言也；火烁津液，故口渴，火甚未有不烦者，面赤者，烦也，烦字从火后页，谓火现于面也。汗大出者，对伤寒汗不出而言也。（伤寒伤暑，或症或脉，此篇辨之详矣。学者亦宜留意，无致临症他歧。——朱评）首白虎例者，盖白虎乃秋金之气，所以退烦暑，白虎为暑温之正例也，其源出自《金匮》，守先圣之成法也。（不知守先圣成法者，不可与读此书。——朱评）

白虎汤、白虎加人参汤方（并见前）

〔析评〕感受暑热之气而发病者，称暑温。暑为阳邪，重伤上焦气分，急当清热保津，故用白虎汤。脉芤示气阴耗伤太过，益气养阴，亦属当务之急，人参可用，西洋参为佳。

白虎汤、白虎加人参汤见卷一之十、八条。

二三、《金匮》谓太阳中暍，发热恶寒，身重而疼痛，其脉弦细芤迟，小便已，洒然毛耸，手足逆冷，小有劳，身即热，口开前板齿燥，若发其汗，则恶寒甚，加温针，则发热甚，数下，则淋甚，可与东垣清暑益气汤。

张石顽注，谓太阳中暍，发热恶寒，身重而疼痛，此因暑而伤风露之邪，手太阳标证也。手太阳小肠属火，上应心包，二经皆能制金烁肺，肺受火刑，所以发热恶寒似足太阳证。其脉或见弦细，或见芤迟，小便已，洒然毛耸，此热伤肺胃之气，阳明本证也。（愚按：小便已，洒然毛耸，似乎非阳明证，乃足太阳膀胱证也。盖膀胱主水，火邪太甚而制金，则寒水来为金母复仇也。所谓五行之极，反兼胜己之化）发汗则恶寒甚者，气虚重夺（当作伤）其津（当作阳）也。温针则发热甚者，重伤经中之液，转助时火，肆虐于外也。数下之则淋甚者，劫其在里之阴，热势乘机内陷也。此段经文，本无方治，东垣特立清暑益气汤，足补仲景之未逮。愚按：此言太过。仲景当日，必有不可立方之故，或曾立方而后世脱简，皆未可知，岂东垣能立而仲景反不能立乎？但细按此证，恰可与清暑益气汤，曰可者，仅可而有所未尽之词，尚望遇是证者，临时斟酌尽善。至沈目南《金匮要略注》，谓当用辛凉甘寒，实于此证不合。盖身重疼痛，证兼寒湿也。即目南自注，谓发热恶寒身重疼痛，其脉弦细芤迟，内暑而兼阴湿之变也。岂有阴湿而用甘寒柔以济柔之理？既曰阴湿，岂辛凉所能胜任！不待辩而自明。

清暑益气汤方（辛甘化阳酸甘化阴复法）

黄芪一钱　黄柏一钱　麦冬二钱　青皮一钱　白术一钱五分

升麻三分　当归七分　炙草一钱　神曲一钱　人参一钱　泽泻一钱　五味子八分　陈皮一钱　苍术一钱五分　葛根三分　生姜二片　大枣二枚

水五杯，煮取二杯，渣再煎一杯，分温三服。虚者得宜，实者禁用；汗不出而但热者禁用。

〔析评〕中暍，即夏季伤暑。暑为阳邪，伤气伤阴，治当清暑益气益阴为法。若误治，如发汗、温针等则变生他端，用李东垣清暑益气汤（《脾胃论》）清暑生津，益脾气而养阳，气阴双顾尤注重其阳，对于原本气虚而夏伤暑湿者尤为适合。故鞠通用"可与"二字冠上。若纯属暑热耗津，更可与王孟英之清暑益气汤（《温热经纬》）清暑益气，养阴生津为好。

二四、手太阴暑温，如上条证，但汗不出者，新加香藿饮主之。

证如上条，指形似伤寒，右脉洪大，左手反小，面赤口渴而言。但以汗不能自出，表实为异，故用香薷饮发暑邪之表也。按香薷辛温芳香，能由肺之经而达其络，鲜扁豆花，凡花皆散，取其芳香而散，且保肺液，以花易豆者，恶其呆滞也，夏日所生之物，多能解暑，惟扁豆花为最，如无花时，用鲜扁豆皮，若再无此，用生扁豆皮。厚朴苦温，能泄食满，厚朴皮也，虽走中焦，究竟肺主皮毛，以皮从皮，不为治上犯中，若黄连甘草，纯然里药，暑病初起，且不必用，恐引邪深入，故易以连翘、银花，取其辛凉达肺经之表，纯从外走，不必走中也。

温病最忌辛温，暑病不忌者，以暑必兼湿，湿为阴邪，非温不解（分别极明晰。——朱评），故此方香薷、厚朴用辛温，而余则佐以辛凉云。下文湿温论中，不惟不忌辛温，且用辛热也。

新加香薷饮方（辛温复辛凉法）

香薷二钱　银花三钱　鲜扁豆花三钱　厚朴二钱　连翘二钱

水五杯，煮取二杯。先取一杯，得汗止后服；不汗再服；服尽不汗，再作服。

〔析评〕证如上条，但汗不出，多系夏日因热贪凉，腠理闭，故汗不出，是方解表清暑与机合拍。有云："香薷乃夏天之麻黄"，此喻香薷辛温芳香，疏表清暑，能令邪微汗而解，喻之恰当。

二五、手太阴暑温，服香薷饮，微得汗，不可再服香薷饮重伤其表，暑必伤气，最令表虚，虽有余证，知在何经，以法治之。

按伤寒非汗不解，最喜发汗；伤风亦非汗不解，最忌发汗，只宜解肌，此麻桂之异其治，即异其法也。（如疱丁解牛，奏刀砉然。——朱评）温病亦喜汗解，最忌发汗，只许辛凉解肌，辛温又不可用，妙在导邪外出，俾营卫气血调和，自然得汗，不必强责其汗也。若暑温、湿温则又不然，暑非汗不解，可用香薷发之，发汗之后，大汗不止，仍归白虎法，固不比伤寒伤风之漏汗不止，而必欲桂附护阳实表，亦不可屡虚其表，致令厥脱也，观古人暑门有生脉散法，其义自见。

〔析评〕《素问·宣明五气论篇》云："心为汗。"汗液大泄，必耗正气，汗出微微，中病即止，太过则易生它端。鞠通指出"不可再服"，否则"重伤其表"。鞠通所嘱，乃金石良言，非常符合临床实际。暑邪最易伤气，若过用发汗药，汗出表虚，易引起亡阳厥脱之变。所以暑病发汗，当慎之又慎。虽有其他兼证，也应根据邪在何经，辨证施治，方不致误。

二六、手太阴暑温，或已经发汗，或未发汗，而汗不止，烦渴而喘，脉洪大有力者，白虎汤主之；脉洪大而芤者，白虎加人参汤主之；身重者，湿也，白虎加苍术汤主之；汗多脉散大，喘喝欲脱者，生脉散主之。

此条与上文少异者，只已经发汗一句。

白虎加苍术汤方

即于白虎汤内加苍术三钱。

汗多而脉散大，其为阳气发泄太甚，内虚不司留恋可知。生脉散酸甘化阴，守阴所以留阳，阳留，汗自止也。以人参为君，所以补肺中元气也。

生脉散方（酸甘化阴法）

人参三钱　麦冬（不去心）二钱　五味子一钱

水三杯，煮取八分二杯，分二次服，渣再煎服，脉不敛，再作服，以脉敛为度。

〔析评〕白虎正法、变法前多条述及，此条提出且随证变而辨到手太阴暑湿用生脉散者，皆寓方随证变，法在方中之理，凡此医者皆当细辨，因证择方。

二七、手太阴暑温，发汗后，暑证悉减，但头微胀，目不了了，余邪不解者，清络饮主之，邪不解而入中下焦者，以中下法治之。

既曰余邪，不可用重剂明矣，只以芳香轻药清肺络中余邪足矣。倘病深而入中下焦，又不可以浅药治深病也。

清络饮方（辛凉芳香法）

鲜荷叶边二钱　鲜银花二钱　西瓜翠衣二钱　鲜扁豆花一枝　丝瓜皮二钱　鲜竹叶心二钱

水二杯，煮取一杯，日二服。凡暑伤肺经气分之轻证皆可用之。

〔析评〕清络饮芳香轻清之剂，凡暑温余邪未清或伤暑较轻者皆可用之。此鞠通"治上焦如羽（非轻不举）"治则之应用也，若邪入中下焦者，又当从"治中焦如衡（非平不安）"和"治下焦如权（非重不沉）"法则中择方选药为是。

二八、手太阴暑温，但咳无痰，咳声清高者，清络饮加甘草、桔梗、甜杏仁、麦冬、知母主之。

咳而无痰，不嗽可知，咳声清高，金音清亮，久咳则哑，偏于火而不兼湿也。即用清络饮，清肺络中无形之热加甘、桔开提，甜杏仁利肺而不伤气，麦冬、知母保肺阴而制火也。

清络饮加甘桔甜杏仁麦冬汤方

即于清络饮内，加甘草一钱，桔梗二钱，甜杏仁二钱，麦冬三钱。

〔析评〕条中“但咳无痰，咳声清高”八字，点破咳因火邪烁金，肺失肃降，治宜以润达降，则热清咳止，选方遣药确到好处。

二九、两太阴暑温，咳而且嗽，咳声重浊，痰多不甚渴，渴不多饮者，小半夏加茯苓汤再加厚朴、杏仁主之。

既咳且嗽，痰涎复多，咳声重浊，重浊者土音也，其兼足太阴湿土可知。不甚渴，渴不多饮，则其中之有水可知，此暑温而兼水饮者也。故以小半夏加茯苓汤，蠲饮和中；再加厚朴、杏仁，利肺泻湿，预夺其喘满之路；水用甘澜，取其走而不守也。

此条应入湿温，却列入此处者，以与上条为对待之文，可以互证也。

小半夏加茯苓汤再加厚朴杏仁方（辛温淡法）

半夏八钱　茯苓块六钱　厚朴三钱　生姜五钱　杏仁三钱

甘澜水八杯，煮取三杯，温服，日三。

〔析评〕此咳嗽痰多，咳在手太阴，痰源于足太阴，咳声重浊，无疑痰湿为重。温病大家跳出“暑温”范围，用小半夏加味，因证施治，灵活运用，符合临床实际。

三十、脉虚夜寐不安，烦渴舌赤，时有谵语，目常开不闭，或喜闭不开，暑入手厥阴也。手厥阴暑温，清营汤主之；舌白滑者，不可与也。

夜寐不安，心神虚而阳不得入于阴也。烦渴舌赤，心用恣而心体亏也。时有谵语，神明欲乱也。目常开不闭，目为火户，火性急，常欲开以泄其其火，且阳不下交于阴也；或喜闭不喜开者，阴为亢阳所损，阴损则恶见阳光也。故以清营汤急清宫中之热，而保离中之虚也。若舌白滑，不惟热重，湿亦重矣，湿重忌柔润药，当于湿温例中求之，故曰不可与清营汤也。

清营汤方（咸寒苦甘法）

犀角三钱　生地五钱　元参三钱　竹叶心一钱　麦冬三钱　丹参二钱　黄连一钱五分　银花三钱　连翘（连心用）二钱

水八杯，煮取三杯，日三服。

〔析评〕此暑邪陷入心包，舌赤为证。心营相连，用清营汤的对。若舌苔白滑而腻，是病在气分，热邪被湿困阻，治当苦温化湿为是，咸寒清热药，对湿邪有碍，故清营汤不可用也。

三一、手厥阴暑温，身热不恶寒，清神不了了，时时谵语者，安宫牛黄丸主之，紫雪丹亦主之。

身热不恶寒，已无手太阴证，神气欲昏，而又时时谵语，不比上条时有谵语，谨防内闭，故以芳香开窍、苦寒清热为急。

安宫牛黄丸　紫雪丹（方义并见前）

〔析评〕与卷一上焦篇十六条互参。

三二、暑温寒热，舌白不渴，吐血者，名曰暑瘵，为难治，清络饮加杏仁、薏仁、滑石汤主之。

寒热，热伤于表也；舌白不渴，湿伤于里也；皆在气分，而又吐血，是表里气血俱病，岂非暑瘵重证乎？此证纯清即碍虚，纯补则碍邪，故以清络饮清血络中之热，而不犯手；加杏仁利气，气为血帅故也；薏仁、滑石，利在里之湿；冀邪退气宁而血可止也。

清络饮加杏仁薏仁滑石汤方

即于清络饮内加杏仁二钱，滑石末三钱，薏仁三钱，服法如前。

〔析评〕暑瘵难治，难在肺络出血，阴分已伤，舌白不渴，暑又兼湿，治用清肺宁络，助其湿；香燥祛湿，助其热。两皆有弊，故曰难治。两弊取其小，吴氏巧用轻清肺络，淡渗利湿合为一炉，使之邪退气宁，则血止病愈，妙哉！

三三、小儿暑温，身热，卒然痉厥，名曰暑痫，清营汤主之，亦可少与紫雪丹。

小儿之阴，更虚于大人，况暑月乎！一得暑温，不移时有过卫入营者，盖小儿之脏腑薄也。（脏腑薄则传变速也。——朱评）血络受火邪逼迫，火极而内风生，俗名急惊，混与发散消导，死不旋踵，惟以清营汤清营分之热而保津液，使液充阳和，自然汗出而解，断断不可发汗也。（上紧关头，故丁宁重申。——朱评）可少与紫雪者，清包络之热而开内窍也。

［析评］不拘何病，有是证选是方。暑痫亦然。

与卷一上焦篇十六、三十一条互参。

三四、大人暑痫，亦同上法。热初入营，肝风内动，手足瘛疭，可于清营汤中，加勾藤、丹皮、羚羊角。

［析评］热初入营，引动肝风，用清营汤清营中之热，用钩藤、丹皮、羚羊角凉肝熄风，诸药配伍，切中病机。

伏暑

（按暑温伏暑，名虽异而病实同，治法须前后互参，故中下焦不另立一门）

三五、暑兼湿热，偏于暑之热者为暑温，多手太阴证而宜清；偏于暑之湿者为湿温，多足太阴证而宜温；湿热平等者两解之。各宜分晓，不可混也。

此承上起下之文。按暑温、湿温，古来方法最多精妙，不比前条温病毫无尺度，本论原可不必再议，特以《内经》有先夏至为病温、后夏至为病暑之明文，是暑与温，流虽异而源则同，不得言温而遗暑，言暑而遗湿。又以历代名家，悉有蒙混之弊，盖夏日三气杂感，本难条分缕析。惟叶氏心灵手巧，精思过人，案中治法，丝丝入扣，可谓汇众善以为长者，惜时人不能知其一二；然其法散见于案中，章程未定，浅学者读之，有望洋之叹，无怪乎后人之无阶而升也。故本论摭拾其大概，粗定规模，俾学者有路可寻，精妙甚多，不及备录，学者仍当参考名家，细绎叶案，而后可以深造。

再按：张洁古云："静而得之为中暑，动而得之为中热；中暑者阴证，中热者阳证。"呜呼！洁古笔下如是不了了，后人奉以为规矩准绳，此医道之所以难言也。试思中暑，竟无动而得之者乎？中热，竟无静而得之者乎？似难以动静二字分暑热。又云"中暑者阴证"，暑字从日，日岂阴物乎？暑中有火，火岂阴邪乎？暑中有阴耳，湿是也，非纯阴邪也。"中热者阳证"，斯语诚然，要知热中亦兼秽浊，秽浊亦阴类也，是中热非纯无阴也。盖洁古所指之中暑，即本论后文之湿温也；其所指之中热，即本论前条之温热也。张景岳又细分阴暑、阳暑：所谓阴暑者，即暑之偏于湿，而成足太阴之里证也；阳暑者，即暑之偏于热，而成手太阴之表证也。学者非目无全牛，不能批隙中窾。宋元以来之名医，多自以为是，而不求之自然之法象，无怪乎道之常不明，而时人之随手杀人也，可胜慨哉！

〔汪按〕偏湿偏热，伤手伤足，挈领提纲，可谓不易之论，学者从此认清，自不患动手便错矣。又按：洁古所谓动者，指奔走劳役之人，触冒天地之热气而病者也；所谓静者，指富贵安逸之人，纳凉于高堂大厦以避热而中湿者也。然动者亦有时中湿，静者亦有时中热，未可拘执。静者一种内，又有乘凉饮冷，无湿气而但中寒气，应用桂枝、大顺，甚则理中、四逆者，此即夏月伤寒，当一一条分缕析也。至景岳于六气治法，全未入门，无足置论。

〔析评〕语为暑温、湿温划线。指出尚有湿重、热重、湿热并重之分，不可混淆。

三六、长夏受暑，过夏而发者，名曰伏暑。霜未降而发者少轻，霜既降而发者则重，冬日发者尤重，子、午、丑、未之年为多也。

长夏盛暑，气壮者不受也；稍弱者但头晕片刻，或半日而已；次则即病；其不即病而内舍于骨髓，外舍于分肉之间者，气虚者也。盖气虚不能传送暑邪外出，必待秋凉金气相搏而后出也，金气本所以退烦暑，金欲退之，而暑无所藏，故伏暑病发也。其有气虚甚者，虽金风亦不能击之使出，必待深秋大凉初冬微寒相逼而出，故尤为重也。子、午、丑、未之年为独多者，子、午君火司天，暑本于火也；丑、未湿土司天，暑得湿则留也。

〔析评〕为伏暑正名。即大暑以后十八天为长夏，是热盛湿动时期，如感受暑邪，当时未发病，过了夏季而发病的，称为伏暑。根据体质和运气学说推论有轻、重、尤重之分。又指出子午少阴君火司天之年和丑未太阴湿土司天之年，暑火同气相求，暑湿留滞相蒸，故比其他年分发病多些，以此引人注意，指出时令也是温热病的发病原因之一。所以中医治病有因病、因证、因人、因时治宜之说，就是这个道理。

三七、头痛微恶寒，面赤烦渴，舌白，脉濡而数者，虽在冬月，犹为太阴伏暑也。

头痛恶寒，与伤寒无异；面赤烦渴，则非伤寒矣，然犹似伤寒阳明证；若脉濡而数，则断断非伤寒矣。（分明。——朱评）盖寒脉紧，风脉缓，暑脉弱，濡则弱之象，弱即濡之体也。（此作者金针度人处。——朱评）濡即离中虚，火之象也；紧即坎中满，水之象也。火之性热，水之性寒，象各不同，性则迥异，何世人悉以伏暑作伤寒治，而用足六经羌、葛、柴、芩每每杀人哉！象各不同，性则迥异，故曰虽在冬月，定其非伤寒而为伏暑也。冬月犹为伏暑，秋日可知。伏暑之与伤寒，犹男女之别，一则外实中虚，一则外虚中实，岂可混哉！

〔析评〕参阅上伏暑条。

三八、太阴伏暑，舌白口渴，无汗者，银翘散去牛蒡、元参加杏仁、滑石主之。

此邪在气分而表实之证也。

〔析评〕太阴伏暑兼湿治用辛凉退热加开肺渗湿之味，条文中未言发热，实则发热，用银翘散可知。因发热是一般热性病的通候，无容怀疑，以下诸条皆同。

三九、太阴伏暑，舌赤口渴，无汗者，银翘散加生地、丹皮、赤芍、麦冬主之。

此邪在血分而表实之证也。

〔析评〕针对口渴无汗，加麦冬、生地等养阴以培汗源；用赤芍、丹皮等凉血清热。是方加减是鞠通治温病，处处注意养阴护津学说思想的具体体现，反应了临床实际。

四十、太阴伏暑，舌白口渴，有汗，或大汗不止者，银翘散去牛蒡子、元参、芥穗，加杏仁、石膏、黄芩主之；脉洪大，渴甚汗多者，仍用白虎法；脉虚大而芤者，仍用人参白虎法。

此邪在气分而表虚之证也。

〔析评〕太阴伏暑，辛凉平剂、重剂，随证加减，灵活变通，切贴病机。可与卷一上焦篇七、八条互参。

四一、太阴伏暑，舌赤口渴汗多，加减生脉散主之。

此邪在血分而表虚之证也。

银翘散去牛蒡子元参加杏仁滑石方

即于银翘散内，去牛蒡子、元参，加杏仁六钱，飞滑石一两。服如银翘散法。胸闷加郁金四钱、香豉四钱；呕而痰多，加半夏六钱，茯苓六钱；小便短，加薏仁八钱，白通草四钱。

银翘散加生地丹皮赤芍麦冬方

即于银翘散内，加生地六钱，丹皮四钱，赤芍四钱，麦冬六钱。服法如前。

银翘散去牛蒡子元参芥穗加杏仁石膏黄芩方

即于银翘散内，去牛蒡子、元参、芥穗，加杏仁六钱，生石膏一两，黄芩五钱。服法如前。

白虎法、白虎加人参法（俱见前）

加减生脉散方（酸甘化阴）

沙参三钱　麦冬二钱　五味子一钱　丹皮二钱　细生地三钱

水五杯，煮二杯，分温再服。

〔析评〕舌赤，邪热入血，当清热凉血；口渴汗多，津液耗伤，当养阴生津。鞠通审证求因，审因论治，法在方中，丝丝入扣。

四二、伏暑、暑温、湿温，证本一源，前后互参，不可偏执。

〔析评〕条文指出伏暑、暑温、湿温“异病同治”之理。但应注意其变，前后互参，根据湿重、热重分别治疗，方不致误。

湿温　寒湿

四三、头痛恶寒，身重疼痛，舌白不渴，脉弦细而濡，面色淡黄，胸闷不饥，午后身热，状若阴虚，病难速已，名曰湿温。汗之则神昏耳聋，甚则目瞑不欲言，下之则洞泄，润之则病深不解，长夏深秋冬日同法，三仁汤主之。

头痛恶寒，身重疼痛，有似伤寒，脉弦濡，则非伤寒矣。（分明。——朱评）舌白不渴，面色淡黄，则非伤暑之偏于火者矣。胸闷不饥，湿闭清阳道路也。午后身热，状若阴虚者，湿为阴邪，阴邪自旺于阴分，故与阴虚同一午后身热也。（此条人多误认阴虚，当知此理。——朱评）湿为阴邪，自长夏而来，其来有渐，且其性氤氲黏腻，非若寒邪之一汗而解，温热之一凉则退，故难速已。世医不知其为湿温，见其头痛恶寒身重疼痛也，以为伤寒而汗之，汗伤心阳，湿随辛温发表之药蒸腾上逆，内蒙心窍则神昏，上蒙清窍则耳聋目瞑不言。见其中满不饥，以为停滞而大下之，误下伤阴，而重抑脾阳之升，脾气转陷，湿邪乘势内溃，故洞泄。见其午后身热，以为阴虚而用柔药润之，湿为胶滞阴邪，再加柔润阴药，二阴相合，同气相求，遂有锢结而不可解之势。惟以三仁汤轻开上焦肺气，盖肺主一身之气，气化则湿亦化也。（至理。解此二语，则于湿温病思过半矣。——朱评）湿气弥漫，本无形质，以重浊滋味之药治之，愈治愈坏。伏暑湿温，吾乡俗名秋呆子，悉以陶氏《六书》法治之，不知从何处学来，医者呆，反名病呆，不亦诬乎！再按：湿温较诸温，病势虽缓而实重，上焦最少，病势不甚显张，中焦病最多，详见中焦篇，以湿为阴邪故也，当于中焦求之。

三仁汤方

杏仁五钱　飞滑石六钱　白通草二钱　白蔻仁二钱　竹叶二钱　厚朴二钱　生薏仁六钱　半夏五钱

甘澜水八碗，煮取三碗，每服一碗，日三服。

［析评］文述湿温的主证主脉，提出用三仁汤轻开上焦肺气，肺主一身之气，气化则湿化，用朴、藿芳香化湿运脾；杏、夏苦辛宣肺和胃；苡、滑、通淡渗除湿，合为轻可去实之剂，用治湿温初起。忌汗、下、润。发汗过多，耗伤心阳，湿邪随表药蒸腾上升，内蒙心窍，就会出现神志昏迷等症状；攻下则耗伤阴液，有碍脾阳升发而致泄泻；若误认为阴虚潮热而用滋阴柔润，则阴得阴盛，同气相应，加重病情，痼疾难解。但据临床实际，有是证用是药，亦可常法中稍佐变法，掌握“辨”字灵活运用，切勿拘泥。

四四、湿温邪入心包，神昏肢逆，清宫汤去莲心、麦冬，加银花、赤小豆皮，煎送至宝丹，或紫雪丹亦可。

湿温著于经络，多身痛身热之候，医者误以为伤寒而汗之，遂成是证。仲景谓湿家忌发汗，发汗则病痉。湿热相搏，循经入络，故以清宫汤清包中之热邪，加银花、赤豆以清湿中之热，而又能直入手厥阴也。至宝丹去秽浊复神明，若无至宝，即以紫雪代之。

清宫汤去莲心麦冬加银花赤小豆皮方

犀角一钱　连翘心三钱　元参心二钱　竹叶心二钱　银花二钱　赤小豆皮三钱

至宝丹　紫雪丹方（并见前）

〔析评〕“肢逆”二字乃心阳受损，湿遏热伏，阳气不能布达四肢而逆，故四末冰冷，非真寒也。

与卷一上焦篇十六条互参。

四五、湿温喉阻咽痛，银翘马勃散主之。

肺主气，湿温者，肺气不化，郁极而一阴一阳（谓心与胆也）之火俱结也。盖金病不能平木，木反挟心火来刑肺金。喉即肺系，其闭在气分者即阻，闭在血分者即痛也，故以轻药开之。

银翘马勃散方（辛凉微苦法）

连翘一两　牛蒡子六钱　银花五钱　射干三钱　马勃二钱

上杵为散，服如银翘散法。不痛但阻甚者，加滑石六钱，桔梗五钱，苇根五钱。

〔析评〕参考卷一上焦篇十八条，此病证较轻，故用银翘马勃散，轻清开宣可也。

四六、太阴湿温，气分痹郁而哕者（俗名为呃），**宣痹汤主之。**

上焦清阳月贲郁，亦能致哕，治法故以轻宣肺痹为主。（痹证治法，备载《金匮》，学者细详之。本论专详温病，不及备论，痉痢仿

此。——朱评）

宣痹汤（苦辛通法）

枇杷叶二钱　郁金一钱五分　射干一钱　白通草一钱　香豆豉一钱五分

水五杯，煮取二杯，分二次服。

〔析评〕宣痹汤宣上焦痹也，湿邪困于上焦，清阳阻郁，肺气不宣郁而哕（呃逆），是方轻宣肺郁，肺宣湿化，哕当自止。若系中、下焦呃逆者又当别论。

四七、太阴湿温喘促者，千金苇茎汤加杏仁、滑石主之。

《金匮》谓喘在上焦，其息促。太阴湿蒸为痰，喘息不宁，故以苇茎汤轻宣肺气，加杏仁、滑石利窍而逐热饮。若寒饮喘咳者，治属饮家，不在此例。（著眼。——朱评）

千金苇茎汤加滑石杏仁汤（辛淡法）

苇茎五钱　薏苡仁五钱　桃仁二钱　冬瓜仁二钱　滑石三钱　杏仁三钱

水八杯，煮取三杯，分三次服。

〔析评〕太阴脾湿不化，酿痰上壅于手太阴肺，肺气不得宣降而喘促，治用清肺宣降，祛湿绝痰，一方加味，二法合治，非常恰合病机。

四八、《金匮》谓太阳中暍，身热疼痛而脉微弱，此以夏月伤冷水，水行皮中所致也，一物瓜蒂汤主之。

此热少湿多，阳郁致病之方法也。瓜蒂涌吐其邪，暑湿俱解，而清阳复辟矣。

一物瓜蒂汤方

瓜蒂二十个

上捣碎，以逆流水八杯，煮取三杯，先服一杯，不吐再服，吐停后服。虚者加参芦三钱。

〔析评〕中暍，即夏季伤暑证。因有发热恶寒等表证，故称太阳中暍。鞠通匠心巧运，用药一味，为中暍治疗增一法门。

与卷一上焦篇二十三条互参。

四九、寒湿伤阳，形寒脉缓，舌淡，或白滑不渴，经络拘束，桂枝姜附汤主之。

载寒湿，所以互证湿温也。按寒温伤表阳中经络之证，《金匮》论之甚详，兹不备录。独采叶案一条，以见湿寒、湿温不可混也。形寒脉缓，舌白不渴，而经络拘束，全系寒证，故以姜附温中，白术燥湿，桂枝通行表阳也。

桂枝姜附汤（苦辛热法）

桂枝六钱　干姜三钱　白术（生）三钱　熟附子三钱

水五杯，煮取二杯，渣再煮一杯服。

［析评］寒伤表阳，湿滞经络，“邪之所凑，其气必虚”。阳虚寒入，故用是方温通经脉，湿去寒散，则诸症自会次第消失。

温　疟

五十、骨节疼烦，时呕，其脉如平，但热不寒，名曰温疟，白虎加桂枝汤主之。

阴气先伤，阳气独发，故但热不寒，令人消烁肌肉，与伏暑相似，亦温病之类也。（是故入本论。——朱评）彼此实足以相混，故附于此，可以参观而并见。治以白虎加桂枝汤者，以白虎保肺清金，峻泻阳明独胜之热，使不消烁肌肉；单以桂枝一味，领邪外出，作向导之官，得热因热用之妙。（谁人能言，谁人能解此言。——朱评）经云“奇治之不治，则偶治之，偶治之不治，则求其属以衰之”是也，又谓之复方。

白虎加桂枝汤方（辛凉苦甘复辛温法）

知母六钱　生石膏一两六钱　粳米一合　桂枝木三钱　炙甘草

二钱

水八碗，煮取三碗。先服一碗，得汗为知，不知再服，知后仍服一剂，中病即已。

〔析评〕见五三条。

五一、但热不寒，或微寒多热，舌干口渴，此乃阴气先伤，阳气独发，名曰瘅疟，五汁饮主之。

仲景于瘅疟条下，谓以饮食消息之，并未出方，调如是重病而不用药，特出饮食二字，重胃气可知。阳明于脏象为阳土，于气运为燥金，病系阴伤阳独，法当救阴何疑。重胃气，法当救胃阴何疑。制阳土燥金之偏胜，配孤阳之独亢，非甘寒柔润而何！此喻氏甘寒之论，其超卓无比伦也。叶氏宗之，后世学者，咸当宗之矣。

五汁饮（方见前）

〔加减法〕此甘寒救胃阴之方也。欲清表热，则加竹叶、连翘；欲泻阳明独胜之热，而保肺之化源，则加知母；欲救阴血，则加生地、元参；欲宣肺气，则加杏仁；欲行三焦开邪出路，则加滑石。

〔析评〕见五三条。

五二、舌白渴饮，咳嗽频仍，寒从背起，伏暑所致，名曰肺疟，杏仁汤主之。

肺疟，疟之至浅者，肺疟虽云易解，稍缓则深，最忌用治疟印板俗例之小柴胡汤（吃紧。——朱评），盖肺去少阳半表半里之界尚远，不得引邪深入也，故以杏仁汤轻宣肺气，无使邪聚则愈。（仆尝以此方治人，一二剂辄效。阅此，心怦怦有动也。——朱评）

杏仁汤方（苦辛寒法）

杏仁三钱　黄芩一钱五分　连翘一钱五分　滑石三钱　桑叶一钱五分　茯苓块三钱　白蔻皮八分　梨皮二钱

水三杯，煮取二杯，日再服。

〔析评〕见五三条。

五三、热多昏狂，谵语烦渴，舌赤中黄，脉弱而数，名曰心疟，加减银翘散主之；兼秽，舌浊口气重者，安宫牛黄丸主之。

心疟者，心不受邪，受邪则死，疟邪始受在肺，逆传心包络。其受之浅者，以加减银翘散清肺与膈中之热，领邪出卫；其受之重者，邪闭心包之窍，则有闭脱之危，故以牛黄丸，清宫城而安君主也。

加减银翘散方（辛凉兼芳香法）

连翘十分　银花八分　元参五分　麦冬五分（不去心）　犀角五分　竹叶三分

共为粗末，每服五钱，煎成去渣，点荷叶汁二、三茶匙。日三服。

安宫牛黄丸方（见前）

〔析评〕五十温疟、五十一瘅疟、五十二肺疟、五十三心疟。疟，临床以寒战壮热，休作有时为特征。多发于夏秋之间。吴氏承《素问·疟论篇》以及《金匮要略·疟病》篇，将疟证分为温疟，发热不恶寒；瘅疟，高热伤津；肺疟，暑湿相搏于肺；心疟，高热神昏，心及包络受邪四种证候。治疗审证求因，审因论治，法从方中，各归其所。

秋　燥

五四、秋感燥气，右脉数大，伤手太阴气分者，桑杏汤主之。

前人有云，六气之中，惟燥不为病，似不尽然。盖以《内经》少秋感于燥一条，故有此议耳。如阳明司天之年，岂无燥金之病乎？大抵春秋二令，气候较夏冬之偏寒偏热为平和，其由于冬夏之伏气为病者多，其由于本气自病者少，其由于伏气而病者重，本气自病者轻耳。其由于本气自病之燥证，初起必在肺卫（著眼。——朱评），故以桑杏汤清气分之燥也。

桑杏汤方（辛凉法）

桑叶一钱　杏仁一钱五分　沙参二钱　象贝一钱　香豉一钱　栀皮一钱　梨皮一钱

水二杯，煮取一杯，顿服之，重者再作服（轻药不得重用，重用必过病所。再一次煮成三杯，其二三次之气味必变，药之气味俱轻故也）。

〔析评〕秋天感受当令之气，名为秋燥。临床上燥而偏热者，称温燥；燥而偏寒者，称凉燥，病皆在上焦手太阴肺。

此条为温燥之轻证，用桑杏汤辛凉清润，直达病所，择方切中病机。

五五、感燥而咳者，桑菊饮主之。

亦救肺卫之轻剂也。

桑菊饮方（见前）

〔析评〕燥邪袭肺，病初证轻，辛凉轻剂可也。

与卷一上焦篇六条互参。

五六、燥伤肺胃阴分，或热或咳者，沙参麦冬汤主之。

此条较上二条，则病深一层矣，故以甘寒救其津液。

沙参麦冬汤（甘寒法）

沙参三钱　玉竹二钱　生甘草一钱　冬桑叶一钱五分　麦冬三钱　生扁豆一钱五分　花粉一钱五分

水五杯，煮取二杯，日再服。久热久咳者，加地骨皮三钱。

〔析评〕燥邪伤及肺胃之阴，症较上两条皆重，故用甘寒生津法，取沙参麦冬汤，法从方出，以方代法。

五七、燥气化火，清窍不利者，翘荷汤主之。

清窍不利，如耳鸣目赤，龈胀咽痛之类。翘荷汤者，亦清上焦气分之燥热也。

翘荷汤（辛凉法）

薄荷一钱五分　连翘一钱五分　生甘草一钱　黑栀皮一钱五分　桔梗二钱　绿豆皮二钱

水二杯，煮取一杯，顿服之。日服二剂，甚者日三。

〔加减法〕耳鸣者，加羚羊角、苦丁茶；目赤者，加鲜菊叶、苦丁茶、夏枯草；咽痛者，加牛蒡子、黄芩。

〔析评〕清窍亦谓上窍，眼、耳、口、鼻也，清阳之气所出，和下窍相对而言。下窍者，肛门、尿道也，浊阴所出。在上燥气化火，上犯清空，故用翘荷汤清上焦气分，清气即所以降火，火去则诸如耳鸣、目赤、牙肿、咽痛等清窍不利之症可随之而消。

五八、诸气月贲郁，诸痿喘呕之因于燥者，喻氏清燥救肺汤主之。

喻氏云：诸气月贲郁之属于肺者，属于肺之燥也，而古今治气郁之方，用辛香行气，绝无一方治肺之燥者。诸痿喘呕之属于上者，亦属于肺之燥也，而古今治法以痿呕属阳明，以喘属肺，是则呕与痿属之中下，而惟喘属之上矣，所以千百方中亦无一方及于肺之燥也。即喘之属于肺者，非表即下，非行气即泻气，间有一二用润剂者，又不得其肯綮。总之，《内经》六气，脱误秋伤于燥一气，指长夏之湿为秋之燥。后人不敢更端其说，置此一气于不理，即或明知理燥，而用药夹杂，如弋获飞虫，茫无定法示人也。今拟此方，命名清燥救肺汤，大约以胃气为主，胃土为肺金之母也。其天门冬虽能保肺，然味苦而气滞，恐反伤胃阻痰，故不用也；其知母能滋肾水清肺金，亦以苦而不用；至于苦寒降火正治之药，尤在所忌，盖肺金自至于燥，所存阴气不过一线耳，倘更以苦寒下其气，伤其胃，其人尚有生理乎？诚仿此增损以救肺燥变生诸证，如沃焦救焚，不厌其频，庶克有济耳。

清燥救肺汤方（辛凉甘润法）

石膏二钱五分　甘草一钱　霜桑叶三钱　人参七分　杏仁（泥）七分　胡麻仁（炒研）一钱　阿胶八分　麦冬（不去心）二钱　枇杷叶（去净毛，炙）六分

水一碗，煮六分，频频二、三次温服。痰多加贝母、瓜蒌；血枯加生地黄；热甚加犀角、羚羊角，或加牛黄。

补秋燥胜气论

按前所序之秋燥方论，乃燥之复气也，标气也。盖燥属金而克木，木之子，少阳相火也，火气来复，故现燥热干燥之证。又《灵枢》谓：丙丁为手之两阳合明，辰巳为足之两阳合明，阳明本燥，标阳也。前人谓燥气化火，经谓燥金之下，火气承之，皆谓是也。案古方书，无秋燥之病。近代以来，惟喻氏始补燥气论，其方用甘润微寒；叶氏亦有燥气化火之论，其方用辛凉甘润；乃《素问》所谓燥化于天，热反胜之，治以辛凉，佐以苦甘法也。瑭袭前人之旧，故但叙燥证复气如前。书已告成，窃思与《素问》燥淫所胜不合，故杂说篇中，特著燥论一条，详言正化、对化、胜气、复气以补之。其于燥病胜气之现于三焦者，究未出方论，乃不全之书，心终不安。嗣得沈目南先生《医征》温热病论，内有秋燥一篇，议论通达正大，兹采而录之于后，间有偏胜不圆之处，又详辨之，并特补燥证胜气治法如左。

再按胜复之理，与正化对化，从本从标之道，近代以来，多不深求，注释之家，亦不甚考。如仲景《伤寒论》中之麻桂、姜附，治寒之胜气也，治寒之正化也，治寒之本病也。白虎、承气，治寒之复气也，治寒之对化也，治寒之标病也。余气俱可从此类推。（太阳本寒标热，对化为火，盖水胜必克火。故经载太阳司天，

心病为多。未总结之曰：病本于心，心火受病必克金。白虎，所以救金也。金受病，则坚刚牢固，滞塞不通，复气为土，土性壅塞，反来克本身之真水。承气，所以泄金与土而救水也。再经谓：寒淫所胜，以咸写之。从来注释家，不过随文释义，其所以用方之故，究未达出。本论不能遍注伤寒，偶举一端，以例其余。明者得此门径，熟玩《内经》，自可迎刃而解；能解伤寒，其于本论，自无难解者矣。由是推之，六气皆然耳）

〔汪按〕此论平正通达，发前人所未发，但其立方用药，仍不免袭前人窠臼，辛温表散与寒凉杂用，故存此论，而不用其方。

沈目南《燥病论》曰：《天元纪大论云》：天以六为节，地以五为制。盖六乃风寒暑湿燥火为节，五即木火土金水为制。然天气主外，而一气司六十日有奇；地运主内，而一运主七十二日有奇。故五运六气合行而终一岁，乃天然不易之道也。《内经》失去长夏伤于湿、秋伤于燥，所以燥证湮没，至今不明。先哲虽有言之，皆是内伤津血干枯之证，非谓外感清凉时气之燥。然燥气起于秋分以后，小雪以前，阳明燥金凉气司令。经云：阳明之胜，清发于中，左胠胁痛，溏泄，内为嗌塞，外发癞疝。大凉肃杀，华英改容，毛虫乃殃。胸中不便，嗌塞而咳。据此经文，燥令必有凉气感人，肝木受邪而为燥也。惟近代喻嘉言昂然表出，可为后世苍生之幸；奈以诸气膹郁，诸痿喘呕，咳不止而出白血死，谓之燥病，此乃伤于内者而言，诚与外感燥证不相及也。更自制清燥救肺汤，皆以滋阴清凉之品，施于火热刑金，肺气受热者宜之。若治燥病，则以凉投凉，必反增病剧。殊不知燥病属凉，谓之次寒，病与感寒同类。经以寒淫所胜，治以甘热，此但燥淫所胜，平以苦温，乃外用苦温辛温解表，与冬月寒令而用麻桂姜附，其法不同，其和中攻里则一，故不立方。盖《内经》六气，但分阴阳主治，以风热火三气属阳同治，但药有辛凉苦寒咸寒之异；湿燥寒三气属阴同治，但药有苦热苦温甘热之不同。

仲景所以立伤寒温病二论为大纲也。盖《性理大全》谓燥属次寒，奈后贤悉谓属热，大相径庭。如盛夏暑热熏蒸，则人身汗出濈濈，肌肉潮润而不燥也；冬月寒凝肃杀，而人身干槁燥冽。故深秋燥令气行，人体肺金应之，肌肤亦燥，乃火令无权，故燥属凉，前人谓热非矣。

按先生此论，可谓独具只眼，不为流俗所汩没者。其责喻氏补燥论用甘寒滋阴之品，殊失燥淫所胜，平以苦温之法，亦甚有理。但谓诸气膹郁，诸痿喘呕，咳不止出白血，尽属内伤，则于理欠圆。盖因内伤而致此证者固多，由外感余邪在络，转化转热而致此证者，亦复不少。瑭前于风温咳嗽条下，驳杏苏散，补桑菊饮，方论内极言咳久留邪致损之故，与此证同一理也。谓清燥救肺汤治燥之复气，断非治燥之胜气，喻氏自无从致辨；若谓竟与燥不相及，未免各就一边谈理。盖喻氏之清燥救肺汤，即《伤寒论》中后半截之复脉汤也，伤寒必兼母气之燥，故初用辛温甘热，继用辛凉苦寒，终用甘润，因其气化之所至而然也。至谓仲景立伤寒温病二大纲，如《素问》所云，寒暑六入，暑统风火，寒统燥湿，一切外感，皆包于内，其说尤不尽然，盖尊信仲景太过而失之矣。若然，则仲景之书，当名六气论，或外感论矣，何以独名伤寒论哉！盖仲景当日著书，原为伤寒而设，并未遍著外感，其论温、论暑、论湿，偶一及之也。即先生亦补《医征》温热病论，若系全书，何容又补哉！瑭非好辨，恐后学眉目不清，尊信前辈太过，反将一切外感，总混入《伤寒论》中，此近代以来之大弊，祸未消灭，尚敢如此立论哉！

〔汪案〕谓善读仲景之书，不独可以治伤寒，并可以治六气，则是；谓仲景之书已包六气在内，则非。

〔析评〕参合《内经》病机十九条，若属燥气伤及肺阴胃津者，皆当甘寒滋燥，只是邪气有深浅，病症有轻重罢了。是条用《医门法律》清燥救肺汤轻宣润肺与养阴并进，共奏甘寒濡润，滋燥养肺之动，立法正确，择方精当。

一、秋燥之气，轻则为燥，重则为寒，化气为湿，复气为火。

揭燥气之大纲，兼叙其子母之气、胜复之气，而燥气自明。重则为寒者，寒水为燥金之子也；化气为湿者，土生金，湿土其母气也。《至真要大论》曰：阳明厥阴，不从标本，从乎中也。又曰：从本者，化生于本；从标本者，有标本之化；从中者，以中气为化也。按阳明之上，燥气治之，中见太阴。故本论初未著燥金本气方论，而于疟疝等证，附见于寒湿条下。叶氏医案谓伏暑内发，新凉外加，多见于伏暑类中；仲景《金匮》，多见于腹痛疟疝门中。

〔析评〕文从病因学说，五行学说，运气学说点出秋燥之气为病有轻有重，以及转化为湿为火的一般规律，发前人所未发，给后学者寓深刻的启迪。

二、燥伤本脏，头微痛，恶寒，咳嗽稀痰，鼻塞，嗌塞，脉弦，无汗，杏苏散主之。

本脏者，肺胃也。经有嗌塞而咳之明文，故上焦之病自此始。燥伤皮毛，故头微痛恶寒也，微痛者，不似伤寒之痛甚也。阳明之际，上行头角，故头亦痛也。咳嗽稀痰者，肺恶寒，古人谓燥为小寒也；肺为燥气所搏，不能通调水道，故寒饮停而咳也。鼻塞者，鼻为肺窍。嗌塞者，嗌为肺系也。脉弦者，寒兼饮也。无汗者，凉搏皮毛也。按杏苏散，减小青龙一等。此条当与下焦篇所补之痰饮数条参看。再杏苏散乃时人统治四时伤风咳嗽通用之方，本论前于风温门中已驳之矣；若伤燥凉之咳，治以苦温，佐以甘辛，正为合拍。若受重寒夹饮之咳，则有青龙；若伤春风，与燥已化火无痰之证，则仍从桑菊饮、桑杏汤例。

杏苏散方

苏叶　半夏　茯苓　前胡　苦桔梗　枳壳　甘草　生姜　大

枣（去核） 橘皮 杏仁

〔加减法〕无汗，脉弦甚或紧，加羌活，微透汗。汗后咳不止，去苏叶、羌活，加苏梗。兼泄泻腹满者，加苍术、厚朴。头痛兼眉棱骨痛者，加白芷。热甚加黄芩，泄泻腹满者不用。

〔方论〕此苦温甘辛法也。外感燥凉，故以苏叶、前胡辛温之轻者达表；无汗脉紧，故加羌活辛温之重者，微发其汗。甘、桔从上开，枳、杏、前、芩从下降，则嗌塞鼻塞宣通而咳可止。橘、半、茯苓，逐饮而补肺胃之阳。以白芷易原方之白术者，白术中焦脾药也，白芷肺胃本经之药也，且能温肌肉而达皮毛。姜、枣为调和营卫之用。若表凉退而里邪未除，咳不止者，则去走表之苏叶，加降里之苏梗。泄泻腹满，金气太实之里证也，故去黄芩之苦寒，加术、朴之苦辛温也。

〔析评〕燥有凉燥热燥之分，此条系凉燥所伤，故鞠通自制杏苏散一方，发表宣肺而能凉燥，利气化痰以止咳嗽，诸药和合，直达病所。

三、伤燥，如伤寒太阳证，有汗，不咳，不呕，不痛者，桂枝汤小和之。

如伤寒太阳证者，指头痛、身痛、恶风寒而言也。有汗不得再发其汗，亦如伤寒例，但燥较寒为轻，故少与桂枝小和之也。

桂枝汤方（见前）

〔析评〕条言“伤燥”，必有唇燥咽干等证，法用桂枝汤小和之，此乃营卫不和之轻症，可酌加润燥之味。

方见卷一上焦篇四条。

四、燥金司令，头痛，身寒热，胸胁痛，甚则疝瘕痛者，桂枝柴胡各半汤加吴萸楝子茴香木香汤主之。

此金胜克木也。木病与金病并见，表里齐病，故以柴胡达少阳之气，即所以达肝木之气，合桂枝而外出太阳，加芳香定痛，苦温通降也。湿燥寒同为阴邪，故仍从足经例。

桂枝柴胡各半汤加吴萸楝子茴香木香汤方（治以苦温，佐以甘辛法）

桂枝　吴茱萸　黄芩　柴胡　人参　广木香　生姜　白芍　大枣（去核）　川楝子　小茴香　半夏　炙甘草

〔析评〕秋季燥金当令，凉燥袭于肺卫，金盛克木，肺肝两经同病，此治燥因证变之变之法。

五、燥淫传入中焦，脉短而涩，无表证，无下证，胸痛，腹胁胀痛，或呕，或泄，苦温甘辛以和之。

燥虽传入中焦，既无表里证，不得误汗、误下，但以苦温甘辛和之足矣。脉短而涩者，长为木，短为金，滑为润，涩为燥也。胸痛者，肝脉络胸也。腹痛者，金气克木，木病克土也。胁痛者，肝木之本位也。呕者，亦金克木病也。泄者，阳明之上，燥气治之，中见太阴也。或者，不定之辞；有痛而兼呕与泄者，有不呕而但泄者，有不泄而但呕者，有不兼呕与泄而但痛者。病情有定，病势无定，故但出法而不立方，学者随证化裁可也。药用苦温甘辛者，经谓燥淫所胜，治以苦温，佐以甘辛，以苦下之。盖苦温从火化以克金，甘辛从阳化以胜阴也。以苦下之者，金性坚刚，介然成块，病深坚结，非下不可。下文即言下之证。

〔析评〕燥邪袭肺，未得及解而传入中焦，出现肝脾两经等症状。鞠通根据《内经》“燥淫所胜，治以苦温，佐以甘辛”之旨，示人用“苦温甘辛以和之”，未提出方药，医者当灵活运用方是。

六、阳明燥证，里实而坚，未从热化，下之以苦温；已从热化，下之以苦寒。

燥证阳明里实而坚满，经统言以苦下之，以苦泄之。今人用下法，多以苦寒。不知此证当别已化未化，用温下寒下两法，随证施治，方为的确。未从热化之脉，必仍短涩，涩即兼紧也；面必青黄。苦温下法，如《金匮》大黄附子细辛汤，新方天台乌药散（见下焦篇寒湿门）加巴豆霜之类。已从热化之脉，必数而坚，面必赤，舌必黄，再以他证参之。苦寒下法，如三承气之类，而小承气无芒硝，轻用大黄或酒炒，重用枳、朴，则微兼温矣。

〔附治验〕丙辰年，瑭治一山阴幕友车姓，年五十五岁，鬓发已白大半。脐左坚大如盘，隐隐微痛，不大便数十日。先延外科治之，外科以大承气下之三、四次，终不通。延余诊视，按之坚冷如石，面色青黄，脉短涩而迟。先尚能食，屡下之后，糜粥不进，不大便已四十九日。余曰：此癥也，金气之所结也。以肝本抑郁，又感秋金燥气，小邪中里，久而结成，愈久愈坚，非下不可，然寒下非其治也。以天台乌药散二钱，加巴豆霜一分，姜汤和服。设三伏以待之，如不通，第二次加巴豆霜分半；再不通，第三次加巴豆霜二分。服至三次后，始下黑亮球四十九枚，坚莫能破。继以苦温甘辛之法调理，渐次能食。又十五日不大便，余如前法下，至第二次而通，下黑亮球十五枚，虽亦坚结，然破之能碎，但燥极耳。外以香油熬川椒，熨其坚处；内服苦温芳香透络，月余化尽。于此证，方知燥金之气伤人如此，而温下寒下之法，断不容紊也。

乙丑年，治通廷尉，久疝不愈。时年六十八岁。先是通廷尉外任时，每发疝，医者必用人参，故留邪在络，久不得愈。至乙丑季夏，受凉复发，坚结肛门，坐卧不得，胀痛不可忍，汗如雨下，七日不大便。余曰：疝本寒邪，凡坚结牢固，皆属金象，况现在势甚危急，非温下不可。亦用天台乌药散一钱，巴豆霜分许，下至三次始通，通后痛渐定。调以倭硫黄丸，兼用《金匮》蜘珠散，渐次化净。以上治验二条，俱系下焦证，以出阳明坚结下法，连类而及。

〔析评〕阳明燥证，以化热与否而决定治用苦温或苦寒，一字之差，寒温之别，断不可混淆，否则“差之毫厘，失之千里”，所以作为一名医生，对疾病的诊断，绝对不能差不多，差不多就是差得多。

七、燥气延入下焦，搏于血分，而成癥者，无论男妇，化癥回生丹主之。

大邪中表之燥证，感而即发者，诚如目南先生所云，与伤寒同法，学者衡其轻重可耳。前所补数条，除减伤寒法等差二条，胸胁腹痛一条，与伤寒微有不同，余俱兼疝瘕者，以经有燥淫所胜，男子㿗疝，女子少腹痛之明文。疝瘕已多见寒湿门中，疟证、泄泻、呕吐已多见于寒湿、湿温门中，此特补小邪中里，深入下焦血分，坚结不散之痼疾。若不知络病宜缓通治法，或妄用急攻，必犯瘕散为蛊之戒。此蛊乃血蛊也，在妇人更多，为极重难治之证，学者不可不豫防之也。化癥回生丹法，系燥淫于内，治以苦温，佐以甘辛，以苦下之也。方从《金匮》鳖甲煎丸与回生丹脱化而出。此方以参、桂、椒、姜通补阳气，白芍、熟地，守补阴液，益母膏通补阴气，而消水气，鳖甲胶通补肝气，而消癥瘕，余俱芳香入络而化浊。且以食血之虫，飞者走络中气分，走者走络中血分，可谓无微不入，无坚不破。又以醋熬大黄三次，约入病所，不伤他脏，久病坚结不散者，非此不可。或者病其药味太多，不知用药之道，少用独用，则力大而急；多用众用，则功分而缓。古人缓化之方皆然，所谓有制之师不畏多，无制之师少亦乱也。此方合醋与蜜共三十六味，得四九之数，金气生成之数也。

化癥回生丹方

人参六两　安南桂二两　两头尖二两　麝香二两　片子姜黄二两　公丁香三两　川椒炭二两　虻虫二两　京三棱二两　蒲黄炭一两　藏红花二两　苏木三两　桃仁三两　苏子霜二两　五灵脂二两　降真香二两　干漆二两　当归尾四两　没药二两　白芍四两　杏仁三两　香附米二两　吴茱萸二两　元胡索二两　水蛭二两　阿魏二

两　小茴香炭三两　川芎二两　乳香二两　良姜二两　艾炭二两　益母膏八两　熟地黄四两　鳖甲胶一斤　大黄八两（共为细末，以高米醋一斤半，熬浓，晒干为末，再加醋熬，如是三次，晒干，末之）

共为细末，以鳖甲、益母、大黄三胶和匀，再加炼蜜为丸，重一钱五分，蜡皮封护。同时温开水和，空心服；瘀甚之证，黄酒下。

一、治癥结不散不痛。

一、治癥发痛甚。

一、治血痹。

一、治妇女干血痨证之属实者。

一、治疟母左胁痛而寒热者。

一、治妇女经前作痛，古谓之痛经者。

一、治妇女将欲行经而寒热者。

一、治妇女将欲行经，误食生冷腹痛者。

一、治妇女经闭。

一、治妇女经来紫黑，甚至成块者。

一、治腰痛之因于跌扑死血者。

一、治产后瘀血，少腹痛，拒按者。

一、治跌扑昏晕欲死者。

一、治金疮棒疮之有瘀滞者。

〔析评〕燥病日久，延及下焦，搏于血分，成癥积者，立化癥回生丹治疗。若在气分，当治气为主，谓“瘕为气病”，用柴桂各半加吴萸楝子茴香木香汤和复亨丹等。随变而“辨”，应“辨”而定，方能切中病机，不会致误。

和下条互参。

八、燥气久伏下焦，不与血搏，老年八脉空虚，不可与化癥回生丹，复亨丹主之。

金性沉著，久而不散，自非温通络脉不可。既不与血搏成坚硬之块，发时痛胀有形，痛止无形，自不得伤无过之营血，而用化癥矣。复亨大义，谓剥极而复，复则能亨也。其方以温养温燥兼用，盖温燥之方，可暂不可久，况久病虽曰阳虚，阴亦不能独足，至老年八脉空虚，更当豫护其阴。故以石硫黄补下焦真阳，而不伤阴之品为君，佐以鹿茸、枸杞、人参、茯苓、苁容补正，而但以归、茴、椒、桂、丁香、萆薢，通冲任与肝肾之邪也。按解产难中，已有通补奇经丸方；此方可以不录。但彼方专以通补八脉为主，此则温养温燥合法；且与上条为对待之方，故并载之。按《难经》：任之为病，男子为七疝，女子为瘕聚。七疝者，朱丹溪谓：寒疝、水疝、筋疝、血疝、气疝、狐疝、疝，为七疝。《袖珍》谓：一厥、二盘、三寒、四癥、五附、六脉、七气、为七疝。瘕者血病，即妇人之疝也。后世谓：蛇瘕、脂瘕、青瘕、黄瘕、燥瘕、狐瘕、血瘕、鳖瘕，为八瘕。盖任为天癸生气，故多有形之积。大抵有形之实证宜前方，无形之虚证宜此方也。

按燥金遗病，如疟疝之类，多见下焦篇寒湿湿温门中。再载在方书，应收入燥门者尚多，以限于边幅，不及备录，已示门径，学者隅反可也。

复亨丹方（苦温甘辛法）

倭硫黄十分（按倭硫黄者，石硫黄也，水土硫黄断不可用）　鹿茸（酒炙）八分　枸杞子六分　人参四分　云茯苓八分　淡苁蓉八分　安南桂四分　全当归（酒浸）六分　小茴香六分（酒浸，与当归同炒黑）　川椒炭三分　萆薢六分　炙龟板四分

益母膏和为丸，小梧桐子大。每服二钱，日再服；冬日渐加至三钱，开水下。

按前人燥不为病之说，非将寒燥混入一门，即混入湿门矣。盖以燥为寒之始，与寒相似，故混入寒门。又以阳明之上，燥气治之，中见太阴；而阳明从中，以中气为化，故又易混入湿门

也。但学医之士，必须眉目清楚，复《内经》之旧，而后中有定见，方不越乎规矩也。

霹雳散方

主治中燥吐泻腹痛，甚则四肢厥逆，转筋，腿痛，肢麻，起卧不安，烦躁不宁，甚则六脉全无，阴毒发斑，疝瘕等证，并一切凝寒固冷积聚。寒轻者，不可多服；寒重者，不可少服，以愈为度。非实在纯受湿燥寒三气阴邪者，不可服。

桂枝六两　公丁香四两　草果二两　川椒（炒）五两　小茴香（炒）四两　韭白四两　良姜三两　吴茱萸四两　五灵脂二两　降香五两　乌药三两　干姜三两　石菖蒲二两　防己三两　槟榔二两　荜澄茄五两　附子三两　细辛二两　青木香四两　薏仁五两　雄黄五钱

上药共为细末，开水和服。大人每服三钱，病重者五钱；小人减半。再病重者，连服数次，以痛止厥回，或泻止筋不转为度。

〔方论〕按《内经》有五疫之称，五行偏胜之极，皆可致疫。虽疠气之至，多见火证；而燥金寒湿之疫，亦复时有。盖风火暑三者为阳邪，与秽浊异气相参，则为温疠；湿燥寒三者为阴邪，与秽浊异气相参，则为寒疠。现在见证，多有肢麻转筋，手足厥逆，吐泻腹痛，胁肋疼痛，甚至反恶热而大渴思凉者。经谓雾伤于上，湿伤于下。此证乃燥金寒湿之气（经谓阳明之上，中见太阴，又谓阳明从中治也），直犯筋经，由大络别络，内伤三阴脏真，所以转筋，入腹即死也。既吐且泻者，阴阳逆乱也。诸痛者，燥金湿土之气所搏也。其渴思凉饮者，少阴篇谓自利而渴者，属少阴虚，故饮水求救也。其头面赤者，阴邪上逼，阳不能降，所谓戴阳也。其周身恶热喜凉者，阴邪盘踞于内，阳气无附欲散也。阴病反见阳证，所谓水极似火，其受阴邪尤重也。诸阳证毕现，然必当脐痛甚拒按者，方为阳中见纯阴，乃为真阴之证，此处断不可误。故立方会萃温三阴经刚燥苦热之品，急温藏真，保住阳气。又重用芳香，急驱秽浊。一面由藏真而别络大络，外出筋经经络以达皮毛；一面由藏络腑络以通六腑，外达九窍。俾秽浊阴邪，一齐立解。大抵皆扶阳抑阴，所谓离照当空，群阴退避也。再此证自唐宋以后，医者皆不识系燥气所干，凡见前证，俗名曰痧。近时竟有著痧证书者，捉风捕影，杂乱无章，害人不浅。即以痧论，未有不干天地之气，而漫然成痧者。究竟所感何气，不能确切指出，故立方毫无准的。其误皆在前人谓燥不为病，又有燥气化火之说。瑭亦为其所误，故初刻书时，再三疑虑，辨难见于杂说篇中，而正文只有化气之火证，无胜气之寒证。其燥不为病之误，误在《阴阳应象大论》篇中，脱秋伤于燥一条；长夏伤于湿，又错秋伤于湿，以为竟无燥证矣。不知《天元纪》，《气交变》，《五运行》，《五常政》，《六微旨》诸篇，平列六气，燥气之为病，与诸气同，何尝燥不为病哉！经云：风为百病之长。按风属木，主仁。《大易》曰：元者善之长也，得生生之机，开生化之源，尚且为病多端，况金为杀厉之气。欧阳氏曰：商者伤也，主义主收，主刑主杀。其伤人也，最速而暴，竟有不终日而死者。瑭目击神伤，故再三致意云。

〔析评〕燥气进入下焦，搏于血分，实证者用化癥回生丹治疗；反之，若不与血搏，而形成无形虚证，或年老体虚者，只宜用复亨丹治疗，何去何从，全在于“辨”。鞠通在《条辨》中处处重视辨证论治的学说思想，独具有格，值得弘扬。

附　证治分类选

（一）温热证类

〔病名〕风温　温热　温疫　温毒　秋燥　冬温　暑温　伏暑

〔证候与治疗〕

上焦篇

1. 温邪犯肺，肺卫失宣。

〔症状〕发热（身热、尺肤热），微恶风寒，自汗，头痛，口渴，咳嗽，脉动数。(上焦篇3、4、6条)

〔病机分析〕温邪由口鼻而入，鼻气通于肺，肺合皮毛而统卫。温邪犯肺，外则卫气郁阻，内则肺气不宣。温邪外袭，卫气与之相争，故见发热，亦即《素问·调经论》所谓："卫气不得泄越，故发热。"卫气郁阻，肌腠失却温养，故微恶风寒；卫气开合失司，皮毛疏泄，则自汗；头乃诸阳之会，热为阳邪，热蒸于上，经气不利，则头痛；温热伤津，是以口渴；肺气失宣，故而咳嗽；其脉动数者乃外感温热之征。

〔治法〕辛凉透表。

〔主方〕桑菊饮、银翘散。吴氏遵《内经》"风淫于内，治以辛凉，佐以苦甘"之训，创辛凉轻剂桑菊饮，辛凉平剂银翘散。轻以宣肺为主，平以泄卫为主，二方用药轻清，以透卫分之邪热，为治疗温病初起，邪在卫分之代表方。临床上可根据情况，随证加减：病在上焦，邪阻胸膈，气机不畅而症见胸闷者加藿香、郁金芳香辟秽，疏利气机；表虚有汗去牛蒡子、荆芥等发散之药，加党参以固卫气；热入气分，病在太阴，肺失宣肃，咳嗽者加杏仁以宣利肺气，热盛加黄芩以清肺热，气粗而喘者，加石膏、知母以清气分大热；邪热入营动血，症见舌绛烦躁、小便黄赤、吐血、衄血甚或发斑发疹者，宜去荆芥、豆豉辛温动血之味，加犀角、玄参、生地、丹皮、侧柏叶、大青叶等以清营泄热，或用犀角地黄汤滋阴清热，凉血止血。

〔按语〕①温病初起，多见苔薄，舌尖边红，吴氏未有言及此症，疑为省文或疏漏之由。②临床上普通感冒、流行性感冒、流行性腮腺炎、急性咽喉炎、急性扁桃体炎、急性支气管炎、肺炎、流脑等病之初起见有上述证候者，可参考本条辨治。

2. 热入肺经，气分津伤。

〔症状〕壮热（恶热），大汗，口渴甚，渴喜饮冷，面红赤，舌红苔黄燥，脉洪大。(上焦篇7条)

〔病机分析〕热邪深入肺经气分，正邪剧烈相争，里热蒸腾于外，则肌肤壮热（恶热）；热邪蒸迫津液外泄，是以汗多；热盛津伤，故见渴甚而喜冷饮；热邪循经上冲以致面部红赤。舌红苔黄燥，脉洪大者，均为气分无形邪热亢盛之征。

〔治法〕清气泄热。

〔主方〕辛凉重剂白虎汤加减。临床上风湿、暑温等而见热盛伤津，壮热、口渴、汗多、脉洪大者，皆可用白虎之辛寒，以泻火除烦而保津。正气虚者，宜加人参以固气，清中寓补；热伏骨髓，耗津烁液，热扰其髓，证见“骨节疼烦，……但热不寒者（温疟条）”，宜加桂枝，温为凉用，引邪外达；夹湿者加苍术以燥湿；邪在气分未解，而入营血者，宜玉女煎（生石膏、知母（白虎汤主药）、牛膝、熟地、麦冬）去牛膝加玄参，熟地易生地气营双清；津伤者可加石斛、花粉、芦根等生津之品。

〔按语〕①白虎汤临床运用，有治伤寒，有治温病，病虽途异，机理雷同，皆为邪正剧争气分，无形邪热蒸腾人体内外之证，故辨可互参，治可同法。②临床上流脑、乙脑、肺炎、肠伤寒、斑疹伤寒、小儿麻疹、中暑等见有上述证候者，可参本条辨治。

3. 温毒上冲，充斥头面。

〔症状〕咽喉肿痛，耳前耳后肿，颊肿，面红赤，或喉不痛但外肿，甚则耳聋（俗名大头瘟、蛤蟆瘟）。(上焦篇18条)

〔病机分析〕外感时行温毒，壅于上焦，窜于头面两颊、咽喉等，故见上症。

〔治法〕清瘟败毒。

〔主方〕普济消毒饮加减。本方有清热解毒、蔬风消肿之功效。凡因感受风热疫毒之邪，上攻头面所致的头面红肿灼痛，咽喉肿痛以及头面部的痈疮肿毒等，皆可用本方治疗。便秘者加生军以泻热通便；初起表证甚者，可加荆防以透邪；表证已罢者，去柴胡薄荷；小儿伴有惊厥先兆时，可加勾藤以平肝息风；用于小儿痄腮，可外敷清热解毒，消肿止痛之剂，如紫金锭，水仙膏等则效果更佳。

〔按语〕①本证初起临床多有发热恶寒等表证。而吴氏未言，疑为省文或其所见皆为温毒上冲之中、后期之证。吴氏治温毒选用水仙膏败毒散结，三黄二香散清火解毒、消肿止痛，和现代民间常用之鸭蛋泥（即腌蛋之咸泥）、蚯蚓白糖液、陈墨汁等外敷治疗小儿腮腺炎，理皆相同，可就其便而选用。②临床上流行性腮腺炎、急性咽炎、急性扁桃腺炎、急性中耳炎、淋巴结炎等而见有上述证候者，皆可参考本条辨治。

4. 湿（温）热郁遏，上灼肺系。

〔症状〕喉阻咽痛。（上焦篇45条）

〔病机分析〕温热之邪或湿热之邪郁遏而上灼于肺，肺系通于喉，肺气闭塞，其火炽盛，故见喉阻咽痛。

〔治法〕清热利咽。

〔主方〕银翘马勃散加味。温热之邪或湿热之邪郁遏而上灼于肺系，证见咽喉红肿疼痛者，用本方清热解毒，利咽消肿最为合拍。热盛宜加黄芩以清肺热；口渴宜加花粉生津止渴；便秘可加大黄以通便泄热。

〔按语〕本方和普济消毒饮主治略有不同，前者病证较重，此则较轻。临床上急性咽喉炎、扁桃腺炎等而见上述证候者，可参本条辨治。

5. 太阴温病，邪扰胸膈。

〔症状〕心烦懊侬，卧起不安，欲呕不得呕（无大热、自汗、烦渴和腹满便秘之中焦症），舌微黄，寸脉盛。（上焦篇13条）

〔病机分析〕温邪由卫入气，无形热邪，留扰上焦胸膈，郁而不宣，气机不畅，因心居胸中，胃连膈间，所以胸膈有热，多影响心胃。影响于心，则心烦懊憹，卧起不安；影响于胃，则欲呕不得呕；由于邪热较盛，病在上焦，故苔黄而寸脉盛。

〔治法〕宣透膈热，解热除烦。

〔主方〕用栀子豉汤化裁。无形邪热，留扰上焦胸膈，证见苔黄、心烦懊憹、寸脉盛、起卧不安、欲呕不得呕、又无中焦实热见证者，用本方轻清泄热，解热除烦，最为贴切。临床上可酌加黄芩、郁金、蒌皮、贝母等以清热解毒、利气宣痹，则效果更好。若邪热较盛，灼燔胸膈，可易凉膈散凉膈泄热。

〔按语〕①若系无形之热和有形之痰，壅阻胸膈；上焦气分不宣，又无中焦实热证者，可改用瓜蒂散，吐其痰热，所谓“其在上者因而越之”也；体虚者可加人参补正助吐。目前临床上误服或意服有毒之物者，可效法治之，并可配洗胃法以引毒外出。②临床上病毒感染、肺炎、感冒等见有上述证候者，可参考本条辨治。

6. 肺热及营，窜络发疹，迫血发斑。

〔症状〕太阴温病发斑疹（身布斑疹、吐血、咳血、衄血、便血、尿血，身体灼热，烦躁，甚则神昏谵语或四肢抽搐，舌质深绛，脉细数）。（上焦篇16条）

〔病机分析〕温病邪热内郁，侵袭营血，热邪深入，迫血妄行，则外发斑疹，或为吐血、咳血、衄血、便血、尿血。其病机有浅深之别，热郁阳明，胃热炽盛，内迫营血，外溢肌肤多发斑；肺热郁闭，波及营分，外窜血络多发疹；营血热炽，则身体灼热；心主血，主神明，血分之热扰乱心神，则烦躁不安，甚则神昏谵语；肝为风木之脏，主藏血液，血分之热波及肝经，薰灼筋脉，则挛急而见手足抽搐；热入营血，邪热深重，所以舌质深绛而脉显细数。

〔治法〕泄热凉营，透疹化斑。

〔主方〕发疹用银翘散去豆豉加生地、丹皮、大青叶、元参方；发斑用化斑汤。热毒盛者加板蓝根、紫草以解血分热毒；气分邪热仍盛者用银翘散合白虎汤清气泄热；热毒化火，充斥气血，用化斑汤合清瘟败毒饮清热泻火，凉血解毒；出血不止者加茜草根、白茅根等凉血止血；血络淤结者加赤芍、丹参等活血散淤；热盛动风加钩藤、羚羊角等或合紫雪丹凉肝熄风；热闭心包加用安宫牛黄丸等清心开窍。

〔按语〕①吴氏述症甚简，只言“斑疹”。一般地说，由于郁热得发而发斑疹，症应见灼热烦躁、吐血、衄血、咳血、尿血、便血、口渴、舌深绛、烦躁，甚则神昏谵语、痉厥动风、脉细数等症。如兼见闷瞀心烦，甚或耳聋者，是为发斑之兆；如伴有胸闷咳嗽者，则为发疹之兆。斑疹外透，说明邪有外达之机，热势多逐渐下降，故叶氏谓“但宜见”，又谓“不宜多见”，多见则说明邪重毒盛。②临床上斑疹、伤寒、猩红热、流行性脑脊髓膜炎、流行性出血热、败血症等见有上述证候者，可参考本条辨治。

7. 上焦温病，邪热入营。

〔症状〕身热夜甚，心烦躁扰，口反不渴，舌绛而干，寸脉大（斑疹隐隐）。（上焦篇15条）

〔病机分析〕热邪传入营分，营阴耗损，阴不涵阳，则身热夜甚；“营气通于心”，“心主神明”，其热扰乱，则心烦躁扰；营属阴，热邪入阴，蒸腾营气上濡于口，故口反不渴；热邪走窜肌表血络，所以可见斑疹隐隐；舌绛而干，寸脉大者，皆营热蒸腾之征。

〔治法〕清营泄热。

〔主方〕清营汤。本方为治邪热入营的代表方，临床上风温、温疫、温热、温毒、冬温、暑温等而见有上述证候者，可用本方清营泄热；气营两燔，易加减玉女煎，清气凉营；营血同病，当合犀角地黄汤清营凉血；热盛动风，病势急重，当佐三宝（牛黄丸、紫雪丹、至宝丹）清热解毒，熄风开窍。

〔按语〕临床上流脑、乙脑、出血热、败血症、中毒性菌痢、中暑等而见有上述证候者，急应效法辨治。

8. 邪热犯肺，逆传心包。

〔症状〕热多昏狂，谵语烦渴，舌赤中黄，脉弱而数。（上焦篇53条）

〔病机分析〕热邪犯肺未得及解，逆传心包，扰乱神明，营阴受损，是以高热昏狂，谵语烦渴；舌赤中黄，脉弱而数者，皆热在气营之征。

〔治法〕清气凉营。

〔主方〕加减银翘散。方用银花、连翘清乎气分之热，犀角、玄参解乎营分之毒，麦冬护阴，对病在气分初入营分，尤为合适，更用竹叶一味，清心除烦兼能凉散上焦邪热，一药双功，既能清气，又能入营，而“透热转气”。若热入心包神昏谵语严重者，宜用竹叶卷心，则清心除烦之力更强。兼秽浊蒙闭心窍者宜用安宫牛黄丸等以清宫城而安君主。

〔按语〕①吴氏用此方治疗心疟，实系邪热在太阴气分未解，又逆传厥阴包络之症，故治用加减银翘散以清太阴气分和厥阴包络之热。此和叶天士谓“在卫汗之可也，到气才可清气，入营犹可透热转气”，理相一致。②临床上流感、肺炎、乙脑、流脑、中暑等病见上述证候者，可参考本条辨治。

9. 邪入心包，心窍闭阻。

〔症状〕全身灼热，神昏谵语，或昏愦不语，舌蹇肢厥。（上焦篇17条）

〔病机分析〕邪热内陷，阳气郁遏于内，故见全身灼热如焚而四肢厥冷，此即所谓“热深厥深”之理也；邪热内陷心包，灼液为痰，阻闭包络，神明被扰，以致神昏谵语或昏愦不语；舌为心之苗，心包热盛，窍机不灵，故见舌蹇而言语不利。

〔治法〕清心开窍。

〔主方〕清宫汤或同用安宫牛黄丸、至宝丹、紫雪丹。清宫汤专清包络邪热之方，包络乃心之宫城，清包络即所以清宫也，是方意在使心包邪热外透而解。痰热甚者加竹沥、瓜蒌、竺黄或送服猴枣散清热化痰。然临床上邪热内闭心神，此方多不能独功，欲开窍醒神，宜据其热盛、痰盛、风盛之偏而选用三宝，谓“神昏谵语牛黄丸（优于清热开窍），不声不响至宝丹（优于芳香辟秽，化痰开窍），乒乒乓乓紫雪丹（优于熄风开窍）”，据其病情所需或用清宫汤送服，则效更佳。

临床上，上焦温病，热入心包兼有腑实，即手厥阴手阳明同病者，开窍应佐攻下，方用牛黄承气汤清心开窍，通腑泻热；热在心营，下移小肠，宜用导赤承气汤清心凉营，清肠泻腑；热闭心包，血络淤滞，清心开窍，当佐大黄、桃仁、生地、丹皮等泄热化瘀为宜。

〔按语〕床上中毒性肺炎、白喉、伤寒、猩红热、中暑、脑炎、脑膜炎、败血症、中毒性菌痢、特起高热等各种传染病并发中毒性脑炎等而见有上述证候者，可参本条辨治。

10. 暑热入营，肝风内动。

〔症状〕高热（身热），卒然痉厥（当神昏），手足瘛疭（角弓反张），舌绛而脉细数。（上焦篇34、35条）

〔病机分析〕暑热炽盛，入营伤阴，肝风内动故见上证（名曰暑痫）。其风火相煽，闭塞清窍，可致神志昏迷，舌绛脉细数者，乃邪热入营必有之症。

〔治法〕清营凉血，平肝熄风。

〔主方〕清营汤加钩藤、丹皮、羚羊角，亦可与紫雪丹。暑热亢盛，热极动风，用本方清营凉血，加钩藤、丹皮、羚羊角凉肝熄风而止痉。如心营热盛，加紫雪丹以增清热熄风之功；阳明热盛加石膏、知母辛寒清气；抽搐较甚者宜加全虫、地龙、僵蚕等镇痉熄风。

〔按语〕临床上中暑、肺炎、流脑、乙脑等出现上述证候者，可参考本条辨治。

11. 秋令燥邪，袭于肺胃。

〔症状〕发热头痛，干咳或咳嗽少痰，口鼻干燥，口渴，舌红苔白，右脉数大。(上焦篇54条)

〔病机分析〕温燥初起，邪袭肺卫，卫气失宣，故见发热头痛，温燥犯肺，肺津受伤，清肃失司，是以干咳少痰，口鼻干燥；热伤胃阴则口渴；舌红苔白，右脉数大者皆燥邪侵袭肺卫之征。

〔治法〕辛凉润燥。

〔主方〕桑杏汤。方系透表润燥之代表方，表闭较甚者加薄荷辛凉透表；咽干疼痛者加双花、山豆根、牛蒡子清热利咽；大便燥结加紫苑以清肺通便；若燥伤肺胃之阴，症状较重，出现发热或咳或喘者，宜用沙参麦冬汤或清燥救肺汤，甘寒濡润，肺胃两滋；上焦气分燥热扰及清空者，宜改翘荷汤轻清宣透以泄气分燥热。

〔按语〕①清泄燥热有忌用苦寒，以免苦燥伤阴之禁。但若燥入阳明，已从热化，亦可下之以苦寒，随证施治；若燥气延入下焦，而成癥积者，则治法殊异。宜用化癥回生丹或复亨丹治疗。②临床上秋凉感冒、肺炎、白喉、小儿麻痹症等早期见有上述证候者，可参考本条辨治。

（二）湿热证类

〔病名〕湿温　暑温　伏暑

〔证候与治疗〕

上焦篇

1. 湿邪困于上焦，郁阻清阳，肺气不宣。

〔症状〕发热不甚，胸中气闷，呃逆作响，头痛身重，舌白，口不渴。(上焦篇46条)

〔病机分析〕太阴湿温，邪袭于肺，清阳被郁，肺气不宣，故见发热、头痛、气闷、呃逆；湿性下趋，湿阻经络，是以身重痛；因夹湿邪，则舌白不渴。

〔治法〕清宣肺郁。

〔主方〕宣痹汤 (上焦)。病在上焦太阴，湿困于上。清阳阻郁，当用上焦宣痹汤（枇杷叶6克 (去毛)，郁金4.5克，射干3克，白通草3克，香豆豉4.5克)，轻宣肺气，肺宣则湿化，湿化则病除。咳嗽加杏仁以宣肺，痰多佐黄芩以清肺；胸闷不快，呃逆甚者，加瓜蒌壳、陈皮、枳壳以理气宽胸，湿重加藿香、佩兰、滑石以化湿利湿。

〔按语〕此条虽亦言痹，但与《内经》所言之痹不尽相同，《内经》所称之痹有风痹，有寒痹，有湿痹，有热痹，病因属风、寒、湿、热诸邪，痹阻经络所致。而本条所言之痹，纯系湿热之邪，困于上焦，清阳痹阻，肺气不宣之证，病较轻浅，证属温病范畴。

2. 暑邪犯肺，肺气不宣。

〔症状〕身热微有恶风，有汗 (寒从背起)，咳嗽频作，渴思饮水，舌苔白。(上焦篇53条)

〔病机分析〕暑邪犯肺，肺失宣降，则身热恶风，咳嗽频作；暑多兼湿是以苔白；热逼炎薰，则汗出；暑为阳邪，津液受耗，故而渴思饮水。

〔治法〕宣肺透暑。

〔主方〕杏仁汤。此属暑温邪在太阴肺卫之轻证，用本方宣肺透暑即可达愈。热重宜加银花、青蒿以清热解暑；夹湿宜加扁豆、藿佩祛暑化湿；合滑石、茯苓等淡渗泄热，则效更佳。

〔按语〕①吴氏将本条纳入温疟类，曰“肺疟”。属暑温在表之轻证，若属暑燔阳明，入营动血或痉厥者，则非本方所能胜任。②临床上夏秋季感冒、急性支气管炎、中暑等见有上述证候者，可参考本条辨治。

3. 湿热蕴痰，邪壅于肺。

〔症状〕壮热，咳嗽气急，咳吐黄稠浓痰，口干，舌红苔黄，脉滑数。(上焦篇47条)

〔病机分析〕湿热蕴蒸于太阴，酿痰阻闭于肺，邪热壅肺，肺失宣肃，故见壮热、咳嗽、呼吸急促而吐痰黄稠；热邪耗津，是以口燥咽干；脉舌之征，乃热势亢盛之象。

〔治法〕清热宣肺，平喘利湿。

〔主方〕千金苇茎汤加杏仁滑石方。本方为治肺痈之常用方。热毒内盛加双花、连翘、虎杖、鱼腥草以增强清热解毒之功；火热炽盛者加石膏、知母、天花粉清热保津；胸痛加郁金、赤芍活血通络；咳痰黄稠，喘而气急者加杏仁、黄芩、滑石清热宣肺，平喘利湿；若喘咳息促、吐痰涎、脉洪数、右大于左、喉哑者（下焦篇48条）宜易麻杏石甘汤清肺平喘。

〔按语〕①喘咳，息促，脉洪数，右大于左，喉哑者（下焦篇48条）。良由邪在肺卫不解，肺热郁蒸，清肃失司所致。此条吴氏虽列入下焦而论，但追其病位，研其病因病机，实在上焦。鞠通先生谓：“此证息促，知在上焦”。“（脉）右大于左，纯然肺病”，故列此论及。②急性支气管炎、肺炎、支气管哮喘合并肺部感染、肺脓疡等病见有上述证候者，可参本条辨治。

4. 暑邪外袭，复感新凉。

〔症状〕身热无汗或有汗，头昏痛或微恶风寒，或胸闷恶心，舌红苔薄腻，脉浮数。(上焦篇22、24条)

〔病机分析〕夏月暑邪外袭，太阴受病，复因贪凉感寒，肺气失宣，故身热无汗，头痛而微恶风寒；暑为阳邪，又值炎夏，故新凉之症很快消失而表现热逼腠开，是以有汗；炎热耗津则口干；兼夹湿邪，气机受阻，则胸闷恶心；脉舌之象，乃暑湿相蒸之征。

〔治疗〕透表清暑。

〔主方〕新加香薷饮。是方为解表清暑的代表方。热盛宜加黄连、银花、连翘、芦根、青蒿、生扁豆、茯苓等以增强清热解暑之功。若暑温汗后，暑温悉减，减而未止，未传中下焦者，宜用清络饮，芳香透表，清除暑邪；兼咳加桔梗、杏仁、黄芩、知母等清热宣肺，以除余邪；若系夏月感受暑邪，或因贪凉，水湿之气停留于肌肉之间，湿多热少而证见发热、身重疼痛者，宜易一物瓜蒂散，清热除湿，水湿去则暑无所附，其热自退；热重湿轻者，宜易白虎加苍术汤，清暑兼以除湿；若太阴暑温汗出过多，脉数大，气息急促欲脱者，用生脉散，酸甘化阴，守阴留阳；舌赤口渴明显者用加减生脉散，清热凉血，滋阴生津；暑易伤气烁津，气虚重者，宜易东垣清暑益气汤，气阴双顾。

〔按语〕①伏暑、暑温、湿温证本一源，凡见有上述主治证候者，皆可效法辨治。②王孟英《温热经纬》之清暑益气汤和李东垣的清暑益气汤，名同而异。临床上感受暑邪而发热，其偏阴虚夹湿者，用王氏清暑益气汤清热解毒，养阴化湿；偏气虚夹湿者，用东垣清暑益气汤，清暑除湿，补气而生津。③临床上夏月感冒、流感等见有上述证候者，可参考本条辨治。

卷二 中焦篇

提 要

中焦温病，主要指足阳明胃、手阳明大肠，以及足太阴脾的病变。在胃，其病理是邪正剧争，胃热亢盛；在肠，是热结肠道，腑气不通；在脾，是湿热困脾，气机郁阻。病在中焦和病在上焦类同，多属实证、急证。

中焦温病，为邪正相争阶段。脾胃居中，位于上下之间，是升降出入的枢纽。温病邪入中焦，主要表现为邪热炽盛和脾胃升降失调，即吴氏所谓“阳明温病”、“太阴温病”是也。治疗以祛邪为主，但必须处处顾全脾胃。用药味薄质轻不达病所，味厚质重反过其位，所以先生提出：“治中焦如衡（非平不安）”，用药宜不偏不倚，公正平和，务使邪去而正安。服药宜中病即止，不必尽剂，以防伤及脾胃。如服大承气汤时嘱：“先服一杯，约两时许，得利，止后服，不知，再服一杯，再不知再服。”以及其他“得利，止后服，不便，再服”，“虚者复纳人参二钱，大枣三枚”等嘱，皆为“如衡”之体现。观其《条辨》“如衡”之法，中焦运用颇多，如芳香化湿法、疏运中焦法、通腑泄热法、苦辛通降法、清热化湿法、甘寒养胃法、滋阴清热法等，皆属此类。

考辛能宣散，辛散是中医祛邪的一种方法，鞠通把具有辛散的药物和苦味的药物结合起来，不但用治上焦温病，而且在中焦应用也颇多，取苦辛能散能燥的药理，谓之苦辛法。其具体运用有苦辛温法，如草果茵陈汤治足太阴寒湿证，椒附白通汤治足太阴寒湿，苓姜术桂汤治疗寒伤脾胃之阳，四加减正气散治疗湿阻气分，五加减正气散治秽湿著里脘闷便泄，加减附子理中汤治太阴寒利，厚朴草果汤治热少湿多之湿疟，加减小柴胡汤治疟邪内陷变痢而脾胃气衰。用半夏泻心汤去甘草加枳实杏仁方，苦辛寒法合用治阳明暑湿。用半夏泻心汤去人参干姜甘草加枳实生姜方，治阳明湿温，呕而不渴。用人参泻心汤加白芍，治中阳本虚，湿热内陷。用加减人参泻心汤治疟伤胃阳，热劫胃液证。用三石汤治暑温蔓延三焦证。用三香汤治湿热内陷，机窍不灵。用一加减正气散治三焦湿郁，升降失司。用三加减正气散治秽湿着里，气机不宣，久则酿热。用杏仁石膏汤治湿热黄疸。用青蒿鳖甲汤治疗暮热早凉，少阳疟偏于热重者。用连翘赤豆饮送服保和丸，治素积劳倦，再感湿温，误用发表，面目俱黄者，苦辛微寒合用，饮以解外，丸以和中运脾，以消内湿，则诸证自除。鞠通用味苦配以辛温佐以淡渗利湿之味，谓之苦辛淡法。用于治疗湿热之证或湿重于热者，如二加减正气散治湿郁三焦之证，二金汤治黄疸肿胀等皆属此类。

用辛味苦味同用，用辛以开闭，以通达降，称苦辛通法。如用四苓加木瓜厚朴草果汤苦温酸淡合法治太阴寒湿，四苓加厚朴秦皮汤苦温辛淡治足太阴寒湿证，四逆加人参构成甘温辛热之剂用治霍乱证，茵陈蒿汤苦寒清利治阳明温病发黄，黄连黄芩汤构成苦寒辛香之剂治阳明温病干呕口苦而渴，大小承气汤、宣白承气汤苦寒辛通治阳明温病而应下者，栀子豉加姜汁方苦寒酸辛合法治阳明温病下后心中懊憹者，护胃承气汤、新加黄龙汤、冬地三黄汤苦寒甘寒合法治阳明温病，调味承气汤、增液汤、增液承气汤、新加黄龙汤等咸寒苦甘合法治阳明温病胃阴耗损，玉竹麦冬汤治秋燥燥伤胃阴，各得其所，处方严谨，法在方中。以此指导临床，为后人治疗中焦温病，起到提纲挈领的作用。

风温 温热 温疫 温毒 冬温

一、面目俱赤，语声重浊，呼吸俱粗，大便闭，小便涩，舌苔老黄，甚则黑有芒刺，但恶热，不恶寒，日晡益甚者，传至中焦，阳明温病也。脉浮洪躁甚者，白虎汤主之；脉沉数有力，甚则脉体反小而实者，大承气汤主之。暑温、湿温、温疟，不在此例。

阳明之脉荣于面，《伤寒论》谓阳明病面缘缘正赤，火盛必克金，故目白睛亦赤也。语声重浊，金受火刑而音不清也。呼吸俱粗，谓鼻息来去俱粗，其粗也平等，方是实证；若来粗去不粗，去粗来不粗，或竟不粗，则非阳明实证，当细辨之，粗则喘之渐也。大便闭，阳明实也。小便涩，火腑不通，而阴气不化也。口燥渴，火烁津也。舌苔老黄，肺受胃浊，气不化津也。（按《灵枢》论诸脏温病，独肺温病有舌苔之明文，余则无有。可见舌苔乃胃中浊气，熏蒸肺脏，肺气不化而然）甚则黑者，黑，水色也，火极而似水也，又水胜火，大凡五行之极盛，必兼胜己之形。芒刺，苔久不化，热极而起坚硬之刺也；倘刺软者，非实证也。不恶寒，但恶热者，传至中焦，已无肺证，阳明者，两阳合明也，温邪之热，与阳明之热相搏，故但恶热也。或用白虎，或用承气者，证同而脉异也。浮洪躁甚，邪气近表，脉浮者不可下，凡逐邪者，随其所在，就近而逐之，脉浮则出表为顺，故以白虎之金飚以退烦热。若沉小有力，病纯在里，则非下夺不可矣，故主以大承气。按吴又可《温疫论》中云：舌苔边白但见中微黄者，即加大黄，甚不可从。虽云伤寒重在误下，温病重在误汗，即误下不似伤寒之逆之甚，究竟承气非可轻尝之品，故云舌苔老黄，甚则黑有芒刺，脉体沉实，的系燥结痞满，方可用之。

或问：子言温病以手经主治，力辟用足经药之非，今亦云阳明证者何？阳明特非足经乎？曰：阳明如市，胃为十二经之海，土者万物之所归也，诸病未有不过此者。前人云伤寒传足不传手，误也，一人不能分为两截。总之伤寒由毛窍而谿，谿，肉之分理之小者；由谿而谷，谷，肉之分理之大者；由谷而孙络，孙络、络之至细者；由孙络而大络，由大络而经，此经即太阳经也。始太阳，终厥阴，伤寒以足经为主，未始不关手经也。（通论。——朱评）温病由口鼻而入，鼻气通于肺，口气通于胃。肺病逆传则为心包，上焦病不治，则传中焦，胃与脾也，中焦病不治，即传下焦，肝与肾也。始上焦，终下焦，温病以手经为主，未始不关足经也。但初受之时，断不可以辛温发其阳耳。（一了百了。——朱评）盖伤寒伤人身之阳，故喜辛温甘温苦热，以救其阳；温病伤人身之阴，故喜辛凉甘寒甘咸，以救其阴。（著眼。——朱评）彼此对勘，自可了然于心目中矣。

白虎汤（方见上焦篇）

大承气汤方

大黄六钱　芒硝三钱　厚朴三钱　枳实三钱

水八杯，先煮枳、朴，后纳大黄、芒硝，煮取三杯。先服一杯，约二时许，得利止后服，不知，再服一杯，再不知，再服。

〔方论〕此苦辛通降咸以入阴法。承气者，承胃气也，盖胃之为腑，体阳而用阴，若在无病时，本系自然下降，今为邪气蟠踞于中，阻其下降之气，胃虽自欲下降而不能，非药力助之不可，故承气汤通胃结，救胃阴，仍系承胃腑本来下降之气（的解。——朱评），非有一毫私智穿凿于其间也，故汤名承气。学者若真能透彻此义，则施用承气，自无弊窦。大黄荡涤热结，芒硝入阴软坚，枳实开幽门之不通，厚朴泻中宫之实满。（厚朴分量不似《伤寒论》中重用者，治温与治寒不同，畏其燥也）曰大承气者，合四药而观之，可谓无坚不破，无微不入，故曰大也。非真正实热蔽痼，气血俱结者，不可用也。若去入阴之芒硝，则云小矣；去枳、朴之攻气结，加甘草以和中，则云调胃矣。

〔析评〕条文指出“阳明温病”的主脉主证。治分两途，在经用甘寒清热，在腑用苦寒泻热。各立方药，经纬分明。为温热的治疗开一先河，湿热则不在此论。

二、阳明温病，脉浮而促者，减味竹叶石膏汤主之。

脉促，谓数而时止，如趋者遇急，急一蹶然，其势甚急，故以辛凉透表重剂，逐邪外出则愈。

减味竹叶石膏汤方（辛凉合甘寒法）

竹叶五钱　石膏八钱　麦冬六钱　甘草三钱

水八杯，煮取三杯，一时服一杯，约三时令尽。

〔析评〕脉浮而促，用竹叶石膏汤减半夏、人参主之，文告热邪伤阴，人参、半夏助阳起火，亦同样伤阴，故损之。

三、阳明温病，诸证悉有而微，脉不浮者，小承气汤微和之。

以阳明温病发端者，指首条所列阳明证而言也，后凡言阳明温病者仿此。诸证悉有，以非下不可，微则未至十分亢害，但以小承气通和胃气则愈，无庸芒硝之软坚也。

〔析评〕阳明温病，症状轻微，无需大泻，用小承气轻泻阳明，略通腑气，则热自退。

四、阳明温病，汗多谵语，舌苔老黄而干者，宜小承气汤。

汗多，津液散而大便结，苔见干黄，谵语因结粪而然，故宜承气。

〔析评〕阳明温病，症状较轻，或出现汗多，神识昏糊，清泄阳明，里热一清，则病自去。考昏谵之证，有温热之邪上犯心包和湿热之邪蒙闭心窍之分。不同之点：前者神昏无有清时，谵语，呼之不应；后者神昏时昧时清，间有谵语，呼之能应。此条神昏程度较浅，或有谵语，时明时昧，舌苔老黄而干，多系湿从热化，用小承气汤可也。

五、阳明温病，无汗，小便不利，谵语者，先与牛黄丸；不大便，再与调胃承气汤。

无汗而小便不利，则大便未定成鞕，谵语之不因燥屎可知。不因燥屎而谵语者，犹系心包络证也，故先与牛黄丸，以开内窍，服牛黄丸，内窍开，大便当下，盖牛黄丸亦有下大便之功能。其仍然不下者，无汗则外不通；大小便俱闭则内不通，邪之深结于阴可知。故取芒硝之咸寒，大黄、甘草之甘苦寒，不取枳、朴之辛燥也。伤寒之谵语，舍燥屎无他证，一则寒邪不兼秽浊，二则由太阳而阳明；温病谵语，有因燥屎，有因邪陷心包，一则温多兼秽，二则自上焦心肺而来。（著眼。——朱评）学者常须察识，不可歧路亡羊也。

〔析评〕此谵语和上条不同，上为阳明腑实出现的谵语，表现神识昏糊不清楚。此条系为邪入心包，故先用牛黄丸，清心开窍，再用调胃承气汤，取芒硝的咸寒，大黄、甘草之甘苦寒之味泄热而兼调胃腑，此补救之法也。

六、阳明温病，面目俱赤，肢厥，甚则通体皆厥，不瘛疭，但神昏，不大便，七、八日以外，小便赤，脉沉伏，或并脉亦厥，胸腹满坚，甚则拒按，喜凉饮者，大承气汤主之。

此一条须细辨其的是火极似水、热极而厥之证，方可用之，全在目赤、小便赤、腹满坚、喜凉饮定之。（危微之辨，学者其审之。——朱评）

大承气汤（方法并见前）

〔析评〕厥有寒厥热厥之分，本条之“厥”结合其它诸症，热厥无疑。根由阳明腑实，邪盛正存，不可不下，故当泻其实热为治。“不瘛疭”三字，说明热虽盛，但未入肝而动风，治少一虑。

大承气汤见中焦篇一条

七、阳明温病，纯利稀水无粪者，谓之热结旁流，调胃承气汤主之。

热结旁流，非气之不通，不用枳、朴，独取芒硝入阴以解热结，反以甘草缓芒硝急趋之性，使之留中解结。（此亦作者独得处。——朱评）不然，结不下而水独行，徒使药性伤人也。吴又可用大承气汤者非是。

〔析评〕“热结旁流”，乃肠中燥屎和热邪胶结，虽稀水旁泄，但便仍不得下。鞠通用软坚以解热结，甘以缓和之。硝、黄、草三味合用，缓下热结，邪去而不伤胃气，此谓医治病之良策也。

八、阳明温病，实热壅塞为哕者下之。连声哕者，中焦；声断续，时微时甚者，属下焦。

《金匮》谓哕而腹满，视其前后，知何部不利，利之即愈。阳明实热之哕，下之里气得通则止，但其兼证之轻重，难以预料，故但云下之而不定方，以俟临证者自为采取耳。再按：中焦实证之哕，哕必连声紧促者，胃气大实，逼迫肺气不得下降，两相攻击而然。若或断或续，乃下焦冲虚之哕，其哕之来路也远，故其声断续也，治属下焦。

〔析评〕考《内经》、《金匮要略》无呃逆之称，所载“哕证”，即呃逆。条文中指出多因阳明有热，胃之气不降反升所致，当用下法。临床上亦有虚实之辨，寒热之分。《证治汇补》谓：“火呃，呃声大响，乍发乍止，燥渴便难，脉数有力”，“……虚呃，气不接续，呃声较大，脉虚无力”。连声呃逆的病在中焦属实，当用降法。呃逆之声时断时续，时轻时重的，病在下焦肾，肾不纳气所致。当用补肾纳气法。此外，若属久呃也可用活血化瘀治之。

九、阳明温病，下利谵语，阳明脉实，或滑疾者，小承气汤

主之；脉不实者，牛黄丸主之，紫雪丹亦主之。

下利谵语，柯氏谓肠虚胃实，故取大黄之濡胃，无庸芒硝之润肠。本论有脉实、脉滑疾、脉不实之辨，恐心包络之谵语而误以承气下之也，仍主芳香开窍法。

小承气汤方（苦辛通法重剂）

大黄五钱　厚朴二钱　枳实一钱

水八杯，煮取三杯，先服一杯，得宿粪，止后服，不知再服。（温邪恶燥，枳、朴减原方分数，极见斟酌。——朱评）

调胃承气汤（热淫于内，治以咸寒，佐以甘苦法）

大黄三钱　芒硝五钱　生甘草二钱

牛黄丸（方论并见上焦篇）

紫雪丹（方论并见上焦篇）

〔析评〕由方推证很明，无需赘述。

牛黄丸：见卷一上焦篇十六条。

紫雪丹：见卷一上焦篇十六条。

小承气汤：见卷一上焦篇三条。

十、温病三焦俱急，大热大渴，舌燥，脉不浮而躁甚，舌色金黄，痰涎壅甚，不可单行承气者，承气合小陷胸汤主之。

三焦俱急，谓上焦未清，已入中焦阳明，大热大渴，脉躁苔焦，阳土燥烈，煎熬肾水，不下则阴液立见消亡，下则引上焦余邪陷入，恐成结胸之证，故以小陷胸合承气汤，涤三焦之邪，一齐俱出，此因病急，故方亦急也，然非审定是证，不可用是方也。

承气合小陷胸汤方（苦辛寒法）

生大黄五钱　厚朴二钱　枳实二钱　半夏三钱　栝蒌三钱　黄连二钱

水八杯，煮取三杯，先服一杯，不下，再服一杯，得快利，止后服，不便再服。

〔析评〕温病邪热炽盛，三焦俱急，从用方中知上中二焦尤急。故急用化痰导下法，太阳阳明兼而顾之。若不遏止，势必延及下焦而损及真阴，鞠通用“不可”二字，一方面寓不可单用承气法。另一方面告医者不可“不急”，当急病人所急。

十一、阳明温病，无上焦证，数日不大便，当下之，若其人阴素虚，不可行承气者，增液汤主之。服增液汤已，周十二时观之，若大便不下者，合调胃承气汤微和之。

此方所以代吴又可承气养荣汤法也。妙在寓泻于补，以补药之体，作泻药之用，既可攻实，又可防虚。余治体虚之温病，与前医误伤津液、不大便、半虚半实之证，专以此法救之，无不应手而效。（润剂即能通便，此法最稳最妙。——朱评）

〔征按〕二十年来，予以此法救温病体虚之当下者，取效屡矣，颇以为独得之奇，而不知鞠通之有是方也，所见略同。

增液汤方（咸寒苦甘法）

元参一两　麦冬（连心）八钱　细生地八钱

水八杯，煮取三杯，口干则与饮，令尽，不便，再作服。（此亦炙甘草汤变化出之。——朱评）

〔方论〕　温病之不大便，不出热结液干二者之外。其偏于阳邪炽甚，热结之实证，则从承气法矣；其偏于阴亏液涸之半虚半实证，则不可混施承气，故以此法代之。独取元参为君者，元参味苦咸微寒，壮水制火，通二便，启肾水上潮于天，其能治液干，固不待言，本经称其主治腹中寒热积聚，其并能解热结可知，麦冬主治心腹结气，伤中伤饱，胃络脉绝，羸瘦短气，亦系能补能润能通之品，故以为之佐。生地亦主寒热积聚，逐血痹，用细者，取其补而不腻，兼能走络也。三者合用，作增水行舟之计，故汤名增液，但非重用不为功。

本论于阳明下证，峙立三法：热结液干之大实证，则用大承气；偏于热结而液不干者，旁流是也，则用调胃承气；偏于液干

多而热结少者，则用增液，所以迴护其虚，务存津液之心法也。（要论。——朱评）

按吴又可纯恃承气以为攻病之具，用之得当则效，用之不当，其弊有三：一则邪在心包、阳明两处，不先开心包，徒攻阳明，下后仍然昏惑谵语，亦将如之何哉？吾知其必不救矣。二则体亏液涸之人，下后作战汗，或随战汗而脱，或不蒸汗徒战而脱。三者下后虽能战汗，以阴气大伤，转成上嗽下泄，夜热早凉之怯证，补阳不可，救阴不可，有延至数月而死者，有延至岁余而死者，其死均也。（延至数月，延至岁余，佥以为元气素虚，不复归咎于作俑之人矣。痛哉！——朱评）在又可当日，温疫盛行之际，非寻常温病可比，又初创温病治法，自有矫枉过正不暇详审之处，断不可概施于今日也。（亦实有之理，非薄责前人也。——朱评）本论分别可与不可与、可补不可补之处，以俟明眼裁定，而又为此按语于后，奉商天下之欲救是证者。至若张氏、喻氏，有以甘温辛热立法者，湿温有可用之处，然须兼以苦泄淡渗，盖治外邪，宜通不宜守也，若风温、温热、温疫、温毒，断不可从。

〔析评〕方随证变，全在一个“辨”字。

十二、阳明温病，下后汗出，当复其阴，益胃汤主之。

温热本伤阴之病，下后邪解汗出，汗亦津液之化，阴液受伤，不待言矣，故云当复其阴。此阴指胃阴而言（恐误认肾阴也。——朱评），盖十二经皆禀气于胃，胃阴复而气降得食，则十二经之阴皆可复矣。欲复其阴，非甘凉不可。汤名益胃者，胃体阳而用阴，取益胃用之义也。下后急议复阴者，恐将来液亏燥起，而成干咳身热之怯证也。

益胃汤方（甘凉法）

沙参三钱　麦冬五钱　冰糖一钱　细生地五钱　玉竹（炒香）一钱五分

水五杯，煮取二杯，分二次服，渣再煮一杯服。

〔析评〕阳明温病，用下法，下后伤阴；又汗出，汗后伤阴。用益胃汤益胃阴，胃为后天之本，胃阴复则周身阴津可复而病愈，此治病求本之法也。

十三、下后无汗脉浮者，银翘汤主之；脉浮洪者，白虎汤主之；脉洪而芤者，白虎加人参汤主之。

此下后邪气还表之证也。温病之邪，上行极而下，下行极而上，下后里气得通，欲作汗而未能，以脉浮验之，知不在里而在表，遂邪者随其性而宣泄之，就其近而引导之，故主以银翘汤，增液为作汗之具，仍以银花、连翘解毒而轻宣表气，盖亦辛凉合甘寒轻剂法也。若浮而且洪，热气炽甚，津液立见销亡，则非白虎不可。若洪而且芤，金受火克，元气不支，则非加人参不可矣。

银翘汤方（辛凉合甘寒法）

银花五钱　连翘三钱　竹叶二钱　生甘草一钱　麦冬四钱　细生地四钱

白虎汤、白虎加人参汤（方论并见前）

〔析评〕证变方变，应变而变，权在其“辨”，当细咀嚼。温病下后，脉浮但汗不出，这是余邪郁于肌表的现象，用银翘汤以银花、连翘轻宣表气，麦冬、生地滋液为汗源资助，真谓用心良苦；脉浮洪大，阳明气热炽盛之征，用白虎清热保津，恰合病机；脉浮洪而芤，热盛气伤的表现，用白虎加人参清热益气，以防气阴两伤，择方周到，恰到好处。

十四、下后无汗，脉不浮而数，清燥汤主之。

无汗而脉数，邪之未解可知，但不浮，无领邪外出之路，既下之后，又无连下之理，故以清燥法，增水敌火，使不致为灾，一半日后相机易法，即吴又可下后间服缓剂之法也。但又可清燥汤中用陈皮之燥，柴胡之升，当归之辛窜，津液何堪！以燥清燥，有是理乎？此条乃用其法而不用其方。

清燥汤方（甘凉法）

麦冬五钱　知母二钱　人中黄一钱五分　细生地五钱　元参三钱

水八杯，煮取三杯，分三次服。

〔加减法〕咳嗽胶痰，加沙参三钱，桑叶一钱五分，梨汁半酒杯，牡蛎三钱，牛蒡子三钱。

按吴又可咳嗽胶痰之证，而用苏子、橘红、当归，病因于燥而用燥药，非也，在湿温门中不禁。

〔析评〕养阴清热，以除余邪，两相兼顾。

十五、下后数日，热不退，或退不尽，口燥咽干，舌苔干黑，或金黄色，脉沉而有力者，护胃承气汤微和之；脉沉而弱者，增液汤主之。（吴竹如先生云：服增液不应，若下证仍可据，当从下法，迟疑亦恐误事。——朱评）

温病下后，邪气已净，必然脉静身凉，邪气不净，有延至数日邪气复聚于胃，须再通其里者，甚至屡下而后净者，诚有如吴又可所云。但正气日虚一日，阴津日耗一日，须加意防护其阴（作者于益阴三致意焉！真学者金针也。吃紧！——朱评），不可稍有卤莽，是在任其责者临时斟酌尽善耳。吴又可于邪气复聚之证，但主以小承气，本论于此分别立法。（枳、朴伤气劫阴，下后何可轻用。——朱评）

护胃承气汤方（苦甘法）

生大黄三钱　元参三钱　细生地三钱　丹皮二钱　知母二钱　麦冬（连心）三钱

水五杯，煮取二杯，先服一杯，得结粪，止后服，不便，再服。

增液汤（方见前）

〔析评〕增液汤见卷二中焦篇十一条。温病用下法后，下后阴液被伤，余邪未尽，复聚阳明，故见条文中诸症，若见脉沉有力，宜用护胃承气汤轻下，既泄余邪，又兼护胃阴；若脉沉而弱，说明无阳明热结之征，只是阴液耗伤罢了，用增液汤养阴退热即可。

十六、阳明温病，下后二、三日，下证复现，脉下甚沉，或沉而无力，止可与增液，不可与承气。

此恐犯数下之禁也。

〔汪按〕邪不传不化，传表传里，因势导之。温热之证，有解表之后，邪复聚表；攻里之后，邪复聚里；或解表之后，邪入于里；攻里之后，邪还于表；甚至温疫邪炽，有下至数十次而后愈者，诚如吴氏所云。总要看其邪正虚实，以定清热养阴之进退。大抵滋阴不厌频烦，攻下切须慎重。盖下后虚邪，与未下实邪不同。攻下稍缓，断无大害；元气一败，无可挽回也。邪少正虚，但与滋阴，便可涤邪，增液、益胃之属酌用；邪虚两停，滋阴之中，略佐涤邪，护胃承气主之；即邪炽正未虚者，亦以增液为主；燥结甚者，间服增液承气，约小其制，方合下后治法。

〔析评〕温病下后，实中有虚，不可过下。过下则更伤阴液，故用增液汤，滋养涤邪，是为上策。

十七、阳明温病，下之不通，其证有五：应下失下，正虚不能运药，不运药者死，新加黄龙汤主之。喘促不宁，痰涎壅滞，右寸实大，肺气不降者，宣白承气汤主之。左尺牢坚，小便赤痛，时烦渴甚，导赤承气汤主之。邪闭心包，神昏舌短，内窍不通，饮不解渴者，牛黄承气汤主之。津液不足，无水舟停者，间服增液，再不下者，增液承气汤主之。（五证精细详核。——朱评）

经谓下不通者死，盖下而至于不通，其为危险可知，不忍因其危险难治而遂弃之。兹按温病中下之不通者共有五因：其因正虚不运药者，正气既虚，邪气复实，勉拟黄龙法，以人参补正，以大黄逐邪，以冬、地增液，邪退正存一线，即可以大队补阴而生，此邪正合治法也。其因肺气不降，而里证又实者，必喘促寸实，则以杏仁、石膏宣肺气之痹，以大黄逐肠胃之结，此脏腑合治法也。其因火腑不通，左尺必现牢坚之脉（左尺，小肠脉也，俗候于左寸者非，细考《内经》自知），小肠热盛，下注膀胱，小便必涓滴赤且痛也，则以导赤去淡通之阳药，加连、柏之苦通火腑，大黄、芒硝承胃气而通大肠，此二肠同治法也。其因邪闭心包，内窍不通者，前第五条已有先与牛黄丸，再与承气之法，此条系已下而不通，舌短神昏，闭已甚矣，饮不解渴，消亦甚矣，较前条仅仅谵语，则更急而又急，立刻有闭脱之虞，阳明大实不通，有消亡肾液之虞，其势不可少缓须臾，则以牛黄丸开手少阴之闭，以承气急泻阳明，救足少阴之消，此两少阴合治法也。再此条亦系三焦俱急，当与前第九条用承气、陷胸合法者参看。其因阳明太热，津液枯燥，水不足以行舟，而结粪不下者，非增液不可。服增液两剂，法当自下，其或脏燥太甚之人，竟有不下者，则以增液合调胃承气汤，缓缓与服，约二时服半杯沃之，此一腑中气血合治法也。（此论反复详尽，无一字非的义，诚得《内经》《金匮》之精。——朱评）

新加黄龙汤（苦甘咸法）

细生地五钱　生甘草二钱　人参一钱五分（另煎）　生大黄三钱　芒硝一钱　元参五钱　麦冬（连心）五钱　当归一钱五分　海参（洗）二条　姜汁六匙

水八杯，煮取三杯。先用一杯，冲参汁五分、姜汁二匙，顿服之，如腹中有响声，或转矢气者，为欲便也；候一、二时不便，再如前法服一杯；候二十四刻，不便，再服第三杯；如服一杯，即得便，止后服，酌服益胃汤一剂（益胃汤方见前），余参或可加入。

〔方论〕此处方于无可处之地，勉尽人力，不肯稍有遗憾之法也。旧方用大承气加参、地、当归，须知正气久耗，而大便不下者，阴阳俱惫，尤重阴液消亡，不得再用枳、朴伤气而耗液，故改用调胃承气，取甘草之缓急，合人参补正，微点姜汁，宣通胃气，代枳、朴之用，合人参最宜胃气，加麦、地、元参，保津液之难保，而又去血结之积聚，姜汁为宣气分之用，当归为宣血中气分之用，再加海参者，海参咸能化坚，甘能补正，按海参之液，数倍于其身，其能补液可知，且蠕动之物，能走络中血分，病久者必入络，故以之为使也。

宣白承气汤方（苦辛淡法）

生石膏五钱　生大黄三钱　杏仁粉二钱　栝蒌皮一钱五分

水五杯，煮取二杯，先服一杯，不知再服。

导赤承气汤

赤芍三钱　细生地五钱　生大黄三钱　黄连二钱　黄柏二钱　芒硝一钱

水五杯，煮取二杯，先服一杯，不下再服。

牛黄承气汤

即用前安宫牛黄丸二丸，化开，调生大黄末三钱，先服一半，不知再服。

增液承气汤

即于增液汤内，加大黄三钱，芒硝一钱五分/

水八杯，煮取三杯，先服一杯，不知再服。

〔析评〕阳明温病，运用攻下法而大便仍不通，其因有五，皆立法对待。其一“死”字非死也，虽难，也当积极救治。

十八、下后虚烦不眠，心中懊憹，甚至反复颠倒，栀子豉汤主之；若少气者，加甘草；若呕者，加姜汁。

邪气半至阳明，半犹在膈，下法能除阳明之邪，不能除膈间之邪（著眼。——朱评），故证现懊憹虚烦。栀子豉汤，涌越其在上之邪也。少气加甘草者，误下固能伤阴，此则以误下而伤胸中阳气，甘能益气，故加之。呕加姜汁者，胃中未至甚热燥结，误下伤胃中阳气，木来乘之，故呕，加姜汁，和肝而致胃气也，胃气降，则不呕矣。

栀子豉汤方（见上焦篇）

栀子豉加甘草汤

即于栀子豉汤内，加甘草二钱，煎法如前。

栀子豉加姜汁方

即于栀子豉汤内，加姜汁五匙。

〔析评〕“反复颠倒”语意下后里气虚，余邪留于胸隔，扰其神明，治宜宣泄上焦余邪为治。若下后中气不足或呕吐者，可随症加味。

栀子豉汤方：见卷一上焦篇十三条。

十九、阳明温病，干呕口苦而渴，尚未可下者，黄连黄芩汤主之。不渴而舌滑者属湿温。

温热，燥病也，其呕由于邪热夹秽，扰乱中宫而然，故以黄连、黄芩彻其热，以芳香蒸变化其浊也。

黄连黄芩汤方（苦寒微辛法）

黄连二钱　黄芩二钱　郁金一钱五分　香豆豉二钱

水五杯，煮取二杯，分二次服。

〔析评〕热邪郁结中焦，气机失畅，用是方取黄连、黄芩苦寒降泄除其热，用郁金、豆豉芳香微辛畅其机，则症自去。不渴属湿温，治当清化。

二十、阳明温病，舌黄燥，肉色绛，不渴者，邪在血分，清营汤主之。若滑者，不可与也。当于湿温中求之。

温病传里，理当渴甚，今反不渴者，以邪气深入血分，格阴于外，上潮于口，故反不渴也。曾过气分，故苔黄而燥。邪居血分，故舌之肉色绛也。若舌苔白滑、灰滑、淡黄而滑，不渴者，乃湿气蒸腾之象，不得用清营柔以济柔也。

〔汪按〕此条以舌绛为主（舌绛不渴，夜甚，乃入营的候）。再按：绛而中心黄苔，当气血两清；纯绛鲜红，急涤包络；中心绛干，两清心胃；尖独干绛，专泄火腑；舌绛而光，当濡胃阴；绛而枯痿，急用胶黄；干绛无色，宜投复脉（此二证俱属下焦）。以上俱仍合脉证参详。若舌绛兼有白苔，或黄白相兼，是邪仍在气分；绛而有滑苔者，则为湿热熏蒸，误用血药滋腻，邪必难解，不可不慎也，详见上下二焦。

清营汤方（见上焦篇）

〔析评〕清营汤证俱，故用清营汤以去邪热，若属湿温证范围则另章。

清营汤：见卷一上焦篇三十条，内容互参。

二一、阳明斑者，化斑汤主之。

方义并见上焦篇。

〔析评〕阳明热毒炽盛，迫灼营血，外泄肌肤而发斑，用清热凉血、解毒化斑的化斑汤治疗，方药的对。

化斑汤：见卷一上焦篇十六条。

二二、阳明温病，下后疹续出者，银翘散去豆豉，加细生地大青叶元参丹皮汤主之。

方义并见上焦篇。

〔析评〕此阳明温病下后出疹，其因由于邪热充斥表里，波及营血，故治用透疹凉血，清热解毒之剂治疗，和发斑不同，当相区别。

方见卷一上焦篇十六条，内容互参。

二三、斑疹，用升提，则衄，或厥，或呛咳，或昏痉，用壅补则瞀乱。

此治斑疹之禁也。斑疹之邪在血络，只喜轻宣凉解。（尝见小儿，医有过用升提而死者。——朱评）若用柴胡、升麻辛温之品，直升少阳，使热血上循清道则衄；过升则下竭，下竭者必上厥；肺为华盖，受热毒之熏蒸则呛咳；心位正阳，受升提之摧迫则昏痉。至若壅补，使邪无出路，络道比经道最细，诸疮痛痒，皆属于心，既不得外出，其势必返而归之于心，不瞀乱得乎？

〔析评〕条文示人注意斑疹治疗原则，慎用升发，忌用壅补。

二四、斑疹阳明证悉具，外出不快，内壅特甚者，调胃承气汤微和之，得通则已，不可令大泄，大泄则内陷。

此斑疹下法，微有不同也。斑疹虽宜宣泄，但不可太过，令其内陷。斑疹虽忌升提，亦畏内陷。方用调胃承气者，避枳、朴之温燥，取芒硝之入阴，甘草败毒缓中也。

调胃承气汤（方见前）

〔析评〕治阳明斑疹，禁用大泻，以“得通则已”为原则。

调胃承气汤：见卷二中焦篇七条。

二五、阳明温毒发痘者，如斑疹法，随其所在而攻之。

温毒发痘，如小儿痘疮，或多或少，紫黑色，皆秽浊太甚，疗治失宜而然也。虽不多见，间亦有之。随其所在而攻，谓脉浮则用银翘散加生地、元参、渴加花粉，毒重加金汁，人中黄，小便短加芩、连之类；脉沉内壅者，酌轻重下之。

〔析评〕阳明温毒发痘，据症之轻重，治同斑疹法，或宣透解毒；或凉血解毒，或采用承气法，辨证施治。

二六、阳明温毒，杨梅疮者，以上法随其所偏而调之，重加败毒，兼与利湿。

此条当入湿温，因上条温痘连类而及，故编于此。可以互证也。杨梅疮者，形似杨梅，轻则红紫，重则紫黑，多现于背部、面部，亦因感受秽浊而然。如上法者，如上条治温痘之法。毒甚故重加败毒，此证毒附湿而为灾，故兼与利湿，如萆薢、土茯苓之类。

〔析评〕阳明温毒出现杨梅疮者，是为温毒夹湿蒸淫而成，仿上法辨证论治，随证加减。

二七、阳明温病，不甚渴，腹不满，无汗，小便不利，心中懊憹者，必发黄，黄者栀子柏皮汤主之。

受邪太重，邪热与胃阳相搏，不得发越，无汗不能自通，热必发黄矣。

栀子柏皮汤方

栀子五钱　生甘草二钱　黄柏五钱

水五杯，煮取二杯，分二次服。

〔方论〕此湿淫于内，以苦燥之，热淫于内，佐以甘苦法也。栀子清肌表，解五黄，又治内烦。黄柏泻膀胱，疗肌肤间热。甘草协利内外。三者其色皆黄，以黄退黄，同气相求也。按又可但有茵陈大黄汤，而无栀子柏皮汤，温热发黄，岂皆可下者哉！

〔析评〕阳明温病，湿热郁于中焦，发为黄疸者，当清利湿热为治。夫黄疸有阳黄、阴黄之别，证属阳黄之轻者，用是方治疗。若湿热重者，当选它方治疗。

二八、阳明温病，无汗，或但头汗出，身无汗，渴欲饮水，腹满舌燥黄，小便不利者，必发黄，茵陈蒿汤主之。

此与上条异者，在口渴腹满耳。上条口不甚渴，腹不满，胃不甚实，故不可下；此则胃家已实而黄不得退，热不得越，无出表之理，故从事于下趋大小便也。

茵陈蒿汤

茵陈蒿六钱　栀子三钱　生大黄三钱

水八杯，先煮茵陈减水之半，再入二味，煮成三杯，分三次服，以小便利为度。

〔方论〕　此纯苦急趋之方也。发黄外闭也，腹满内闭也，内外皆闭，其势不可缓，苦性最急，故以纯苦急趋下焦也。黄因热结，泻热者必泻小肠，小肠丙火，非苦不通。胜火者莫如水，茵陈得水之精；开郁莫如发陈，茵陈生发最速，高出众草，主治热结黄疸，故以之为君。栀子通水源而利三焦，大黄除实热而减腹满，故以之为佐也。

〔析评〕病较上条为重，胃家已实，当增泻下，以增清利湿热之力，故用是方，则病去速。

二九、阳明温病，无汗，实证未剧，不可下，小便不利者，甘苦合化，冬地三黄汤主之。

大凡小便不通，有责之膀胱不开者，有责之上游结热者，有责之肺气不化者。温热之小便不通，无膀胱不开证，皆上游（指小肠而言）热结，与肺气不化而然也。小肠火腑，故以三黄苦药通之；热结则液干，故以甘寒润之；金受火刑，化气维艰，故倍用麦冬以化之。

冬地三黄汤方（甘苦合化阴气法）

麦冬八钱　黄连一钱　苇根汁半酒杯（冲）　元参四钱　黄柏一钱　银花露半酒杯（冲）　细生地四钱　黄芩一钱　生甘草三钱

水八杯，煮取三杯，分三次服，以小便得利为度。

〔析评〕条中“小便不利”四字，说明腑有热结，脏有热邪，故用三黄等泄其热结，其黄芩入肺，合以麦冬、苇根汁、生地等，清肺而滋上源，冀源流俱畅，则小便自利，而内热自去。

三十、温病小便不利者，淡渗不可与也，忌五苓、八正辈。

此用淡渗之禁也。热病有余于火，不足于水，惟以滋水泻火为急务，岂可再以淡渗动阳而燥津乎？（申淡渗禁，吃紧！——朱评）奈何吴又可于小便条下，特立猪苓汤，乃去仲景原方之阿胶，反加木通、车前，渗而又渗乎！其治小便血分之桃仁汤中，仍用滑石，不识何解！

〔析评〕温病患者出现小便不畅，多因邪热伤阴所致，故温热病单行淡渗不可取，以免耗液伤阴，治疗上应当清热滋阴，以助化源，一般五苓、八正之类皆属不宜。

三一、温病燥热，欲解燥者，先滋其干，不可纯用苦寒也，服之反燥甚。

此用苦寒之禁也。温病有余于火，不用淡渗犹易明，并苦寒亦设禁条，则未易明也。举世皆以苦能降火，寒能泻热，坦然用之而无疑，不知苦先入心，其化以燥，服之不应，愈化愈燥。(申苦寒禁，尤吃紧！——朱评) 宋人以目为火户，设立三黄汤，久服竟至于瞎，非化燥之明征乎？吾见温病而恣用苦寒，津液干涸不救者甚多，盖化气比本气更烈。故前条冬地三黄汤，甘寒十之八九，苦寒仅十之一二耳。至茵陈蒿汤之纯苦，止有一用，或者再用，亦无屡用之理。吴又可屡诋用黄连之非，而又恣用大黄，惜乎其未通甘寒一法也。

〔析评〕治温热病，欲防伤阴，用药当以甘寒为主，苦寒酌用，此之理也。又因苦能生燥，燥伤其阴，故纯苦之味，更当注意。

三二、阳明温病，下后热退，不可即食，食者必复；周十二时后，缓缓与食，先取清者，勿令饱，饱则必复；复必重也。

此下后暴食之禁也。(申暴食禁，亦要。——朱评) 下后虽然热退，余焰尚存，盖无形质之邪，每借有形质者以为依附，必须坚壁清野，勿令即食。一日后，稍可食清而又清之物，若稍重浊，犹必复也。勿者，禁止之词；必者，断然之词也。

〔析评〕阳明温病，热退之后，饮食宜忌应当注意，以防“食复”。“食复”即饮食不慎或不当引起疾病复发的意思。

三三、阳明温病，下后脉静，身不热，舌上津回，十数日不大便，可与益胃、增液辈，断不可再与承气也。下后舌苔未尽退，口微渴，面微赤，脉微数，身微热，日浅者亦与增液辈，日深舌微干者，属下焦复脉法也。(方见下焦) **勿轻与承气，轻与者肺燥而咳，脾滑而泄，热反不除，渴反甚也，百日死。**

此数下亡阴之大戒也。(申数下禁，尤要。——朱评) 下后不大便十数日，甚至二十日，乃肠胃津液受伤之故，不可强责其便，但与复阴，自能便也。此条脉静身凉，人犹易解，至脉虽不躁而未静，身虽不壮热而未凉，俗医必谓邪气不尽，必当再下，在又可法中亦必再下。不知大毒治病，十衰其六，但与存阴退热，断不误事。（下后邪气复聚，大热大渴，面正赤，脉躁甚，不在此例。论于存阴退热，类尽之；此则推之于终极也。——朱评）若轻与苦燥，频伤胃阴，肺之母气受伤，阳明化燥，肺无秉气，反为燥逼，焉得不咳。燥咳久者，必身热而渴也。若脾气为快利所伤，必致滑泄，滑泄则阴伤而热渴愈加矣，迁延三月，天道小变之期，其势不能再延，故曰百日死也。

〔析评〕阳明温病，下后热退，仍应处处注意增液保津，慎防因阴液涸竭而引生变端，当慎之又慎。

三四、阳明温病，渴甚者，雪梨浆沃之。

雪梨浆（方法见前）

〔析评〕雪梨浆：见卷一上焦篇十二条。

三五、阳明温病，下后微热，舌苔不退者，薄荷末拭之。

以新布蘸新汲凉水，再蘸薄荷细末，频擦舌上。

〔析评〕此法简单易行，有是证可效法之。

三六、阳明温病，斑疹温痘，温疮，温毒，发黄，神昏谵语者，安宫牛黄丸主之。

心居膈上，胃居膈下，虽有膜膈，其浊气太甚，则亦可上干包络，且病自上焦而来，故必以芳香逐秽开窍为要也。

安宫牛黄丸（方见上焦篇）

〔析评〕凡因秽毒内盛，浊气蒸腾，不论何证何病，凡“神昏谵语者”，皆当清心开窍。病不同，证同，故治用一法，此谓“异病同治”之理也。

安宫牛黄丸：见卷一上焦篇十六条。

三七、风温、温热、温疫、温毒、冬温之在中焦，阳明病居多；湿温之在中焦，太阴病居多；暑温则各半也。

此诸温不同之大关键也。（总纲，扼要！——朱评）温热等皆因于火，以火从火，阳明阳土，以阳从阳，故阳明病居多。湿温

则以湿从湿，太阴阴土，以阴从阴，则太阴病居多。暑兼湿热，故各半也。

〔析评〕温病有温热、湿热两类。暑为阳邪，暑必夹湿，暑温病在中焦，湿热相兼，兼而有之，故治不可偏执。

暑温　伏暑

三八、脉洪滑，面赤身热头晕，不恶寒，但恶热，舌上黄滑苔，渴欲凉饮，饮不解渴，得水则呕，按之胸下痛，小便短，大便闭者，阳明暑温，水结在胸也，小陷胸汤加枳实主之。（此条别于温热，全在舌滑、胸痛、呕水。——朱评）

脉洪面赤，不恶寒，病已不在上焦矣。暑兼湿热，热甚则渴，引水求救。湿郁中焦，水不下行，反来上逆，则呕。胃气不降，则大便闭。故以黄连、栝蒌清在里之热痰，半夏除水痰而强胃，加枳实者，取其苦辛通降，开幽门而引水下行也。

小陷胸加枳实汤方（苦辛寒法）

黄连二钱　栝蒌三钱　枳实二钱　半夏五钱

急流水五杯，煮取二杯，分二次服。

〔析评〕阳明暑温，湿热相兼。热甚，则口渴饮凉。湿郁中焦，湿甚，故水入不受，上逆作呕。本条系中焦阳明暑湿为患，已形成结胸证，故用是方宽胸散结，清暑热而化湿郁，选方用药十分贴切病机。

三九、阳明暑温，脉滑数，不食不饥不便，浊痰凝聚，心下痞者，半夏泻心汤去人参、干姜、大枣、甘草加枳实、杏仁主之。

不饥不便，而有浊痰，心下痞满，湿热互结而阻中焦气分。故以半夏、枳实开气分之湿结；黄连、黄芩开气分之热结；杏仁开肺与大肠之气痹；暑中热甚，故去干姜；非伤寒误下之虚痞，故去人参、甘草、大枣，且畏其助湿作满也。

半夏泻心汤去干姜甘草加枳实杏仁方（苦辛寒法）

半夏一两　黄连二钱　黄芩三钱　枳实二钱　杏仁三钱

水八杯，煮取三杯，分三次服。虚者复纳入人参二钱，大枣三枚。

〔析评〕本条指阳明暑温，湿热痰浊互结为患，已形成心下痞证。痞证有虚有实，此系实痞，故用半夏泻心汤加减，苦辛寒法合用，用半夏、黄连、黄芩清热去湿，加枳实、杏仁开中焦痞实，所去之味，以防助湿作满，有碍开痞散结，故损之。

四十、阳明暑温，湿气已化，热结独存，口燥咽干，渴欲饮水，面目俱赤，舌燥黄，脉沉实者，小承气汤各等分下之。

暑兼湿热，其有体瘦质燥之人，感受热重湿轻之证，湿先从热化尽，只余热结中焦，具诸下证，方可下之。

〔汪按〕湿热入胃腑方可下，虽云化热，究从湿来，故枳、朴、大黄等分用也。大抵温病诊舌为要，痞满之证，见黄燥，方可议下；黄而不燥，仍用宣泄，以驱之入胃，或苦温助之化燥，见黄，方可用苦泄（泻心、陷胸之属）；黄白相兼，或灰白色，仍用开提（三香、杏、蔻、枳、桔之属），以达之于肺，不可误也。又叶天士论伤寒热邪劫烁，下之宜猛；温病多湿邪内搏，下之宜轻；伤寒大便溏为邪尽，不可下，湿温病大便溏为邪未尽，便硬方为无湿，不可攻也。此皆要论，不可不知。

小承气汤（方义并见前。此处不必以大黄为君，三物各等分可也）

〔析评〕阳明暑温，湿从热化，鞠通用下法，但不用大黄为主，而取厚朴、枳实、大黄三味等量，目的苦辛以下结热，非苦泻燥屎，真谓用心良苦也。

方见卷二中焦篇三条。

四一、暑温蔓延三焦，舌滑微黄，邪在气分者，三石汤主

之；邪气久留，舌绛苔少，热搏血分者，加味清宫汤主之；神识不清，热闭内窍者，先与紫雪丹，再与清宫汤。（气血二字扼要。——朱评）

蔓延三焦，则邪不在一经一脏矣，故以急清三焦为主。（著眼。——朱评）然虽云三焦，以手太阴一经为要领。盖肺主一身之气，气化则暑湿俱化，且肺脏受生于阳明，肺之脏象属金色白，阳明之气运亦属金色白，故肺经之药多兼走阳明，阳明之药多兼走肺也。再肺经通调水道，下达膀胱，肺痹开则膀胱亦开，是虽以肺为要领，而胃与膀胱皆在治中，则三焦俱备矣，是邪在气分而主以三石汤之奥义也。若邪气久羁，必归血络，心主血脉，故以加味清宫汤主之。内窍欲闭，则热邪盛矣，紫雪丹开内窍而清热最速者也。

三石汤方

飞滑石三钱　生石膏五钱　寒水石三钱　杏仁三钱　竹茹（炒）二钱　银花三钱（花露更妙）　金汁一酒杯（冲）　白通草二钱

水五杯，煮成二杯，分二次温服。

〔方论〕此微苦辛寒兼芳香法也。盖肺病治法，微苦则降，过苦反过病所，辛凉所以清热，芳香所以败毒而化浊也。按三石、紫雪丹中之君药，取其得庚金之气，清热退暑利窍，兼走肺胃者也；杏仁、通草为宣气分之用，且通草直达膀胱，杏仁直达大肠；竹茹以竹之脉络，而通人之脉络；金汁、银花，败暑中之热毒。

加味清宫汤方

即于前清宫汤内加知母三钱、银花二钱、竹沥五茶匙冲入。

〔方论〕此苦辛寒法也。清宫汤前已论之矣，加此三味者：知母泻阳明独胜之热，而保肺清金；银花败毒而清络；竹沥除胸中大热，止烦闷消渴；合清宫为暑延三焦血分之治也。

〔析评〕暑温邪热蔓延上中下三焦，临床见证多端。如邪在气分，用三石汤，方中滑石、生石膏、寒水石为紫雪丹中之主药，能清热退暑利窍，兼清肺胃之热。肺主一身之气，肺气得宣，则暑湿之邪可化，病随之愈。若邪气久留，入血神志昏糊或热甚窍闭，则又当速速用清宫汤或紫雪丹救治，方不致误。

清宫汤方：见卷一上焦篇十六条，加知母三钱，银花二钱，竹沥五茶匙，冲下。

紫雪丹方：见卷一上焦篇十六条。

四二、暑温伏暑，三焦均受，舌灰白，胸痞闷，潮热呕恶，烦渴自利，汗出溺短者，杏仁滑石汤主之。（上二条湿轻热重，此条湿热两停。——朱评）

舌白胸痞，自利呕恶，湿为之也。潮热烦渴，汗出溺短，热为之也。热处湿中，湿蕴生热，湿热交混，非偏寒偏热可治，故以杏仁、滑石、通草，先宣肺气，由肺而达膀胱以利湿，厚朴苦温而泻湿满，芩、连清里而止湿热之利，郁金芳香走窍而开闭结，橘、半强胃而宣湿化痰以止呕恶，俾三焦混处之邪，各得分解矣。

杏仁滑石汤方（苦辛寒法）

杏仁三钱　滑石三钱　黄芩二钱　橘红一钱五分　黄连一钱　郁金二钱　通草一钱　厚朴二钱　半夏三钱

水八杯，煮取三杯，分三次服。

〔析评〕暑温和伏暑之邪侵入三焦，热中夹湿，湿蕴生热，湿热交蒸，唯用苦辛宣上，苦温化湿，苦寒清热之杏仁滑石汤，则湿热之邪方可分而解之。

寒 湿

四三、湿之入中焦，有寒湿，有热湿，有自表传来，有水谷内蕴，有内外相合。其中伤也，有伤脾阳，有伤脾阴，有伤胃阳，有伤胃阴，有两伤脾胃，伤脾胃之阳者十常八、九，伤脾胃之阴者十居一、二。彼此混淆，治不中窾，遗患无穷，临证细推，不可泛论。

此统言中焦湿证之总纲也。（总纲，扼要。——朱评）寒湿者，湿与寒水之气相搏也，盖湿水同类，其在天之阳时为雨露，阴时为霜雪，在江河为水，在土中为湿，体本一源，易于相合，最损人之阳气。热湿者，在天时长夏之际，盛热蒸动湿气流行也，在人身湿郁，本身阳气久而生热也，兼损人之阴液。自表传来，一由经络而脏腑，一由肺而脾胃。水谷内蕴，肺虚不能化气，脾虚不能散津，或形寒饮冷，或酒客中虚。内外相合，客邪既从表入，而伏邪又从内发也。伤脾阳，在中则不运痞满，传下则洞泄腹痛。伤胃阳，则呕逆不食，膈胀胸痛。两伤脾胃，既有脾证，又有胃证也。其伤脾胃之阴若何？湿久生热，热必伤阴，古称湿火者是也。（南方卑湿伤阴者，十常六、七。——朱评）。伤胃阴，则口渴不饥。伤脾阴，则舌先灰滑，后反黄燥，大便坚结。湿为阴邪，其伤人之阳也，得理之正，故多而常见。其伤人之阴也，乃势之变，故罕而少见。治湿者必须审在何经何脏，兼寒兼热，气分血分，而出辛凉、辛温、甘温、苦温、淡渗、苦渗之治，庶所投必效。若脾病治胃，胃病治脾，兼下焦者，单治中焦，或笼统混治。脾胃不分，阴阳寒热不辨，将见肿胀、黄疸、洞泄、衄血、便血、诸证蜂起矣。惟在临证者细心推求，下手有准的耳。盖土为杂气，兼证甚多（著眼。——朱评），最难分析，岂可泛论湿气而已哉！

〔汪按〕温热、湿温，为本书两大纲。温热从口鼻吸受，并无寒证，最忌辛温表散，但当认定门径，勿与伤寒混杂，再能按三焦投药，辨清气血营卫，不失先后缓急之序，便不致误。湿温为三气杂感，浊阴弥漫，有寒有热，传变不一，全要细察兼证，辨明经络脏腑气血阴阳，湿热二气偏多偏少，方可论治。故论湿温方法，较温热为多，读者以此意求之，无余蕴矣。再按：热证清之则愈，湿证宣之则愈，重者往往宣之未愈，待其化热而后清，清而后愈。一为阳病，一兼阴病，至鲁至道，难易较然。

〔析评〕湿入中焦有寒湿、湿热之分，皆伤脾胃。脾为阴土，胃为阳土，其伤阳者俱多，伤阴者较少，孰轻孰重，当辨其证，不可概言。

四四、足太阴寒湿，痞结胸满，不饥不食，半苓汤主之。

此书以温病名，并列寒湿者，以湿温紧与寒湿相对，言寒湿而湿温更易明析。（借宾定主。——朱评）

痞结胸满，仲景列于太阴篇中，乃湿郁脾阳，足太阴之气，不为鼓动运行。脏病而累及腑，痞结于中，故亦不能食也。故以半夏、茯苓培阳土以吸阴土之湿，厚朴苦温以泻湿满，黄连苦以渗湿，重用通草以利水道，使邪有出路也。

半苓汤方（此苦辛淡渗法也）

半夏五钱　茯苓块五钱　川连一钱　厚朴三钱　通草八钱（煎汤煮前药）

水十二杯，煮通草成八杯，再入余药煮成三杯，分三次服。

〔析评〕寒湿留滞中焦，脾阳受遏，脾为湿困，用半苓汤，苦辛淡渗，使寒随湿去，则中阳亦可恢复。

四五、足太阴寒湿，腹胀，小便不利，大便溏而不爽，若欲滞下者，四苓加厚朴秦皮汤主之，五苓散亦主之。

经谓太阴所至，发为䐜胀，又谓厥阴气至为䐜胀，盖木克土也。太阴之气不运，以致膀胱之气不化，故小便不利。四苓辛淡渗湿，使膀胱开而出邪，以厚朴泻胀，以秦皮洗肝也。其或肝气不热，则不用秦皮，仍用五苓中之桂枝以和肝，通利三焦而行太阳之阳气，故五苓散亦主之。

四苓加厚朴秦皮汤方（苦温淡法）

茅术三钱　厚朴三钱　茯苓块五钱　猪苓四钱　秦皮二钱　泽泻四钱

水八杯，煮成八分三杯，分三次服。

五苓散（甘温淡法）

猪苓一两　赤术一两　茯苓一两　泽泻一两六钱　桂枝五钱

共为细末，百沸汤和服三钱，日三服。

〔析评〕寒湿留滞中焦，且见腹胀，便溏不爽，肝脾受邪。小便不利，膀胱气化失职。用四苓辛淡渗湿，加厚朴以消胀，秦皮以清肝，诸药和合，方切合病机，若无肝热之征，则另选它方，如五苓散亦可。

四六、足太阴寒湿，四肢乍冷，自利，目黄，舌白滑，甚则灰，神倦不语，邪阻脾窍，舌蹇语重，四苓加木瓜草果厚朴汤主之。

脾主四肢，脾阳郁故四肢乍冷。湿渍脾而脾气下溜，故自利。目白精属肺，足太阴寒则手太阴不能独治，两太阴同气也，且脾主地气，肺主天气，地气上蒸，天气不化，故目睛黄也。白滑与灰，寒湿苔也。湿困中焦，则中气虚寒，中气虚寒，则阳光不治，主正阳者心也，心藏神，故神昏。心主言，心阳虚故不语。脾窍在舌，湿邪阻窍，则舌蹇而语声迟重。湿以下行为顺，故以四苓散驱湿下行，加木瓜以平木，治其所不胜也。厚朴以温中行滞，草果温太阴独胜之寒，芳香而达窍，补火以生土，驱浊以生清也。

四苓加木瓜厚朴草果汤方（苦热兼酸淡法）

生於白术三钱　猪苓一钱五分　泽泻一钱五分　赤苓块五钱　木瓜一钱　厚朴一钱　草果八分　半夏三钱

水八杯，煮取八分三杯，分三次服。阳素虚者，加附子二钱。

〔析评〕寒湿侵脾，见证多端，唯“目黄”一症尤当重视，防生他端。用是方温中行滞，健脾除湿，方用四苓驱湿下行，加木瓜平肝，厚朴理气行滞，草果芳香温脾，半夏辛温化痰，诸药和合，则寒湿自除，目黄等症自会消失。

四七、足太阴寒湿，舌灰滑，中焦滞痞，草果茵陈汤主之；面目俱黄，四肢常厥者，茵陈四逆汤主之。

湿滞痞结，非温通而兼开窍不可，故以草果为君。茵陈因陈生新，生发阳气之机最速，故以之为佐。广皮、大腹、厚朴，共成泻痞之功。猪苓、泽泻，以导湿外出也。若再加面黄肢逆，则非前汤所能济，故以四逆回厥，茵陈宣湿退黄也。

草果茵陈汤方（苦辛温法）

草果一钱　茵陈三钱　茯苓皮三钱　厚朴二钱　广皮一钱五分　猪苓二钱　大腹皮二钱　泽泻一钱五分

水五杯，煮取二杯，分二次服。

茵陈四逆汤方（苦辛甘热复微寒法）

附子三钱（炮）　干姜五钱　炙甘草二钱　茵陈六钱

水五杯，煮取二杯，温服一杯，厥回止后服；仍厥，再服；尽剂，厥不回，再作服。

〔析评〕寒湿留滞中焦，湿遏脾阳，用草果茵陈汤祛寒除湿，理气畅中，正合病机。若寒湿内阻，阳气不振，面目俱黄，色黄晦暗，四肢冷者，此阴黄无疑，上方则不适宜，唯《张氏医通》茵陈四逆汤，温里助阳，利湿退黄，切合病机。鞠通随手取来，方随证变，十分灵活。

四八、足太阴寒湿，舌白滑，甚则灰，脉迟，不食，不寐，

大便窒塞，浊阴凝聚，阳伤腹痛，痛甚则肢逆，椒附白通汤主之。

此足太阴寒湿，兼足少阴、厥阴证也。白滑灰滑，皆寒滑苔也。脉迟者，阳为寒湿所困，来去俱迟也。不食，胃阳痹也。不寐，中焦湿聚，阻遏阳气不得下交于阴也。大便窒塞，脾与大肠之阳，不能下达也。阳为湿困，返逊位于浊阴，故浊阴得以蟠踞中焦而为痛也（古人论痛，未有如此之明快者。——朱评）；凡痛皆邪正相争之象，虽曰阳困，究竟阳未绝灭，两不相下，故相争而痛也（后凡言痛者仿此）。椒附白通汤，齐通三焦之阳，而急驱浊阴也。

椒附白通汤方

生附子（炒黑）三钱　川椒（炒黑）二钱　淡干姜二钱　葱白三茎　猪胆汁半烧酒杯（去渣后调入）

水五杯，煮成二杯，分二次凉服。

〔方论〕此苦辛热法复方也。苦与辛合，能降能通，非热不足以胜重寒而回阳。附子益太阳之标阳，补命门之真火，助少阳之火热。盖人之命火，与太阳之阳少阳之阳旺，行水自速。三焦通利，湿不得停，焉能聚而为痛，故用附子以为君，火旺则土强。（寒湿系阴证，中阳素弱者，病此尤多，虽盛暑犹宜姜附，不可畏而不用。——朱评）干姜温中逐湿痹，太阴经之本药，川椒燥湿除胀消食，治心腹冷痛，故以二物为臣。葱白由内而达外，中空通阳最速，亦主腹痛，故以为之使。浊阴凝聚不散，有格阳之势，故反佐以猪胆汁，猪水畜，属肾，以阴求阴也；胆乃甲木，从少阳，少阳主开泄，生发之机最速。此用仲景白通汤，与许学士椒附汤，合而裁制者也。

〔析评〕寒温凝聚中焦，阳气被困，气机失畅，用是方温通驱浊，诸症除，病可愈。本方构思巧妙，寒温一炉。方虽非鞠通独创，也谓择方精良也。

四九、阳明寒湿，舌白腐，肛坠痛，便不爽，不喜食，附子理中汤去甘草加广皮厚朴汤主之。

九窍不和，皆属胃病。胃受寒湿所伤，故肛门坠痛而便不爽；阳明失阖，故不喜食。理中之人参补阳明之正，苍术补太阴而渗湿，姜、附运坤阳以劫寒，盖脾阳转而后湿行，湿行而后胃阳复。去甘草，畏其满中也。加厚朴、广皮，取其行气。合而言之，辛甘为阳，辛苦能通之义也。

附子理中汤去甘草加厚朴广皮汤方（辛甘兼苦法）

生茅术三钱　人参一钱五分　炮干姜一钱五分　厚朴二钱　广皮一钱五分　生附子一钱五分（炮黑）

水五杯，煮取八分二杯，分二次服。

〔征按〕仲景理中汤原方中用术，今定以苍术者，苍术燥湿而兼解郁，不似白术之呆滞也，丹溪制越鞠丸方，以苍术治湿郁，以上见证，皆郁证也，故用苍术。（古书只有术名，而无苍白之分，至《唐本草》始分赤白，后世又谓赤术为苍术矣）

〔析评〕寒湿滞留中焦，中虚气滞，气机不畅，用是方温中驱寒，理气祛湿，药用参补阳明之气，用苍术燥太阴之湿，姜、附温中以驱寒湿，恐其甘能助湿，故去之，而厚朴、广皮以温而理气，诸药和合而达治疗目的。

五十、寒湿伤脾胃两阳，寒热，不饥，吞酸，形寒，或脘中痞闷，或酒客湿聚，苓姜术桂汤主之。

此兼运脾胃，宣通阳气之轻剂也。

苓姜术桂汤方（苦辛温法）

茯苓块五钱　生姜三钱　炒白术三钱　桂枝三钱

水五杯，煮取八分二杯，分温再服。

〔析评〕寒湿伤中，脾胃阳遏，用苓姜术桂汤苦辛温通，针对寒湿，温建脾胃之阳，阳复寒湿之邪自去，则病愈。此方和《金匮要略》苓桂术甘汤只一味之差，令人琢磨，给人以启迪。

五一、湿伤脾胃两阳，既吐且利，寒热身痛，或不寒热，但腹中痛，名曰霍乱。寒多，不欲饮水者，理中汤主之。热多，欲饮水者，五苓散主之。吐利汗出，发热恶寒，四肢拘急，手足厥逆，四逆汤主之。吐利止而身痛不休者，宜桂枝汤小和之。（此条有阴阳二证，以欲饮不欲饮辨之，欲饮水而不能者，仍阴证。——朱评）

按霍乱一证，长夏最多，本于阳虚寒湿凝聚，关系非轻，伤人于顷刻之间。奈时医不读《金匮》，不识病源，不问轻重，一概主以霍香正气散，轻者原有可愈之理，重者死不旋踵；更可笑者，正气散中加黄连、麦冬，大用西瓜治渴欲饮水之霍乱，病者岂堪命乎！瑭见之屡矣，故将采《金匮》原文，备录于此。胃阳不伤不吐，脾阳不伤不泻，邪正不争不痛，营卫不乖不寒热。以不饮水之故，知其为寒多；主以理中汤（原文系理中丸，方后自注云：然丸不及汤，盖丸缓而汤速也；且恐丸药不精，故直改从汤），温中散寒。人参甘草，胃之守药；白术甘草，脾之守药；干姜能通能守，上下两泄者，故脾胃两守之；且守中有通，通中有守，以守药作通用，以通药作守用。若热欲饮水之证，饮不解渴，而吐泄不止，则主以五苓。邪热须从小便去，膀胱为小肠之下游，小肠，火腑也，五苓通前阴，所以守后阴也。太阳不开，则阳明不阖，开太阳正所以守阳明也。此二汤皆有一举两得之妙。吐利则脾胃之阳虚，汗出则太阳之阳亦虚；发热者，浮阳在外也；恶寒者，实寒在中也；四肢拘急，脾阳不荣四末；手足厥冷，中土湿而厥阴肝木来乘病者，四逆汤善救逆，故名四逆汤。人参甘草守中阳，干姜附子通中阳，人参附子护外阳，干姜甘草护中阳，中外之阳复回，则群阴退避，而厥回矣。吐利止而身痛不休者，中阳复而表阳不和也，故以桂枝汤温经络而微和之。

理中汤方（甘热微苦法，此方分量以及后加减法，悉照《金匮》原文，用者临时斟酌）

人参　甘草　白术　干姜各三两

水八杯，煮取三杯，温服一杯，日三服。

〔加减法〕若脐上筑者，肾气动也，去术加桂四两。吐多者，去术加生姜三两。下多者还用术。悸者加茯苓二两。渴欲饮水者，加术足前成四两半。腹中痛者，加人参足前成四两半。寒者，加干姜足前成四两半。腹满者，去术加附子一枚。服汤后，如食顷，饮热粥一升许，微自汗，勿发揭衣服。

五苓散方（见前）

〔加减法〕腹满者，加厚朴、广皮各一两。渴甚面赤，脉大紧而急，搧扇不知凉，饮冰不知冷，腹痛甚，时时躁烦者，格阳也，加干姜一两五钱（此条非仲景原文，余治验也）。

百沸汤和，每服五钱，日三服。

［汪按］湿温、湿疟、寒湿、中寒等证，皆有阴盛格阳。若春温、风温、暑热、温疫、温毒，非犯逆则绝无此证，虽或病前病中，兼犯房劳遗泄，亦断无阴证，而阳盛格阴者，则往往有之。俗医传派不清，临事狐疑，失之毫厘，人命立绝。此条与温热门中，中下焦阳厥数条参看，庶乎临证了然，厥功巨矣。

四逆汤方（辛甘热法，分量临时斟酌）

炙甘草二两　干姜一两半　生附子一枚（去皮）　加人参一两

水五茶碗，煮取二碗，分二次服。

按：原方无人参，此独加人参者，前条寒多不饮水，较厥逆尚轻，仲景已用人参；此条诸阳欲脱，中虚更急，不用人参，何以固内。柯韵伯伤寒注云：仲景凡治虚证，以里为重，协热下利，脉微弱者，便用人参；汗后身痛，脉沉迟者，便加人参。此脉迟而利清谷，且不烦不咳，中气大虚，元气已脱，但温不补，何以救逆乎！观茯苓四逆之烦躁，且以人参；况通脉四逆，岂得无参。是必有脱落耳，备录于此存参。

〔析评〕寒湿损伤脾胃之阳，症变多多，当随其症变而辨证治疗，其理甚明。无庸争辩。

五苓散方：见卷二中焦篇四十五条。

五二、霍乱兼转筋者，五苓散加防己桂枝薏仁主之；寒甚脉紧者，再加附子。

肝藏血，主筋，筋为寒湿搏急而转，故于五苓和霍乱之中，加桂枝温筋，防已急驱下焦血分之寒湿，薏仁主湿痹脚气，扶土抑木，治筋急拘挛。甚寒脉紧，则非纯阳之附子不可。

五苓散加防己桂枝薏仁方

即于前五苓散内，加防己一两，桂枝一两半，足前成二两，薏仁二两。寒甚者，加附子大者一枚。杵为细末，每服五钱，百沸汤和，日三，剧者日三夜一，得卧则勿令服。

〔析评〕霍乱兼见四肢筋脉拘急掣痛，此乃寒湿搏急筋脉所致，故用五苓散加味，温通阳气，驱除寒湿，以缓筋急拘挛。若寒严重者，可再加附片，取其大辛大热，增强舒展筋脉之力，则更合病机。

五三、卒中寒湿，内挟秽浊，眩冒欲绝，腹中绞痛，脉沉紧而迟，甚则伏，欲吐不得吐，欲利不得利，甚则转筋，四肢欲厥，俗名发痧，又名干霍乱，转筋者，俗名转筋火，古方书不载。（不载者，不载上三条之俗名耳；若是证，当于《金匮》腹满、腹痛、心痛、寒疝诸条参看自得）**蜀椒救中汤主之，九痛丸亦可服；语乱者，先服至宝丹，再与汤药。**

按此证夏日湿蒸之时最多，故因霍乱而类记于此。中阳本虚，内停寒湿，又为蒸腾秽浊之气所干，由口鼻而直行中道，以致腹中阳气受逼，所以相争而为绞痛；胃阳不转，虽欲吐而不得；脾阳困闭，虽欲利而不能；其或经络亦受寒湿，则筋如转索，而后者向前矣；中阳虚而肝木来乘，则厥。俗名发痧者何？盖以此证病来迅速，或不及延医，或医亦不识，相传以钱，或用磁碗口，蘸姜汤或麻油，刮其关节，刮则其血皆分，住则复合，数数分合，动则生阳，关节通而气得转，往往有随手而愈者，刮处必现血点，红紫如沙，故名痧也。但刮后须十二时不饮水，方不再发。不然则留邪在络，稍受寒发怒，则举发矣。以其欲吐不吐，欲利不利而腹痛，故又名干霍乱。其转筋名转筋火者，以常发于夏月，夏月火令，又病迅速如火也，其实乃伏阴与湿相搏之故。（尝见一人患此病饮米汤立毙。——朱评）以大建中之蜀椒，急驱阴浊下行，干姜温中，去人参、胶饴者，畏其满而守也。加厚朴以泻湿 中浊气，槟榔以散结气，直达下焦，广皮通行十二经之气，改名救中汤，急驱浊阴，所以救中焦之真阳也。九痛丸一面扶正，一面驱邪，其驱邪之功最迅，故亦可服。再按前吐泻之霍乱，有阴阳二证，干霍乱则纯有阴而无阳（辨要。——朱评），所谓天地不通，闭塞而成冬，有若否卦之义。若语言乱者，邪干心包，故先以至宝丹，驱包络之邪也。

救中汤方（苦辛通法）

蜀椒（炒出汗）三钱　淡干姜四钱　厚朴三钱　槟榔二钱　广皮二钱

水五杯，煮取二杯，分二次服。兼转筋者，加桂枝三钱，防己五钱，薏仁三钱。厥者加附子二钱。

九痛丸方（治九种心痛，苦辛甘热法）

附子三两　生狼牙一两　人参一两　干姜一两　吴茱萸一两　巴豆（去皮心熬碾如膏）一两

蜜丸梧子大，酒下，强人初服三丸，日三服，弱者二丸。

兼治卒中恶，腹胀痛，口不能言；又治连年积冷，流注心胸痛，并冷、冲上气，落马、坠车、血病等证皆主之。忌口如常法。

〔方论〕《内经》有五脏胃腑心痛，并痰虫食积，即为九痛也。心痛之因，非风即寒，故以干姜、附子驱寒壮阳，吴茱萸能降肝脏浊阴下行，生狼牙善驱浮风，以巴豆驱逐痰虫陈滞之积，人参养正驱邪，因其药品气血皆入，补泻攻伐皆备，故治中恶腹胀痛等证。

〔附录〕《外台》走马汤　治中恶、心痛、腹胀、大便不通，苦辛热法。沈目南注云：中恶之证，俗谓绞肠乌痧，即秽臭恶毒之气，直从口鼻，入于心胸肠胃脏腑，壅塞正气不行，故心痛腹胀，大便不通，是为实证。非似六淫侵入而有表里清浊之分。故用巴豆极热大毒峻猛之剂，急攻其邪，佐杏仁以利肺与大肠之气，使邪从后阴，一扫尽除，则病得愈。若缓须臾，正气不通，营卫阴阳机息则死，是取通则不痛之义也。

巴豆（去心皮熬）二枚　**杏仁**二枚

上二味，以绵缠槌令碎，热汤二合，捻取白汁饮之，当下，老小强弱量之，通治飞尸鬼击病。

按　《医方集解》中，治霍乱用阴阳水一法，有协和阴阳，使不相争之义。又治干霍乱用盐汤探吐一法，盖闭塞至极之证，除针灸之外，莫如吐法通阳最速。夫呕，厥阴气也，寒痛，太阳寒水气也，否，冬象也，冬令太阳寒水，得厥阴气至，风能上升，则一阳开泄，万象皆有生机矣。至针法，治病最速，取祸亦不缓，当于《甲乙经》中求之，非善针者，不可令针也。

〔汪按〕《玉龙经》干霍乱取委中。今世俗多用热水，急拍腿湾，红筋高起即刺之，出血愈。又按：此证亦有不由触秽受寒，但因郁怒而发者，其宜急攻下气，与触秽受寒同。

〔征按〕痧证向无方论，人多忽之。然其病起于仓卒，或不识其证，或不得其治，戕人甚速。总因其人浊阴素重，清阳不振，偶感浊阴之气，由口鼻直行中道，邪正交争，营卫逆乱。近世治之者，率有三法，不知起自何人？一则刮之，前按所云是也。一则焠之，以大灯草，或纸拈蘸麻油照看其头面额角，及胸前腹上肩膊等处，凡皮肤间隐隐有红点发出，或如蚊迹，或累累坟起，疏密不同，层次难定，一经照出，轻轻灼而焠之，爆响有声，则病者似觉轻松痛减。一则刺之，其法以针按穴刺出血，凡十处，名曰放痧。此皆针灸遗意，但不见古书，故不悉载。又有试法，与以生黄豆嚼之，不腥者痧；觉有豆腥气者非痧，与试疔同。患此者，俗忌生姜麻油之类，余历验多年，知其言亦不谬。曾见有少女服生姜而毙，有少男子服干姜一夜而死，余俱随觉随解之耳。前二方中俱有干姜，似与俗说相悖；然干姜与槟榔巴豆并用，正使邪有出路，既有出路，则干姜不为患矣。但后之人不用此方则已，用此方而妄减其制，必反误事，不可不知。至若羌活、麻黄，则在所大禁。余尚有二方，附记于后，以备裁采。

立生丹（治伤暑、霍乱、痧证、疟、痢、泄泻、心痛、胃痛、腹痛、吞吐酸水及一切阴寒之证、结胸、小儿寒痉）

母丁香一两二钱　沈香四钱　茅苍术一两二钱　明雄黄一两二钱

上为细末，用蟾酥八钱，铜锅内加火酒一小杯，化开，入前药末，丸绿豆大。每服二丸，小儿一丸，温水送下。又下死胎如神。凡被蝎蜂螫者，调涂立效，惟孕妇忌之。

此方妙在刚燥药中加芳香透络。蟾乃土之精，上应月魄，物之浊而灵者，其酥入络，以毒攻毒，而方又有所监制，故应手取效耳。

独胜散（治绞肠痧痛急，指甲唇俱青，危在顷刻）

马粪（年久弥佳）

不拘分两，瓦上焙干为末，老酒冲服二、二钱，不知，再作服。

此方妙在以浊攻浊，马性刚善走，在卦为乾，粪乃浊阴所结，其象圆，其性通，故能摩荡浊阴之邪，仍出下窍。忆昔年济南方讱庵莅任九江，临行，一女子忽患痧证，就地滚嚎，声嘶欲绝。讱庵云：偶因择日不谨，误犯红痧，或应此乎？余急授此方，求马粪不得，即用骡粪，并非陈者，亦随手奏功。

〔析评〕突然感受寒湿秽浊之邪，伤及中焦之阳，因人之体质有强弱之分，感邪有轻重之别，故症状多多，且急且重，宜急逐浊阴，温中救阳为治。临床因证有不同，故治疗或用刮痧法，或用方药者，当应急与之，据证施方，灵活运用。

湿 温

（疟、痢、疸、痹附）

五四、湿热上焦未清，里虚内陷，神识如蒙，舌滑脉缓，人参泻心汤加白芍主之。

湿在上焦，若中阳不虚者，必始终在上焦，断不内陷；或因中阳本虚，或因误伤于药，其势必致内陷。湿之中人也，首如裹，目如蒙，热能令人昏，故神识如蒙，此与热邪直入包络谵语神昏有间。里虚故用人参以护里阳，白芍以护真阴；湿陷于里，故用干姜、枳实之辛通；湿中兼热，故用黄芩、黄连之苦降。此邪已内陷，其势不能还表，法用通降，从里治也。

人参泻心汤方（苦辛寒兼甘法）

人参二钱　干姜二钱　黄连一钱五分　黄芩一钱五分　枳实一钱　生白芍二钱

水五杯，煮取二杯，分二次服，渣再煮一杯服。

〔析评〕中虚湿热内扰，证见“神识如蒙”，和热入心包“神昏谵语”当鉴别。和卷一上焦篇十六条互参。

五五、湿热受自口鼻，由募原直走中道，不饥不食，机窍不灵，三香汤主之。

此邪从上焦来，还使上焦去法也。

三香汤方（微苦微辛微寒兼芳香法）

栝蒌皮三钱　桔梗三钱　黑山栀二钱　枳壳二钱　郁金二钱　香豉二钱　降香末三钱

水五杯，煮取二杯，分二次温服。

〔方论〕按此证由上焦而来，其机尚浅，故用蒌皮、桔梗、枳壳微苦微辛开上，山栀轻浮微苦清热，香豉、郁金、降香化中上之秽浊而开郁。上条以下焦为邪之出路，故用重；此条以上焦为邪之出路，故用轻；以下三焦均受者，则用分消。（分析极清。——朱评）彼此互参，可以知叶氏之因证制方，心灵手巧处矣！惜散见于案中而人多不察，兹特为拈出，以概其余。

〔析评〕湿热由上焦侵入中焦，症状较轻，方用蒌皮、桔梗、枳壳、豆豉等微苦微辛之味，以开上焦，再配以他药，使湿热之邪仍从上焦宣散而解。条为择方轻灵，不离乎法也。

五六、吸受秽湿，三焦分布，热蒸头胀，身痛呕逆，小便不通，神识昏迷，舌白，渴不多饮，先宜芳香通神利窍，安宫牛黄丸；继用淡渗分消浊湿，茯苓皮汤。

按此证表里经络脏腑三焦，俱为湿热所困，最畏内闭外脱（著眼。——朱评），故急以牛黄丸宣窍清热而护神明；但牛黄丸不能利湿分消，故继以茯苓皮汤。

安宫牛黄丸（方法见前）

茯苓皮汤（淡渗兼微辛微凉法）

茯苓皮五钱　生薏仁五钱　猪苓三钱　大腹皮三钱　白通草三钱　淡竹叶二钱

水八杯，煮取三杯，分三次服。

〔析评〕秽湿之邪，遍布三焦，湿热相蒸，热重湿轻，故神志昏迷。选用二方，一以清热开窍，二行分消湿浊，各担己任，使之邪去。

安宫牛黄丸方：见卷一上焦篇十六条。

五七、阳明湿温，气壅为哕者，新制橘皮竹茹汤主之。

按《金匮》橘皮竹茹汤，乃胃虚受邪之治，今治湿热壅遏胃气致哕，不宜用参甘峻补，故改用柿蒂。按柿成于秋，得阳明燥金之主气，且其形多方，他果未之有也，故治肺胃之病有独胜。（肺之脏象属金，胃之气运属金）柿蒂乃柿之归束处，凡花皆散，凡子皆降，凡降先收，从生而散而收而降，皆一蒂为之也，治逆呃之能事毕矣。（再按：草木一身，芦与蒂为升降之门户，载生气上升者芦也，受阴精归藏者蒂也，格物者不可不于此会心焉）（前辈有言，本草解药性不尽。得此知察理之精，求之五色五味之外。凡辨药须实就物理体会，方有妙悟，不可泥定本草。本论拈出处，可以隅反。——朱评）

新制橘皮竹茹汤（苦辛通降法）

橘皮三钱　竹茹三钱　柿蒂七枚　姜汁三茶匙（冲）

水五杯，煮取二杯，分二次温服；不知，再作服。有痰火者，加竹沥、栝蒌霜。有瘀血者，加桃仁。

〔析评〕阳明湿温，湿热壅滞，胃气不降反升，症见呃逆，治用新制橘皮竹茹汤，因参、草、枣皆味甘助湿，有壅中之弊，故损之，而加柿蒂一味，助降胃气。诸药配伍，切中病机，“新制”二字不失其意。

五八、三焦湿郁，升降失司，脘连腹胀，大便不爽，一加减正气散主之。

再按此条与上第五十六条同为三焦受邪，彼以分消开窍为急务，此以升降中焦为定法，各因见证之不同也。（以下诸条，看其因症变法之妙，可得用古方法。——朱评）

一加减正气散方

藿香梗二钱　厚朴二钱　杏仁二钱　茯苓皮二钱　广皮一钱　神曲一钱五分　麦芽一钱五分　绵茵陈二钱　大腹皮一钱

水五杯，煮二杯，再服。

〔方论〕正气散本苦辛温兼甘法，今加减之，乃苦辛微寒法也。去原方之紫苏、白芷，无须发表也。去甘桔，此证以中焦为扼要，不必提上焦也。只以藿香化浊，厚朴、广皮、茯苓、大腹泻湿满，加杏仁利肺与大肠之气，神曲、麦芽升降脾胃之气，茵陈宣湿郁而动生发之气，藿香但用梗，取其走中不走外也。茯苓但用皮，以诸皮皆凉，泻湿热独胜也。

〔析评〕三焦湿郁，病以中焦为主，故脘连腹胀，用一加减正气散，芳香化湿，升降畅中，是为一法。

五九、湿郁三焦，脘闷，便溏，身痛，舌白，脉象模糊，二加减正气散主之。

上条中焦病重，故以升降中焦为要。此条脘闷便溏，中焦证也，身痛舌白，脉象模糊，则经络证矣，故加防己急走经络中湿郁；以便溏不比大便不爽，故加通草、薏仁，利小便所以实大便也；大豆黄卷从湿热蒸变而成，能化蕴酿之湿热，而蒸变脾胃之气也。

二加减正气散（苦辛淡法）

藿香梗三钱　广皮二钱　厚朴二钱　茯苓皮三钱　木防己三钱　大豆黄卷二钱　川通草一钱五分　薏苡仁三钱

水八杯，煮三杯，三次服。

〔析评〕湿郁三焦，经络受阻，故用芳香化浊，兼通络道而祛湿热的二加减正气散治疗，是为二法。

六十、秽湿着里，舌黄脘闷，气机不宣，久则酿热，三加减正气散主之。

前两法，一以升降为主，一以急宣经隧为主；此则以舌黄之故，预知其内已伏热，久必化热，而身亦热矣，故加杏仁利肺气，气化则湿热俱化，滑石辛淡而凉，清湿中之热，合藿香所以宣气机之不宣也。

三加减正气散方（苦辛寒法）

藿香（连梗叶）三钱　茯苓皮三钱　厚朴二钱　广皮一钱五分　杏仁三钱　滑石五钱

水五杯，煮二杯，再服。

〔析评〕秽湿留着，气郁酿热，用三加减正气散，取藿香、厚朴、广皮等芳香开泄，杏仁开利肺气，气化则湿化，加滑石清湿中之热，是为三法。

六一、秽湿着里，邪阻气分，舌白滑，脉右缓，四加减正气主散之。

以右脉见缓之故，知气分之湿阻，故加草果、查肉、神曲，急运坤阳，使足太阴之地气不上蒸手太阴之天气也。

四加减正气散方（苦辛温法）

藿香梗三钱　厚朴二钱　茯苓三钱　广皮一钱五分　草果一钱　查肉（炒）五钱　神曲二钱

水五杯，煮二杯，渣再煮一杯，三次服。

〔析评〕秽湿留着气分，故用四加减正气散芳香化浊，再加入草果、神曲、山楂等化湿助运，脾健则湿化，是为四法。

六二、秽湿着里，脘闷便泄，五加减正气散主之。

秽湿而致脘闷，故用正气散之香开；便泄而知脾胃俱伤，故加大腹运脾气，谷芽升胃气也。以上二条，应入前寒湿类中，以同为加减正气散法，欲观者知化裁古方之妙，故列于此。

五加减正气散（苦辛温法）

藿香梗二钱　广皮一钱五分　茯苓块三钱　厚朴二钱　大腹皮一钱五分　谷芽一钱　苍术二钱

水五杯，煮二杯，日再服。

按：今人以藿香正气散，统治四时感冒，试问四时止一气行令乎？抑各司一气，且有兼气乎？况受病之身躯脏腑，又各有不等乎？历观前五法，均用正气散，而加法各有不同，亦可知用药非丝丝入扣，不能中病，彼泛论四时不正之气，与统治一切诸病之方，皆未望见轩岐之堂室者也，乌可云医乎！

〔析评〕秽湿留着，脘闷便泄，故用五加减正气散芳香运脾，以化湿邪，是为五法。

〔综述〕：五个加减正气散方，证都属秽湿之邪阻遏气机，故脘胀闷，药用藿香、广皮、厚朴、茯苓四味为基本方，芳香以畅通气机，化湿助运，随证加减，有泻的加健脾消食之味，如一、二、五三个正气散加减方；秽湿着里，邪阻气分，湿郁化热的加滑石等清湿中之热，如三正气散加减方。药随证变，各得其所，恰到是处。

六三、脉缓身痛，舌淡黄而滑，渴不多饮，或竟不渴，汗出热解，继而复热，内不能运水谷之湿，外复感时令之湿，发表攻里，两不可施，误认伤寒，必转坏证，徒清热则湿不退，徒祛湿则热愈炽，黄芩滑石汤主之。

脉缓身痛，有似中风，但不浮，舌滑不渴饮，则非中风矣。若系中风，汗出则身痛解而热不作矣；今继而复热者，乃湿热相蒸之汗，湿属阴邪，其气留连，不能因汗而退，故继而复热。内不能运水谷之湿，脾胃困于湿也；外复受时令之湿，经络亦困于湿矣。倘以伤寒发表攻里之法施之，发表则诛伐无过之表，阳伤而成痉；攻里则脾胃之阳伤，而成洞泄寒中，故必转坏证也。湿热两伤，不可偏治，故以黄芩、滑石、茯苓皮清湿中之热，蔻仁、猪苓宣湿邪之正，再加腹皮、通草，共成宣气利小便之功，气化则湿化，小便利则火腑通而热自清矣。（作者于湿病，反复详尽，多前人所未及，较之温热，尤为枕中鸿宝也。——朱评）

黄芩滑石汤方（苦辛寒法）

黄芩三钱　滑石三钱　茯苓皮三钱　大腹皮二钱　白蔻仁一钱　通草一钱　猪苓三钱

水六杯，煮取二杯，渣再煮一杯，分温三服。

〔析评〕湿温为病，既湿且热。单清其热，则助其湿，湿反加重；单祛其湿，则助其热，热也加重。鞠通巧用黄芩滑石汤，湿热两清，统筹兼顾。两难之中，辟一新径。

六四、阳明湿温，呕而不渴者，小半夏加茯苓汤主之；呕甚而痞者，半夏泻心汤去人参、干姜、大枣、甘草加枳实、生姜主

之。

呕而不渴者，饮多热少也，故主以小半夏加茯苓，逐其饮而呕自止。呕而兼痞，热邪内陷，与饮相搏，有固结不通之患，故以半夏泻心，去参、姜、甘、枣之补中，加枳实、生姜之宣胃也。

小半夏加茯苓汤

半夏六钱　茯苓六钱　生姜四钱

水五杯，煮取二杯，分二次服。

半夏泻心汤去人参干姜甘草大枣加枳实生姜方

半夏六钱　黄连二钱　黄芩三钱　枳实三钱　生姜三钱

水八杯，煮取三杯，分三次服，虚者复纳人参、大枣。

〔征按〕湿之为病，其来也渐，其去也迟，譬若小人之易进而难退也。湿温之痞，与湿寒异，湿寒之痞，兼有食积；湿温之痞，热陷邪留，故呕而兼痞也。水气上逆则呕，水停膈间则痞，上干于头则眩，中凌于心则悸。方目本文，字字俱有斟酌，难为粗心者道。

〔析评〕阳明湿温，呕而不渴，此饮邪也，饮除则呕自止，故用小半夏汤加味。呕而兼痞，中有湿热交固之邪也，唯清热祛湿，方可畅通气机而病愈。鞠通改用半夏泻心汤加减，药随证变，灵活运用，非常符合临床实际。

六五、湿聚热蒸，蕴于经络，寒战热炽，骨骱烦疼，舌色灰滞，面目痿黄，病名湿痹，宣痹汤主之。

经谓风寒湿三者合而为痹，《金匮》谓经热则痹，盖《金匮》诚补《内经》之不足。痹之因于寒者固多，痹之兼乎热者，亦复不少，合参二经原文，细验于临证之时，自有权衡。本论因载湿温而类及热痹，见湿温门中，原有痹证，不及备载痹证之全，学者欲求全貌，当于《内经》、《金匮》、喻氏、叶氏以及宋元诸名家，合而参之自得。大抵不越寒热两条，虚实异治。寒痹势重而治反易，热痹势缓而治反难，实者单病躯壳易治，虚者兼病脏腑夹痰饮腹满等证，则难治矣，犹之伤寒两感也。此条以舌灰目黄，知其为湿中生热；寒战热炽，知其在经络；骨骱疼痛，知其为痹证。若泛用治湿之药，而不知循经入络，则罔效矣。故以防己急走经络之湿，杏仁开肺气之先，连翘清气分之湿热，赤豆清血分之湿热，滑石利窍而清热中之湿，山栀肃肺而泻湿中之热，薏苡淡渗而主挛痹，半夏辛平而主寒热，蚕沙化浊道中清气，痛甚加片子姜黄、海桐皮者，所以宣络而止痛也。

宣痹汤方（苦辛通法）

防己五钱　杏仁五钱　滑石五钱　连翘三钱　山栀三钱　薏苡五钱　半夏（醋炒）三钱　晚蚕沙三钱　赤小豆皮三钱（赤小豆乃五谷中之赤小豆，味酸肉赤，凉水浸取皮用。非药肆中之赤小豆，药肆中之赤豆乃广中野豆，赤皮蒂黑肉黄，不入药者也）。

水八杯，煮取三杯，分温三服。痛甚加片子姜黄二钱，海桐皮三钱。

〔析评〕湿热蕴结经络，不通而发为“湿痹”，鞠通用宣痹汤清利湿热，宣通经络，络通则痹除，此也治痹之一法也。

六六、湿郁经脉，身热身痛，汗多自利，胸腹白疹，内外合邪，纯辛走表，纯苦清热，皆在所忌，辛凉淡法，薏苡竹叶散主之。

上条但痹在经脉，此则脏腑亦有邪矣，故又立一法。汗多则表阳开，身痛则表邪郁，表阳开而不解表邪，其为风湿无疑，盖汗之解者寒邪也。风为阳邪，尚不能以汗解，况湿为重浊之阴邪，故虽有汗不解也。学者于有汗不解之证，当识其非风则湿，或为风湿相搏也。自利者小便必短，白疹者，风湿郁于孙络毛窍。此湿停热郁之证，故主以辛凉解肌表之热，辛淡渗在里之湿，俾表邪从气化而散，里邪从小便而驱，双解表里之妙法也，与下条互斟自明。

薏苡竹叶散方（辛凉淡法，亦轻以去实法）

薏苡五钱　竹叶三钱　飞滑石五钱　白蔻仁一钱五分　连翘三钱　茯苓块五钱　白通草一钱五分

共为细末，每服五钱，日三服。

〔析评〕湿郁热结经脉，单用辛温，纯用苦寒皆不适宜。鞠通用辛凉解肌表之热，用淡渗祛胃肠之湿。使表邪从皮毛而散，里热随小便而去。为治痹又立一法。体现中医治病，给邪有出路的思想，独具其格。

六七、风暑寒湿，杂感混淆，气不主宣，咳嗽头胀，不饥舌白，肢体若废，杏仁薏苡汤主之。（废固病也，如痞、聋、跛、躃、侏儒固有之类。——朱评）

杂感混淆，病非一端，乃以气不主宣四字为扼要（著眼。——朱评）。故以宣气之药为君。既兼雨湿中寒邪，自当变辛凉为辛温。此条应入寒湿类中，列于此者，以其为上条之对待也。

杏仁薏苡汤（苦辛温法）

杏仁三钱　薏苡三钱　桂枝五分　生姜七分　厚朴一钱　半夏一钱五分　防己一钱五分　白蒺藜二钱

水五杯，煮三杯，渣再煮一杯，分温三服。

〔析评〕风、暑、寒、湿四气混淆伤人，风、暑、寒宜宣，宜清，宜温。而湿非所宜，湿唯宜化。鞠通用杏仁薏苡汤苦辛温法，各担其任，驱邪外出，设想周到也。

六八、暑湿痹者，加减木防己汤主之。

此治痹之祖方也。风胜则引，引者（吊痛掣痛之类，或上或下，四肢游走作痛，经谓行痹是也）加桂枝、桑叶。湿胜则肿，肿者（土曰敦阜）加滑石、萆薢、苍术。寒胜则痛，痛者加防己、桂枝、姜黄、海桐皮。面赤口涎自出者（《灵枢》谓：胃热则廉泉开），重加石膏、知母。绝无汗者，加羌活、苍术，汗多者加黄芪、炙甘草。兼痰饮此，加半夏、厚朴、广皮。因不能备载全文，故以祖方加减如此，聊示门径而已。（痹证总以宣气为主，郁则痹，宣则通也。以此条加减及上数条参之，思过半矣。——朱评）

加减木防己汤（辛温辛凉复法）

防己六钱　桂枝三钱　石膏六钱　杏仁四钱　滑石四钱　白通草二钱　薏仁三钱

水八杯，煮取三杯，分温三服。见小效不即退者，加重服，日三夜一。

〔汪案〕痹证有周、行、著之分，其原有风、寒、湿、热之异。奈古方多以寒湿论治，且多杂用风药，不知湿家忌汗，圣训昭然，寒湿固有，热湿尤多，误用辛温，其害立见。再外感初伤气分，惟贵宣通，误认虚证，投柔腻补药，其祸尤酷，学者细考本文，可得治热痹之梗概矣。

〔析评〕治暑湿痹证，暑为阳邪，暑必夹湿，湿热各半，治暑湿痹证，鞠通用辛温辛凉复法，紧紧抓住湿热二字选方，的对。令热随湿去，而经络自通，则病愈。

六九、湿热不解，久酿成疸，古有成法，不及备载，聊列数则，以备规矩。（下疟、痢等证仿此）

本论之作，原补前人之未备，已有成法可循者，安能尽录。因横列四时杂感，不能不列湿温，连类而及，又不能不列黄疸、疟、痢，不过略标法则而已。按湿温门中，其证最多，其方最伙；盖土居中位，秽浊所归，四方皆至，悉可兼证，故错综参伍，无穷极也。即以黄疸一证而言，《金匮》有辨证三十五条，出治一十二方，先审黄之必发不发，在于小便之利与不利；疸之易治难治，在于口之渴与不渴；再察瘀热入胃之因，或因外并，或因内发，或因食谷，或因酣酒，或因劳色，有随经蓄血，入水黄汗；上盛者一身尽热，下郁者小便为难；又有表虚里虚，热除作哕，火劫致黄。知病有不一之因，故治有不紊之法：于是脉弦胁痛，少阳未罢，仍主以和；渴饮水浆，阳明化燥，急当泻热；湿在上，以辛散，以风胜，湿在下，以苦泄，以淡渗；如狂蓄血，势以必攻；汗后溺白，自宜投补；酒客多蕴热，先用清中，加之分利，后必顾其脾阳；女劳有秽浊，始以解毒，继以滑窍，终当峻补真阴；表虚者实卫，里虚者建中；入水火劫，以及治逆变证，各立方论，以为后学津梁。至寒湿在里之治，阳明篇中，惟见一则，不出方论，指人以寒湿中求之。盖脾本畏木而喜风燥，制水而恶寒湿。今阴黄一证，寒湿相搏，譬如卑监之土，须暴风日之阳，纯阴之病，疗以辛热无疑，方虽不出，法已显然。奈丹溪云：不必分五疸，总是如庵酱相似。以为得治黄之扼要，殊不知以之治阳黄，犹嫌其混，以之治阴黄，恶乎可哉！喻嘉言于阴黄一证，竟谓仲景方论亡失，恍若无所循从。惟罗谦甫具有卓识，力辨阴阳，遵仲景寒湿之旨，出茵陈四逆汤之治。瑭于阴黄一证，究心有年，悉用罗氏法而化裁之，无不应手取效。间有始即寒湿，从太阳寒水之化，继因其人阳气尚未十分衰败，得燥热药数帖，阳明转燥金之化而为阳证者，即从阳黄例治之。

［析评］黄疸证治，今临床多从“阴黄”、“阳黄”辨治。考《金匮要略》对黄疸的审证认为：疸的发与不发，在于小便的利与不利；疸的易治与难治，在于口之渴否。关于辨证与治法，《金匮》旨有大要，列方业10首以示人，用“古有成法”一语寓意其中，令后学者以悟之。

和《金匮》黄疸诸条互参。

七十、夏秋疸病，湿热气蒸，外干时令，内蕴水谷，必以宣通气分为要，失治则为肿胀，由黄疸而肿胀者，苦辛淡法，二金汤主之。

此揭疸病之由，与治疸之法，失治之变，又因变制方之法也。

二金汤方（苦辛淡法）

鸡内金五钱　海金沙五钱　厚朴三钱　大腹皮三钱　猪苓三钱

白通草二钱

水八杯，煮取三钱，分三次温服。

〔析评〕夏秋时令湿热，系指外湿；水谷饮食不化，蕴结生湿，系指内湿。两湿相搏而成黄疸，治当清热渗湿以退黄，方用茵陈蒿汤之类。若失于治疗，湿热郁蒸于脾胃，而肿胀者，鞠通用二金汤健脾渗湿，湿去热随，则肿消黄退，言理发前人所未发，言选方遣药，切合病机。

七一、诸黄疸小便短者，茵陈五苓散主之。

沈氏目南云：此黄疸气分实证，通治之方也。胃为水谷之海，营卫之源，风入胃家气分，风湿相蒸，是为阳黄；湿热流于膀胱，气郁不化，则小便失利，当用五苓散宣通表里之邪，茵陈开郁而清湿热。

茵陈五苓散（五苓散方见前。五苓散系苦辛温法，今茵陈倍五苓，乃苦辛微寒法）

茵陈末十分　五苓散五分

共为细末，和匀，每服三钱，日三服。

《金匮》方不及备载，当于本书研究，独采此方者，以其为实证通治之方，备外风内湿一则也。

〔析评〕本条示人，小便通调，热退湿去则黄疸自愈。茵陈五苓散表里双解，乃治疗黄疸的代表方之一。此也临床上治疗黄疸之一法也。

茵陈五苓散：茵陈十分，五苓散五分，方见卷二中焦篇四十五条。

七二、黄疸脉沉，中痞恶心，便结溺赤，病属三焦里证，杏仁石膏汤主之。

前条两解表里，此条统治三焦，有一纵一横之义。杏仁、石膏开上焦，姜、半开中焦，枳实则由中驱下矣，山栀通行三焦，黄柏直清下焦。凡通宣三焦之方，皆扼重上焦，以上焦为病之始入，且为气化之先（金针尽度，经所谓治节出焉。——朱评），虽统宣三焦之方，而汤则名杏仁石膏也。

杏仁石膏汤方（苦辛寒法）

杏仁五钱　石膏八钱　半夏五钱　山栀三钱　黄柏三钱　枳实汁每次三茶匙（冲）　姜汁每次三茶匙（冲）

水八杯，煮取三杯，分三次服。

〔析评〕此条黄疸系湿热充斥三焦所致，方用杏仁、石膏开上焦，半夏、姜汁、枳实开中焦，黄柏清泄下焦，山栀通行三焦，诸药和合三焦通利，湿热清除，则黄疸自退，此为治黄疸又一法也。

七三、素积劳倦，再感湿温，误用发表，身面俱黄，不饥溺赤，连翘赤豆饮煎送保和丸。

前第七十条，由黄而变他病，此则由他病而变黄，亦遥相对待。证系两感，故方用连翘赤豆饮以解其外，保和丸以和其中，俾湿温、劳倦、治逆，一齐解散矣。保和丸苦温而运脾阳，行在里之湿；陈皮、连翘由中达外，其行湿固然矣。兼治劳倦者何？经云：劳者温之。盖人身之动作云为，皆赖阳气为之主张，积劳伤阳。劳倦者，因劳而倦也，倦者，四肢倦怠也，脾主四肢，脾阳伤，则四肢倦而无力也。再肺属金而主气，气者阳也；脾属土而生金，阳气虽分内外，其实特一气之转输耳。劳虽自外而来，外阳既伤，则中阳不能独运，中阳不运，是人之赖食湿以生者，反为食湿所困，脾即困于食湿，安能不失牝马之贞，而上承乾健乎！古人善治劳者，前则有仲景，后则有东垣，均从此处得手。奈之何后世医者，但云劳病，辄用补阴，非惑于丹溪一家之说哉！本论原为外感而设，并不及内伤，兹特因两感而略言之。

连翘赤豆饮方（苦辛微寒法）

连翘二钱　山栀一钱　通草一钱　赤豆二钱　花粉一钱　香豆豉一钱

煎送保和丸三钱

保和丸方（苦辛温平法）

山查　神曲　茯苓　陈皮　卜子　连翘　半夏

〔析评〕体虚感受湿温，误用汗法，汗出则阳气也虚，水谷之湿不化，内外邪合，湿郁热蒸，发为黄疸。鞠通用两方一解其湿热，一顾护脾胃，两方合参，健脾祛湿，湿热去，则病已。

七四、湿甚为热，疟邪痞结心下，舌白口渴，烦躁自利，初身痛，继则心下亦痛，泻心汤主之。

此疟邪结心下气分之方也。

泻心汤（方法见前）

〔析评〕湿郁化热，成为疟疾，邪聚心下而痞满，用泻心汤泻其痞满，则痞结自除。

泻心汤方：见卷二中焦篇三十九条。

七五、疮家湿疟，忌用发散，苍术白虎汤加草果主之。

《金匮》谓疮家忌汗，发汗则病痉。盖以疮者血脉间病，心主血脉，血脉必虚而热，然后成疮；既成疮以后，疮脓又系血液所化，汗为心液，由血脉而达毛窍，再发汗以伤其心液，不痉何待！故以白虎辛凉重剂，清阳明之热湿，由肺卫而出；加苍术、草果，温散脾中重滞之寒湿，亦由肺卫而出；阳明阳土，清以石膏、知母之辛凉；太阴阴土，温以苍术、草果之苦温；适合其脏腑之宜，矫其一偏之性而已。

苍术白虎汤加草果方（辛凉复苦温法）

即前白虎汤内加苍术、草果。

〔析评〕生疮者患了疟疾，忌发汗，因心主血脉，汗为心之液，疮疡脓血皆血脉所化，汗出而耗心液，筋脉失养，易致痉病。鞠通用是方太阴阳明两经兼治，焉有不合之理。

七六、背寒，胸中痞结，疟来日晏，邪渐入阴，草果知母汤主之。

此素积烦劳，未病先虚，故伏邪不肯解散，正阳馁弱，邪热固结。是以草果温太阴独胜之寒，知母泻阳明独胜之热，厚朴佐草果泻中焦之湿蕴，合姜、半而开痞结，花粉佐知母而生津退热；脾胃兼病，最畏木克，乌梅、黄芩清热而和肝，疟来日晏，邪欲入阴，其所以升之使出者，全赖草果。（俗以乌梅、五味等酸敛，是知其一，莫知其他也。酸味秉厥阴之气，居五味之首，与辛味合用，开发阳气最速，观小青龙汤自知）（今晋人感寒用蒜醋发汗，即此义。——朱评）

草果知母汤方（苦辛寒兼酸法）

草果一钱五分　知母二钱　半夏三钱　厚朴二钱　黄芩一钱五分　乌梅一钱五分　花粉一钱五分　姜汁五匙（冲）

水五杯，煮取二杯，分二次温服。

按：此方即吴又可之达原饮去槟榔，加半夏、乌梅、姜汁。治中焦热结阳陷之证，最为合拍；吴氏乃以治不兼湿邪之温疫初起，其谬甚矣。

再按：前贤制方，与集书者选方，不过示学者知法度，为学者立模范而已，未能预测后来之病证，其变幻若何？其兼证若何？共年岁又若何？所谓大匠诲人，能与人规矩，不能使人巧；至于奇巧绝伦之处，不能传，亦不可传，可遇而不可求，可暂而不可常者也。学者当心领神会，先务识其所以然之故，而后增减古方之药品分量，宜重宜轻，宜多宜寡，自有准的。（举一反三，全书皆当以此观之。——朱评）所谓神而明之，存乎其人！

〔析评〕是条指出疟邪深入阴分，鞠通用是方治在脾胃，防在肝木。择方精确，设想周到。

七七、疟伤胃阳，气逆不降，热劫胃液，不饥不饱，不食不便，渴不欲饮，味变酸浊，加减人参泻心汤主之。

此虽阳气受伤，阴汁被劫，恰偏于阳伤为多。故救阳立胃基之药四，存阴泻邪热之药二，喻氏所谓变胃而不受胃变之法也。

加减人参泻心汤（苦辛温复咸寒法）

人参二钱　黄连一钱五分　枳实一钱　干姜一钱五分　生姜二钱　牡蛎二钱

水五杯，煮取二杯，分二次温服。

按：大辛大温，与大苦大寒合方，乃厥阴经之定例（名论。——朱评）。盖别脏之与腑，皆分而为二，或上下，或左右，不过经络贯通，臆膜相连耳；惟肝之与胆，合而为一，胆即居于肝之内，肝动则胆亦动，胆动而肝即随。肝宜温，胆宜凉，仲景乌梅圆、泻心汤，立万世法程矣；于小柴胡，先露其端。此证疟邪扰胃，致令胃气上逆，而亦用此辛温寒苦合法者何？盖胃之为腑，体阳而用阴，本系下降，无上升之理；其呕吐哕痞，有时上逆，升者胃气，所以使胃气上升者，非胃气也，肝与胆也，故古人以呕为肝病，今人则以为胃病已耳。

〔汪按〕古人云：肝为刚脏，能受柔药；胃为柔脏，能受刚药。故胃阳伤者可与刚中之柔，不可与柔中之刚。又云：治肝不效，每以胃药收功。盖土衰木必乘之，扶阳明，所以制厥阴也。再考厥阴为阴阳交际之处，贞下起元，内藏相火，故用寒必复热，用热必复寒，仲景茱萸四逆、当归四逆，不用纯阳；乌梅、泻心，阴阳并用，为此也。（先贤于内伤肾肝阴中之阳者，用羊肉、鹿茸等血肉之品，不用姜附；及温肾必助凉肝，皆此义）至胃为中土，伤阳则为卑监，当用刚远柔；伤阴则为燥亢，当用柔远刚，阳衰者少佐宣畅，权衡在手，斯临证无差矣。

〔析评〕疟邪损伤胃阳，以致阳气上逆不降，而呕逆。胃为阳土，热邪劫烁胃液，伤了胃阳而不饥不食，不大便等，说明胃伤木乘，治用寒温并用，针对其变而选方，的在和胃，兼清热邪。胃和热去，则诸症自除而安。

七八、疟伤胃阴，不饥不饱，不便，潮热，得食则烦热愈加，津液不复者，麦冬麻仁汤主之。

暑湿伤气，疟邪伤阴，故见证如是。此条与上条不饥不饱不便相同。上条以气逆味酸不食辨阳伤，此条以潮热得食则烦热愈加定阴伤也。阴伤既定，复胃阴者莫若甘寒，复酸味者，酸甘化阴也。两条胃病，皆有不便者何？九窍不和，皆属胃病也。

麦冬麻仁汤方（酸甘化阴法）

麦冬（连心）五钱　火麻仁四钱　生白芍四钱　何首乌三钱　乌梅肉二钱　知母二钱

水八杯，煮取三杯，分三次温服。

〔析评〕疟邪伤及胃阴，胃为阳土，喜润恶燥用白芍、乌梅配以麦冬，酸甘化阴，阴复则病愈。

七九、太阴脾疟，寒起四末，不渴多呕，热聚心胸，黄连白芍汤主之；烦躁甚者，可另服牛黄丸一丸。

脾主四肢，寒起四末而不渴，故知其为脾疟也。热聚心胸而多呕，中土病而肝木来乘，故方以两和肝胃为主。此偏于热甚，故清热之品重，而以芍药收脾阴也。

黄连白芍汤方（苦辛寒法）

黄连二钱　黄芩二钱　半夏三钱　枳实一钱五分　白芍三钱　姜汁五匙（冲）

水八杯，煮取三杯，分三次，温服。

〔析评〕足太阴脾经的疟疾，湿热邪聚脾胃，热邪较重，防肝乘之，治用连、芍、夏之类，若热重烦燥，当防热厥神昏，鞠通提出加服牛黄丸一粒，可收防治共赢之效。

八十、太阴脾疟，脉濡寒热，疟来日迟，腹微满，四肢不暖，露姜饮主之。

此偏于太阴虚寒，故以甘温补正。其退邪之妙，全在用露，清肃能清邪热，甘润不伤正阴，又得气化之妙谛。

露姜饮方（甘温复甘凉法）

人参一钱　生姜一钱

水两杯半，煮成一杯，露一宿，重汤温服。

〔析评〕足太阴脾经的疟疾，脾土虚弱，当施补正，故首用人参。

八一、太阴脾疟，脉弦而缓，寒战，甚则呕吐噫气，腹鸣溏泄，苦辛寒法，不中与也；苦辛温法，加味露姜饮主之。

上条纯是太阴虚寒，此条邪气更甚，脉兼弦则土中有木矣，故加温燥泄木退邪。

加味露姜饮方（苦辛温法）

人参一钱　半夏二钱　草果一钱　生姜二钱　广皮一钱　青皮（醋炒）一钱

水二杯半，煮成一杯，滴荷叶露三匙，温服，渣再煮一杯服。

〔析评〕足太阴脾经的疟疾，不仅脾土虚寒，而且邪气也盛。"脉弦而缓"说明中土已受肝气影响，故补正以温太阴，泄木而祛其邪。选方遣药皆宗此意。

八二、中焦疟，寒热久不止，气虚留邪，补中益气汤主之。

留邪以气虚之故，自以升阳益气立法。

补中益气汤方

炙黄芪一钱五分　人参一钱　炙甘草一钱　白术（炒）一钱　广皮五分　当归五分　升麻（炙）三分　柴胡（炙）三分　生姜三片　大枣（去核）二枚

水五杯，煮取二杯，渣再煮一杯，分温三服。

〔析评〕气虚疟邪久留，用是方补气固本，驱邪外出，属"扶正祛邪"之法。

八三、脉左弦，暮热早凉，汗解渴饮，少阳疟偏于热重者，青蒿鳖甲汤主之。

少阳切近三阴，立法以一面领邪外出，一面防邪内入为要领。小柴胡汤以柴胡领邪，以人参、大枣、甘草护正，以柴胡清表热，以黄芩、甘草苦甘清里热，半夏、生姜两和肝胃，蠲内饮，宣胃阳，降胃阴，疏肝；用生姜大枣调和营卫。使表者不争，里者内安，清者清，补者补，升者升，降者降，平者平，故曰和也。青蒿鳖甲汤，用小柴胡法而小变之，却不用小柴胡之药者，小柴胡原为伤寒立方，疟缘于暑湿，其受邪之源，本自不同，故必变通其药味，以同在少阳一经，故不能离其法。青蒿鳖甲汤以青蒿领邪，青蒿较柴胡力软，且芳香逐秽，开络之功，则较柴胡有独胜。寒邪伤阳，柴胡汤中之人参、甘草、生姜，皆护阳者也，暑热伤阴，故改用鳖甲护阴，鳖甲乃蠕动之物，且能入阴络搜邪。柴胡汤以胁痛、干呕为饮邪所致，故以姜、半通阳降阴而清饮邪，青蒿鳖甲汤以邪热伤阴，则用知母、花粉以清热邪而止渴，丹皮清少阳血分，桑叶清少阳络中气分。宗古法而变古方者，以邪之偏寒偏热不同也，此叶氏之读古书，善用古方，岂他人之死于句下者，所可同日语哉！

〔析评〕少阳疟疾病，热邪偏重，伤其阴，症见夜热早凉。此系邪伏阴分，未得尽解，用鳖甲滋阴退热；青蒿气味芳香，清热透络，引邪外出。配以他药以增强清热之力，而透达少阳气分之热。如此则诸症消除，选方目的全在于此。

青蒿鳖甲汤方：卷三下焦篇十二条，是方无桑叶、花粉，而多生地，意可互参。

八四、少阳疟如伤寒证者，小柴胡汤主之。渴甚者去半夏，加栝蒌根；脉弦迟者，小柴胡加干姜陈皮汤主之。

少阳疟如伤寒少阳证，乃偏于寒重而热轻，故仍从小柴胡法。若内躁渴甚，则去半夏之燥，加栝蒌根生津止渴。脉弦迟则寒更重矣，金匮谓脉弦迟者，当温之，故于小柴胡汤内，加干姜、陈皮温中，且能由中达外，使中阳得伸，逐邪外出也。（疟证数条，皆于偏于寒热阴阳处着眼。——朱评）

青蒿鳖甲汤方（苦辛咸寒法）

青蒿三钱　知母二钱　桑叶二钱　鳖甲五钱　丹皮二钱　花粉二钱

水五杯，煮取二杯。疟来前，分二次温服。

小柴胡汤方（苦辛甘温法）

柴胡三钱　黄芩一钱五分　半夏二钱　人参一钱　炙甘草一钱五分　生姜三片　大枣（去核）二枚

水五杯，煮取二杯，分二次，温服。加减如伤寒论中法。渴甚者去半夏，加栝蒌根三钱。

小柴胡加干姜陈皮汤方（苦辛温法）

即于小柴胡汤内，加干姜二钱，陈皮二钱。

水八杯，煮取三杯，分三次，温服。

〔析评〕少阳疟与伤寒少阳证，名虽不同，而证同，故治亦同。此乃中医“异病同治”之理，宝贵之处，即“辨证论治”，条文中加减变通，皆寓此意。因口渴故去半夏之燥，而加栝蒌根以生津止渴；脉弦迟是寒邪重之由，所以加干姜、陈皮温其脾胃而驱邪外出，是谓丝丝入扣。

八五、舌白脘闷，寒起四末，渴喜热饮，湿蕴之故，名曰湿疟，厚朴草果汤主之。

此热少湿多之证。舌白脘闷，皆湿为之也，寒起四末，湿郁脾阳，脾主四肢，故寒起于此，渴，热也，当喜凉饮，而反喜热饮者，湿为阴邪，弥漫于中，喜热以开之也。故方法以苦辛通降，纯用温开，而不必苦寒也。

厚朴草果汤方（苦辛温法）

厚朴一钱五分　杏仁一钱五分　草果一钱　半夏二钱　茯苓块三钱　广皮一钱

水五杯，煮取二杯，分二次，温服。

按：中焦之疟，脾胃正当其冲。偏于热者胃受之，法则偏于救胃；偏于湿者脾受之，法则偏于救脾。胃，阳腑也，救胃必用甘寒苦寒；脾，阴脏也，救脾必用甘温苦辛。两平者，两救之。（扼要。——朱评）本论列疟证，寥寥数则，略备大纲，不能偏载。然于此数条反复对勘，彼此互印，再从上焦篇究来路，下焦篇阅归路，其规矩准绳，亦可知其大略矣。

［析评］“湿疟”良由湿邪蕴结所致，用厚朴、草果、半夏之味，燥湿袪邪，的中病机。

八六、湿温内蕴，夹杂饮食停滞，气不得运，血不得行，遂成滞下，俗名痢疾，古称重证，以其深入脏腑也。初起腹痛胀者易治；日久不痛并不胀者难治。脉小弱者易治；脉实大数者难治。老年久衰，实大小弱并难治；脉调和者易治。日数十行者易治；一，二行或有或无者难治。面色便色鲜明者易治；秽暗者难治。噤口痢属实者尚可治；属虚者难治。先滞（俗所谓痢疾）**后利**（俗谓之泄泻）**者易治；先利后滞者难治。先滞后疟者易治；先疟后滞者难治。本年新受者易治；上年伏暑，酒客积热，老年阳虚积湿者难治。季胁少腹无动气疝瘕者易治；有者难治。**

此痢疾之大纲。虽罗列难治易治十数条，总不出邪机向外者易治，深入脏络者难治也。（扼要。——朱评）谚云：饿不死的伤寒，膜不死的痢疾。时人解云：凡病伤寒者，当禁其食，令病者饿，则不至与外邪相搏而死也。痢疾日下数十行，下者既多，肠胃空虚，必令病者多食，则不至肠胃尽空而死也。不知此二语，乃古之贤医金针度人处，后人不审病情，不识句读，以致妄解耳。按《内经》热病禁食，在少愈之际，不在受病之初。仲景《伤寒论》中，现有食粥却病之条，但不可食重浊肥腻耳。痢疾暑湿夹饮食内伤，邪非一端，肠胃均受其殃；古人每云淡薄滋味，如何可以恣食，与邪气团成一片，病久不解耶！吾见痢疾不戒口腹而死者，不可胜数。盖此二语，饿字膜字，皆自为一句，谓患伤寒之人，尚知饿而思食，是不死之证；其死者，医杀之也。盖伤寒暴发之病，自外而来，若伤卫而未及于营，病人知饿，病机尚浅，医者助胃气，捍外侮，则愈，故云不死，若不饿则重矣。仲景谓："风病能食，寒病不能食"是也。痢疾久伏之邪，由内下注，若脏气有余，不肯容留邪气，彼此互争则䐜，邪机向外，医者顺水推舟则愈，故云不死。若脏气已虚，纯逊邪气，则不䐜而寇深矣。

〔汪按〕疟、痢二证，若不能薄味，药虽对证亦不能效，其愈后坚壁清野之法，与伤寒温病相同。但疟疾至正气大衰之时，胃虚不能胜邪，俗人仍令禁食，亦大谬也。丹溪《格致余论》俗言无饱死痢一条，可参看。

〔析评〕此条概述"滞下"和疟疾治之"难"和"易"的问题。就一般而言，邪气向外的易治，深入脏腑的难治；正盛邪轻的易治，正衰邪重的难治。鞠通只言"难"和"易"，未言俱体治法，一字之差，给读者留下回首反思余地。笔者认为"行医之本本于术，施术之本本于德"。无术害人，无德坑人，两无俱占，易治亦难，难治无法，此之谓也。《医医病书》寓有此意，可一并览读，自有一得。

八七、自利不爽，欲作滞下，腹中拘急，小便短者，四苓合芩芍汤主之。

既自利（俗谓泄泻）矣，理当快利，而又不爽者何？盖湿中藏热，气为湿热郁伤，而不得畅遂其本性，故滞。脏腑之中，全赖此一气之转输，气既滞矣，焉有不欲作滞下之理乎！　曰欲作，作而未遂也，拘急，不爽之象，积滞之情状也，小便短者，湿注大肠，阑门（小肠之末，大肠之始）不分水，膀胱不渗湿也。故以四苓散分阑门，通膀胱，开支河，使邪不直注大肠，合芩芍法宣气分。清积滞，预夺其滞下之路也。此乃初起之方，久痢阴伤，不可分利，故方后云：久利不在用之。

按：浙人倪涵初作疟痢三方，于痢疾条下，先立禁汗、禁分利、禁大下、禁温补之法，是诚见世之妄医者，误汗、误下、误分利、误温补，以致沉疴不起，痛心疾首而有是作也。然一概禁之，未免因噎废食；且其三方，亦何能包括痢门诸证，是安于小成，而不深究大体也。瑭勤求古驯，静与心谋，以为可汗则汗，可下则下，可清则清，可补则补，一视其证之所现，而不可先有成见也。至于误之一字，医者时刻留心，犹恐思虑不及，学术不到，岂可谬于见闻而不加察哉！

四苓合芩芍汤方（苦辛寒法）

苍术二钱　猪苓二钱　茯苓二钱　泽泻二钱　白芍二钱　黄芩二钱　广皮一钱五分　厚朴二钱　木香一钱

水五杯，煮取二杯，分二次温服，久痢不在用之。

〔析评〕“欲作滞下”。谅是痢之初起，湿中夹热，肠道气机为湿热所郁而成“滞下”。鞠通用四苓汤通利膀胱，使邪从小便而出；芩芍清宣积滞，初痢自然可愈。若属久痢，恐非所宜。

八八、暑湿风寒杂感，寒热迭作，表证正盛，里证复急，腹不和而滞下者，活人败毒散主之。

此证乃内伤水谷之酿湿，外受时令之风湿，中气本自不足之人，又气为湿伤，内外俱急。立方之法，以人参为君，坐镇中州，为督战之帅；以二活、二胡合川芎从半表半里之际，领邪出外，喻氏所谓逆流挽舟者此也；以枳壳宣中焦之气，茯苓渗中焦之湿，以桔梗开肺与大肠之痹，甘草和合诸药，乃陷者举之之法，不治痢而治致痢之源，痢之初起，增寒壮热者，非此不可也。若云统治伤寒温疫瘴气则不可，凡病各有所因，岂一方之所得而统之也哉！此方在风湿门中，用处甚多，若湿不兼风而兼热者，即不合拍，奚况温热门乎！世医用此方治温病，已非一日，吾只见其害，未见其利也。

活人败毒散（辛甘温法）

羌活　独活　茯苓　川芎　枳壳　柴胡　人参　前胡　桔梗以上各一两　甘草五钱

共为细末，每服二钱，水一杯，生姜三片，煎至七分，顿服之。（每服二钱，是每味仅二分耳，陷者举之即止，并非犯下利不可发汗之大戒也。后人每味辄用钱许，并去人参，何其谬哉，——朱评）热毒冲胃禁口者，本方加陈仓米各等分，名仓廪散，服法如前，加一倍，噤口属虚者勿用之。

〔汪按〕噤口有虚实之分，此方虚者固不可用；即实证亦惟表证重者当用。若中焦湿热壅滞；当用丹溪人参、黄连法，虚者当于理中等法求之。

〔析评〕《医方考》曰："培其正气，败其邪毒，故曰败毒。"鞠通活人败毒散以人参为主药，扶正气以驱邪；辅以羌、独、柴、前、芎从半表半里中领邪外出；茯苓健脾渗湿，桔梗升肺气即所以通肠道之气；甘草和之。凡脾气虚弱，杂感暑湿风寒而见条文中诸症者可用本方治疗。若属暑热疫毒所致痢疾，则难的邪。

可与《普济方》仓廪散、《摄出众妙方》荆防败毒散、《小儿药证直诀》败毒散诸方互参，全面理解。

八九、滞下已成，腹胀痛，加减芩芍汤主之。

此滞下初成之实证，一以疏利肠间湿热为主。

加减芩芍汤方（苦辛寒法）

白芍三钱　黄芩二钱　黄连一钱五分　厚朴二钱　木香（煨）一钱　广皮二钱

水八杯，煮取三杯，分三次温服。忌油腻生冷。

〔加减法〕　肛坠者，加槟榔二钱。腹痛甚欲便，便后痛减，再痛再便者，白滞加附子一钱五分，酒炒大黄三钱，红滞加肉桂一钱五分，酒炒大黄三钱，通爽后即止，不可频下。如积未净，当减其制，红积加归尾一钱五分，红花一钱，桃仁二钱。舌浊脉实有食积者，加查肉一钱五分，神曲二钱，枳壳一钱五分。湿重者，目黄舌白不渴．加茵陈三钱，白通草一钱，滑石一钱。

〔析评〕从方推证，痢疾较重，证属湿热之邪，滞留肠间，病属实证。鞠通用加减芩芍汤，苦寒为主，直折其邪，清热祛湿，通理气机，方药对证，无一闪失。

九十、滞下湿热内蕴，中焦痞结，神识昏乱，泻心汤主之。

滞下由于湿热内蕴，以致中痞，但以泻心治痞结之所由来，而滞自止矣。

泻心汤（方法并见前）

〔析评〕本条湿热之邪，郁滞中焦，聚积成痞结，病之根是湿热致痞，故用泻心汤泻火解毒，燥湿泄痞，痞结去，则神识自清。临床上痞证应与结胸证作鉴别，其辨证要点：前者是心下痞，按之濡软，有虚实之分；后者是心下痞硬，按之疼痛，以疼痛为主证，治各有方。

泻心汤方：见卷二中焦篇三十九条。

九十一、滞下红白，舌色灰黄，渴不多饮，小溲不利，滑石藿香汤主之。

此暑湿内伏，三焦气机阻窒，故不肯见积治积，乃以辛淡渗湿宣气，芳香利窍，治所以致积之因，庶积滞不期愈而自愈矣。

滑石霍香汤方（辛淡合芳香法）

飞滑石三钱　白通草一钱　猪苓二钱　茯苓皮三钱　藿香梗二钱　厚朴二钱　白蔻仁一钱　广皮一钱

水五杯，煮取二杯，分二次服。

〔析评〕赤白痢下，从渴不多饮，推之当属湿重热轻，所下白多红少，此热轻之由，故方中清热之味甚少，十分符合病机。

九十二、湿温下利，脱肛，五苓散加寒水石主之。

此急开支河，俾湿去而利自止。

五苓散加寒水石方（辛温淡复寒法）

即于五苓散内加寒水石三钱，如服五苓散法，久痢不在用之。

〔析评〕从审证求因，审因论治出发，此条脱肛之病和纯因中气下陷之脱肛不同，故用是方清利祛邪，而不用补中升提，此之“辨”也。

九十三、久痢阳明不阖，人参石脂汤主之。

九窍不和，皆属胃病，久痢胃虚，虚则寒，胃气下溜，故以堵截阳明为法。

人参石脂汤方（辛甘温合涩法，即桃花汤之变法也）

人参三钱　赤石脂（细末）三钱　炮姜二钱　白粳米（炒）一合

水五杯，先煮人参、白米、炮姜令浓，得二杯．后调石脂细末和匀，分二次服。

〔析评〕久泻伤阴，久痢伤阳，选方精当，法在方中。

九十四、自利腹满，小便清长，脉濡而小，病在太阴，法当温脏，勿事通腑，加减附子理中汤主之。

此偏于湿，合脏阴无热之证，故以附子理中汤，去甘守之人参、甘草，加通运之茯苓、厚朴。

加减附子理中汤方（苦辛温法）

白术三钱　附子二钱　干姜二钱　茯苓三钱　厚朴二钱

水五杯，煮取二杯，分二次温服。

〔汪按〕理中不独湿困太阴宜用，每见夏日伤冷水瓜果，立时发痢者，止有寒湿，并无热证，小儿尤多此证，小便亦或短赤，不可拘泥，宜用理中，甚则加附子。瓜果积加丁香、草果，下利滞涩者，加当归；其有误用克伐者，则人参又当倍用矣；上焦有暑湿或呕者，反佐姜、连少许。

〔析评〕泄泻腹胀满，小便清长。脾阳虚弱可知，瑭用是方温中补脾，散寒除湿，切中病机。

九十五、自利不渴者属太阴，甚则哕（俗名呃忒）**，冲气逆，急救土败，附子粳米汤主之。**

此条较上条更危，上条阴湿与脏阴相合，而脏之真阳未败，此则脏阳结而邪阴与脏阴毫无忌惮，故上条犹系通补，此则纯用守补矣。扶阳抑阴之大法如此。

附子粳米汤方（苦辛热法）

人参三钱　附子二钱　炙甘草二钱　粳米一合　干姜二钱

水五杯，煮取二杯，渣再煮一杯，分三次温服。

〔析评〕脾阳虚衰，脾气当升不升，胃气当降不降，不降反升，浊阴随之上逆为呃逆。鞠通用附子、干姜等扶阳逐阴，阳复阴逐，脾气得升，胃气得降，则呃逆自止。文中“急救”一语，可理解为急病人所急，非病危之急也。

九十六、疟邪热气，内陷变痢，久延时日，脾胃气衰，面浮腹膨，里急肛坠，中虚伏邪，加减小柴胡汤主之。

疟邪在经者多，较之痢邪在脏腑者浅，痢则深于疟矣。内陷云者，由浅入深也。（以上数条，俱于虚实浅深字著眼。——朱评）治之之法，不出喻氏逆流挽舟之议，盖陷而入者，仍提而使之出也。故以柴胡由下而上，入深出浅，合黄芩两和阴阳之邪，以人参合谷芽宣补胃阳，丹皮、归、芍内护三阴，谷芽推气分之滞，山查推血分之滞。谷芽升气分故推谷滞，山查降血分故推肉滞也。

加减小柴胡汤（苦辛温法）

柴胡三钱　黄芩二钱　人参一钱　丹皮一钱　白芍（炒）二钱　当归（土炒）一钱五分　谷芽一钱五分　山查（炒）一钱五分

水八杯，煮取三杯，分三次温服。

〔析评〕中气虚弱，致疟邪里陷，鞠通治用喻氏“逆流挽舟”之法，取加减小柴胡汤扶正祛邪，从里透表，使陷里之邪，还从表出。选方掌握了病之关键，抓住了治疗的本质，真谓独具匠心。方用柴胡从里达表，引邪外出，同黄芩合用，两和阴阳；用人参以助胃阳，扶助正气，丹皮、当归、芍药以护其阴，山楂、谷芽助胃健运，诸药相伍，切中病机。

九十七、春温内陷下痢，最易厥脱，加减黄连阿胶汤主之。

春温内陷，其为热多湿少明矣。热必伤阴，故立法以救阴为主。救阴之法，岂能出育阴坚阴两法外哉！此黄连之坚阴，阿胶之育阴，所以合而名汤也。从黄连者黄芩，从阿胶者生地、白芍也，炙草则统甘苦而并和之。此下三条，应列下焦，以与诸内陷并观，故列于此。

加减黄连阿胶汤（甘寒苦寒合化阴气法）

黄连三钱　阿胶三钱　黄芩二钱　炒生地四钱　生白芍五钱　炙甘草一钱五分

水八杯，煮取三杯，分三次温服。

〔析评〕春温热邪内陷，而成痢疾。久痢伤阳，阴液下竭，则厥气上逆，引起昏厥虚脱，方用黄连坚阴，阿胶等育阴，全以救阴为的，使之病愈，实为治病求本之法，此也中医治病的特色体现，值得宏扬。

九十八、气虚下陷，门户不藏，加减补中益气汤主之。

此邪少虚多，偏于气分之证，故以升补为主。

加减补中益气汤（甘温法）

人参二钱　黄芪二钱　广皮一钱　炙甘草一钱　归身二钱　炒白芍三钱　防风五分　升麻三分

水八杯，煮取三杯，分三次温服。

〔析评〕“门户不藏”，“门户”此处指下焦前后二阴所出之处。“中气不足，溲便为之变”，此之谓也，临床因中气不足，从下焦前后二阴所出病证多多，如尿频、泄泻、带证、脱肛、子宫下垂等病机相同者皆可用是方治疗。

九十九、内虚下陷，热利下重，腹痛，脉左小右大，加味白头翁汤主之。

此内虚湿热下陷，将成滞下之方。仲景厥阴篇，谓热利下重者，白头翁汤主之。按热注下焦，设不差，必圊脓血；脉右大者，邪从上中而来；左小者，下焦受邪，坚结不散之象。故以白头翁无风而摇者，禀甲乙之气，透发下陷之邪，使之上出，又能有风而静，禀庚辛之气，清能除热，燥能除湿，湿热之积滞去而腹痛自止。秦皮得水木相生之气，色碧而气味苦寒，所以能清肝热。黄连得少阴水精，能清肠澼之热。黄柏得水土之精，渗湿而清热。加黄芩、白芍者，内陷之证，由上而中而下，且右手脉大，上中尚有余邪，故以黄芩清肠胃之热，兼清肌表之热；黄连、黄柏但走中下，黄芩则走中上，盖黄芩手足阳明、手太阴药也，白芍去恶血，生新血，且能调血中之气也。按仲景太阳篇，有表证未罢，误下而成协热下利之证，心下痞硬之寒证，则用桂枝人参汤；脉促之热证，则用葛根黄连黄芩汤，与此不同。

加味白头翁汤（苦寒法）

白头翁三钱　秦皮二钱　黄连二钱　黄柏二钱　白芍二钱　黄芩三钱

水八杯，煮取三杯，分三次服。

〔汪按〕治痢之法，非通则涩，扼要在有邪无邪，阴阳气血浅深，久暂虚实之间，稍误则危，不可不慎也。又痢俱兼湿，例禁柔腻（温邪下痢者非）。其有久痢阴虚，当摄纳阴液，或阴中阳虚，应用理阴煎等法者，属下焦。

〔征按〕滞下自利诸条，俱系下焦篇证，似不应列入中焦。要知致病之由。则自中焦而起，所以金匮方中只有黄芩汤，以治太阳少阳两经合病之下利，遂开万世治利之门。经云：治病必求其本，此之谓也。

〔析评〕从方推证，谓湿热下痢，热重于湿为是。内虚，此指中气不足乃条文中之轻症兼症，故鞠通用加味白头翁汤针对主症而伐之，谅兼症也自然会次第而解。

秋 燥

一百、燥伤胃阴，五汁饮主之，玉竹麦门冬汤亦主之。

五汁饮（方法并见前）

玉竹麦门冬汤（甘寒法）

玉竹三钱　麦冬三钱　沙参二钱　生甘草一钱

水五杯，煮取二杯，分二次服。土虚者，加生扁豆。气虚者，加人参。

〔析评〕胃为阳土，喜润恶燥，燥伤胃阴，应甘寒滋阴，无二法门。

一百一、胃液乾燥，外感已净者，牛乳饮主之。

此以津血填津血法也。

牛乳饮（甘寒法）

牛乳一杯

重汤炖熟，顿服之，甚者日再服。

〔析评〕牛乳，动物精血所化，此条以津养液，食当药用。简便廉效，功莫大焉！

一百二、燥证气血两燔者，玉女煎主之。

玉女煎方（见上焦篇）

〔汪按〕燥证路径无多，故方法甚简。始用辛凉，继用甘凉，与温热相似。但温热传至中焦，间有当用寒苦者；燥证则惟喜柔润，最忌苦燥，断无用之之理矣。其有湿未退、而燥已起，及上燥下湿，下燥上湿者，俱见湿门。

〔析评〕秋燥证气血两燔和太阴温病热入血分，气血两燔，虽似不同，实质相同，故治同一法。皆用白虎汤中的石膏、知母辛凉以清气分之热；用生地、玄参、麦冬甘寒生津而除血分之热，气血两清。

和卷一上焦篇十条互参，方见同条。

附　证治分类

（一）温热证类

〔病名〕风温　温热　温疫　温毒　秋燥　冬温

〔证候与治疗〕

1. 阳明温病，里热亢盛。

〔症状〕壮热（身大热，但恶热不恶寒），面红赤心中烦，汗大出，口大渴，舌质红苔黄燥，脉洪大（中焦篇1）

〔病机分析〕阳明位居中焦，温热之邪由上焦肺向下顺传中焦，则进入阳明气分。邪热入里，热邪盛旺，正邪剧烈抗争，里热蒸迫于外，故身壮热；阳逼津外泄，则汗大出；邪热充斥于里，热盛津伤，则大渴；病在中焦气分而不在其表，故不恶寒但恶热，阳明之脉荣于面，热邪循经上冲，故面红赤；热与火同气，“心受邪迫，汗出而烦”，是以心中烦；舌红苔黄燥，脉大皆为里热亢盛之象。

〔治法〕清气泄热。

〔主方〕白虎汤。本方为清泄气分邪热而能保津之主方。临床见津气耗损，汗泄过多者，宜加人参益气生津；暑温挟湿，症兼身重者，加苍术以化湿；阳明温病，热毒炽盛，迫灼营血，郁而发斑者，用化斑汤（白虎汤加犀角、玄参）清气泄热、凉血解毒；气血两燔者，宜用玉女煎（即白虎汤去甘草、粳米、加麦冬、生地、牛膝）去牛膝，加玄参以两清气血；热毒甚者，可加金银花、连翘、鸭跖草、大青叶、板兰根等以清热解毒；津伤明显者加鲜芦根、鲜石斛等生津之品。

〔按语〕①风温、温热、温疫、温毒、冬温、暑温等邪入气分而热盛者，皆可用本方治疗。②临床上流行性感冒、流行性脑脊髓膜炎、流行性乙型脑炎、斑疹伤寒、肺炎、中暑、小儿麻疹、小儿夏季热等病见有上述证候者，可参考本条辨治。

〔注〕秋燥有温燥、凉燥之别，燥之偏于热者称“温燥”；燥之偏于寒称“凉燥”，本论旨在论温，温躁者，温热之同类也，故将秋燥列于“温热证类”论述。

2. 邪留中焦，热伤阴津。

〔症状〕身热不退，脉浮而促（当有口渴，舌红少苔见症）。（中焦篇2）

〔病机分析〕阳明温病，热邪稽留中焦不解，耗伤阴津，故症见身热不退、口渴、舌红少苔、脉浮而促。

〔主方〕减味竹叶石膏汤。本方具有清热护津之功，是治疗热病后期，余热未清之有效方。口渴甚者可加天花粉以增强清热生津之功。

〔按语〕临床上流行性出血热、伤寒、流行性脑膜炎、流行性乙型脑炎等病之后期，见有上述证候者，可参考本条辨治。

3. 邪郁少阳，阴液耗伤。

〔症状〕寒热往来，胸胁苦满，口苦喜呕。（中焦篇84）暮热早凉，汗出热退，口渴喜饮。（中焦篇83）

〔病机分析〕病入中焦，邪热留郁少阳，枢机不利，故症见寒热往来，胸胁苦满，口苦喜呕等症；入暮营气抗邪达于阳分则暮发热，早晨邪归阴分故早凉；热邪伤阴，故见汗出热退而口渴喜饮。

〔治法〕清泄少阳，养阴透邪。

〔主方〕小柴胡汤、青蒿鳖甲汤。邪入少阳、热轻者用小柴胡汤和解退热；若热较重而津伤者，宜用青蒿鳖甲汤滋阴清热，临床上口渴甚者加天花粉以生津止渴；阴虚火旺、久热不退者，加白薇、地骨皮以退虚热；血虚者加白芍、阿胶以滋阴养血；咳嗽者可加麦冬、川贝母、五味子以敛肺止咳。

〔按语〕①吴氏将此法列入“湿温”附篇。而此法原系仲景为伤寒少阳证而设，吴氏借以治少阳疟。笔者认为，此方用于治疗外感热病的机会颇多，疗效也佳，故单列其型；至于青蒿鳖甲汤，吴氏用以治疗少阳疟偏热重者，兹为了便于对照，故一并论述。②临床上疟疾、流感、小儿夏季热、肺结核之潮热、热病后期、亚急性或慢性感染性炎症见有上述证候者，可参本条辨治。

4. 邪热入里，痰热结胸。

〔症状〕身热面赤，头晕，不恶寒，但恶热，渴欲凉饮，饮不解渴，得水则呕，胸脘痞满，按之疼痛，大便闭，小便短，舌苔黄滑，脉洪滑。(中焦篇38)

〔病机分析〕热传中焦与痰浊湿邪搏结于胸中（胃脘），气机阻滞，则成结胸之证。热盛阳明，正邪相争，故身热、不恶寒、但恶热、面赤，头晕、渴欲凉饮，痰热内阻，津液不得上承，故见饮不解渴，痰热结于胸脘，气机阻滞，故胸脘痞满而按之疼痛；邪阻于内，胃失和降，以致上逆为呕，下则大便不通；痰热互结，津气不能输布，故小便短；舌苔黄滑，脉洪滑皆是痰热之象。

本证面赤身热，渴欲凉饮，饮不解渴，有似阳明无形热盛，但舌苔黄滑非黄燥，且胸腹按之疼痛，则非阳明无形热盛之证；大便秘结有似阳明腑实，但腹不胀满疼痛，舌苔不黄厚干燥，故亦非腑实所致。吴氏从痰热结胸论治，是属的对。叶天士也曾说：“再人之体，脘在腹上，其地位处于中，按之痛，或自痛，或痞胀，当用苦泄，以其入腹近也。必验之于舌，或黄或浊，可与小陷胸汤或泻心汤，随证治之。”也即指此。

〔治法〕苦辛通降，清热化痰。

〔主治〕小陷胸加枳实汤。小陷胸汤是仲景《伤寒论》主治痰热结胸之方，鞠通于原方中加枳实以降气开结，则更增其效。若热传肠腑而成阳明腑实者，可适当选用下法；若系肺经邪热下传大肠，而致肠热下利者，可用葛根黄芩黄连汤清热止利。

〔按语〕临床上支气管肺炎、肺炎、胃炎、肠炎等病见有上述证候者，可参本条辨治。

5. 阳明温病，热结腑实。

〔症状〕身热，午后热甚，面目俱赤，语声重浊，呼吸俱粗，大便秘结，或纯利稀水（热结旁流），小便短赤，腹胀满坚，疼痛拒按，甚则烦躁，神昏谵语，舌红苔黄厚干燥，甚则焦黑起芒刺，脉沉实有力或沉数有力。（中焦篇1、3、4、5、6、7、9）

〔病机分析〕温病邪传下焦，与肠腑积滞相结而成阳明腑实。邪热入里，正邪剧争，故见身热、午后热甚；邪热与燥屎结于肠腑，传导失司，则大便秘结，或纯利稀水（热结旁流）；里热耗津，膀胱气化失司，则小便短赤；阳明里热与有形积滞内结，则腹胀满坚，疼痛拒按；阳明里实，壅塞气机，邪热不得下达，上逆而迫犯神明，则烦燥，甚则神昏谵语；舌红苔黄厚干燥，焦黑起芒刺，脉沉实有力者，均是有形实热内结肠腑之征。

〔治法〕通腑泻热。

〔主方〕调胃承气汤、小承气汤，大承气汤，三方统称“三承气汤”。仲景用以主治伤寒阳明腑实证，目的下其燥结，屎下则痞消。鞠通取用治疗温病邪入中焦，燥热与积滞内结阳明，里热亢盛之证，目的“下其郁热”，泄热存阴。两者虽同用下法，但其机理迥异。故有伤寒、温病同用通下而有不同之说，如“伤寒一下即已，温病多需再下”、“伤寒下不嫌早，温病下不嫌迟”，“伤寒下剂多猛，温病下剂多轻”等。但吴氏运用下法，却不拘其说，而是恰到好处。他一方面认为“承气非轻投之品”

而提出“下之禁”，但另一方面又指出：若温病“病纯在里，则非下夺不可矣，故主以大承气”。承气虽属猛剂，只要辨证无误，尽可放胆使用，往往可收立竿见影之效。如温病邪热传入肠腑，与燥屎相结，而成有形实邪结聚之证，用大承气汤，苦寒攻下，泄热泻实，急下存阴；对阳明温病热结旁流或腑实阴伤者，用调胃承气汤，软坚润燥，缓下泄热，冀燥粪得下，邪热得泄；其温热之邪，结于阳明，热邪伤津，腑气失却通畅者，则又主以小承气汤微和胃气，轻泻阳明，略通腑气而保阴液。鞠通根据中焦温病“邪热内结”的特点，紧紧抓住“清泄里热、急下存阴”这一环节，在以三承气汤“通腑泄热”的基础上，结合临床症状予以加减变通，如：①热壅肺，症见喘促不宁，肺气不降者，用宣白承气汤，宣肺化痰，通腑泄热，肺与大肠同治；②阳明腑实，热结小肠症见小便赤痛，时烦渴甚，用导赤承气汤，苦寒泄热，清热救阴，通大便、泄小肠，“二肠同治”；③热扰心包，心窍闭阻症见神昏舌短，内窍不通，饮不解渴者，用牛黄承气汤清心开窍，泄其里热，少阴心肾合治；④气热烁津，津竭便秘者，用增液承气汤以滋阴润燥，通腑泄热，既养阴液，又荡邪结，此“气血合治”也；⑤邪去津亏，大便秘结，用增液汤以滋阴涤邪，所谓“增水行舟”是也。⑥腑实正虚，症见身热，腹满，便秘；口干舌燥，倦怠少气，苔黄或焦黑，脉沉弱者，症情较险，急予新加黄龙汤攻补兼施，攻其腑实，补其气虚，冀邪退正复；⑦温病下后，阴液损伤，余邪复聚阳明，症见热不退或退不净，口燥咽干，舌苔干黑，或金黄色，脉沉而有力者，用护胃承气汤泄下余邪，养护胃阴，此较前人治余邪复聚但用小承气汤而下之则惮思精虑，更胜一筹。温病热与血结尚有用桃仁承气、加减桃仁承气汤而治者，则在下焦专论。

总之，鞠通对攻下法的临床运用，主要“看其邪正虚实以定清热养阴之进退，大抵养阴不厌频繁，攻下则切须慎重”，随机变法，先后不少于十端，审因辨治，据证选方，各得其所。并列有承气之禁以告诫和下后调理之嘱，是谓设想周全，匠心良苦。

〔按语〕临床上流行性乙型脑炎、流行性脑膜炎、流行性出血热、肠伤寒、中毒性菌痢、肺炎、急腹症，急性咽喉炎等病见有上述证候者，可参考本条辨治。

6. 邪热阻胃，气机失畅。

〔症状〕身热，面赤，干呕，口苦，口渴。(中焦篇19)

〔病机分析〕阳明温病，邪热郁阻于胃，胃热亢盛，故身热面赤，口苦而渴；胃气上逆，气机不畅，是以干呕。

〔治法〕清热降逆。

〔主方〕黄连黄芩汤。临床上若兼见苔白腻，口不渴者，可加藿香、佩兰叶、白蔻仁、薏苡仁等芳香化湿；若苔燥、便秘而热者，可合承气法治之。

〔按语〕临床上急性胃炎、肠炎、胆囊炎等见有上述证候者，可参本条辨治。

7. 阳明温病，邪入营血。

〔症状〕身热夜甚，心烦躁扰，时或谵语，口不渴，舌绛苔黄燥，脉细数。(中焦篇20)

〔病机分析〕温邪传入中焦，热炽营中，营阴耗损，阴不涵阳，则见身热夜甚；营气通心，神明受扰，故心烦躁扰，时或谵语；营热蒸腾，上潮于口，是以口不渴，舌绛苔黄燥为营热蒸腾，营阴受损之征。

〔治法〕清营泄热，透热转气。

〔主方〕清营汤。若热虽入营而气分邪热犹炽者，可合白虎汤清气泄热；邪热充斥表里，波及营血，从肌表外发红疹者，宜本方合银翘散去荆芥、豆豉加大青叶等宣泄肺热，凉营透疹；热毒炽盛，追灼营血，郁于肌肤而发斑者，则非清营汤所能胜任，当用化斑汤以清阳明气热，解血分热毒。其它如阳明温毒发痘、阳明温毒发杨梅疮者。治如鞠通所云：“如斑疹法，随其所在而攻之”，“以上法随其所偏而调之，重加败毒……”。

〔按语〕临床上流脑、乙脑、中暑、败血症、流行性出血热等见有上述证候者，可参本条辨治。

8. 阳明温病，邪入心包。

〔症状〕身体灼热，大便不通（“阳明温病，下之不通”），神昏舌短，饮不解渴。(中焦篇5、9)

〔病机分析〕邪热羁留中焦，内陷阳明则身体灼热；腑气失畅，则大便不通；阳明邪热既灼心经，又耗肾液，机窍不利，阴津大伤，所以神昏舌短，饮不解渴。

〔治法〕清心开窍，通腑泄热。

〔主方〕先与安宫牛黄丸清心开窍，继予承气汤泻阳明腑热。若兼肝风内动，可加羚羊角、钩藤以开窍熄风；痰涎壅盛加竹沥、天竺黄以清热化痰；凡高热神昏者，脑部血流每因热而致循环障碍，血水同源，水易停蓄，而致脑部水肿，宜加车前子以利水泄热，有助醒脑。

〔按语〕临床上流脑、乙脑、伤寒、猩红热、钩端螺旋体病、急性暴发性肝炎、肝昏迷等病见有上述证候者，可参本条辨治。

9. 燥伤胃阴，津液不足。

〔症状〕口干唇燥，口渴，甚则身热，汗多，烦渴，舌绛而干。(中焦篇100、101、102)

〔病机分析〕秋燥之邪烁伤胃阴，致津液不足则口干唇燥而渴；甚者燥邪侵入血分，伤阴耗液，亦可导致气血两燔，是以身热，汗多，烦渴，舌绛而干。

〔治法〕甘寒润燥，滋阴清热。

〔主方〕轻者五汁饮、玉竹麦门冬汤或牛乳饮；重者主以玉女煎，清滋气血。

〔按语〕①临床上秋令之感冒、支气管炎、肺炎，肺结核等病见有上述证候者，可参本条辨治。②饮食与人体生命息息相关，《神农本草经》记大枣、龙眼、百合、山药、米仁、蜂蜜等食物治疗的功效。其用五汁、牛乳者，亦鞠通效法古人运用“饮食疗法”之典范也。

（二）湿热证类

〔病名〕湿温　暑温　伏暑

〔证候与治疗〕

1. 湿温之邪，阻遏气机。

〔症状〕头痛怕冷，身重疼痛，身热不扬，午后热甚，面色淡黄，胸闷不饥，口不渴，舌苔白腻，脉濡缓，或弦细而濡。(上焦篇43)

〔病机分析〕湿热之邪侵入气分，湿郁热伏，湿重而热轻，则身热不扬；邪阻清阳，经络不通，故头痛怕冷，身重疼痛；湿中蕴热，热处湿中，阳明旺于申酉，正邪相争，有化热之趋势，故午后其热转甚；湿邪困扰，脾失健运，气机不畅则胸闷不饥，面色淡黄；口不渴，以及舌、脉之象，皆湿重于热之征。

〔治法〕宣化畅中，清热利湿。

〔主方〕三仁汤。本方为治疗湿温初起，或暑湿之邪在气分，且湿重于热的有效方剂。有芳香化浊，理气畅中，清热利湿之功。对湿温郁滞气分，湿重于热，症见身热不扬，舌苔腻，胸闷不饥，头重头痛者乃有效之方。临床上，若热重于湿可加连翘、黄芩、黄连等以泻火清热，若热盛湿阻，可去半夏、厚朴，加生石膏、知母、苍术等以泻热燥湿；若挟有秽浊，可加藿香、佩兰、豆卷以芳透化浊，若暑湿在表，卫分症状未罢见有恶寒现象者，可加香薷以解表，有往来寒热者，可加青蒿以和解少阳。

〔按语〕①本证条原列于上焦篇，但结合临床证多见于中焦。诚如鞠通自己所云："再按湿温较诸温病，势虽缓而湿重。上焦最少，病势不甚显张，中焦病最多。"故列入此论。至于吴氏指出治湿温"汗之则神昏耳聋，甚则目瞑不欲言，下之则洞泄，润之则病深不解。"虽属言直有理，但不必拘泥，临床上如果确系挟寒的，亦可酌用汗法；肠胃确有积滞，亦可酌用下法，湿邪化燥伤阴，津液干燥，亦可酌用滋阴法。法随证变，灵活运用。②临床上流感、流脑、乙脑、肠伤寒、传染性肝炎、钩端螺旋体病、泌尿系感染等见有上述证侯者，可参本条辨治。

2. 湿热之邪，侵犯中焦。

〔症状〕脘腹胀满，大便不爽，或便溏，身重痛，舌苔白腻或黄腻，脉象模糊。(中焦篇58、59、60)

〔病机分析〕湿邪郁阻中焦，脾失运化之常，故见脘腹胀满，大便不爽或稀溏；秽湿留着，湿滞气分，气机不畅则身重痛，脉象模糊；湿重于热，是以舌苔白腻，里热熏蒸，久必酿热，所以舌苔又可见黄腻。

〔治法〕芳香化浊，疏远中焦。

〔主方〕一、二、三加减正气散。湿热之邪侵袭人体，病变中心多在中焦。中焦湿热郁阻，气机不畅，多以脘痞，胸闷，便溏，身重苔腻为主证。鞠通根据临床表现的证候不同，随机策应，列方五首，即一、二、三、四、五加减正气散。旨在祛除湿邪，疏运中宫。如湿滞食停，脾气不升，胃气不降，用一加减正气散芳香化浊，升降气机；湿郁经络，用二加减正气散宣泄经络之湿；湿郁酿热，用三加减正气散以透热利湿。

至于四、五加减正气散，偏治寒湿之证，故不在此论。

〔按语〕临床上感冒，胃肠炎，伤寒，无黄疸型肝炎，急性黄疸型肝炎中期、后期等病见有上述证候者，可参本条辨治。

3. （上焦）湿热未清，中虚邪入。

〔症状〕身热身重，头重痛，神识如蒙，舌苔滑，脉缓。（中焦篇54）

〔病机分析〕湿热之邪侵犯上焦未得及解，随其中阳虚弱，而内传中焦。湿郁热蒸，故身热；湿为阴邪，阻滞经络，是以头身重痛；湿热内扰，上蒙清窍故神识如蒙（非神昏）；苔滑、脉缓皆湿热之象。

〔治法〕清热祛湿，顾护中阳。

〔主方〕人参泻心汤。方中用干姜、枳实之辛通，以燥湿邪而通经络，黄芩、黄连之苦寒以清湿中之热，人参顾护中阳；若湿热壅滞于胃，和降失司而呃逆者，宜加陈皮、半夏、竹茹以和胃降逆；郁而成痰者，可加瓜蒌合黄芩以清热化痰；头身重痛甚者，宜佐苡仁、滑石以利湿；热甚加青蒿等以助退热；见有阴伤者，可加沙参以护阴。

〔按语〕①神识如蒙，颇似热闭心包，但苔滑、脉缓，则绝非热闭心包之证。再，湿热蒙蔽心包，则苔必黄腻，脉应滑数，而本证苔滑、脉缓与之迥然不同，可资鉴别。②临床上感冒、流感、中暑、急性胃肠炎等病见有上述证候者，可参本条辨治。

4. 湿热之邪初入中焦，机窍不灵。

〔症状〕不饥不食，机窍不灵（肢体关节和九窍不灵活）。（中焦篇55）

〔病机分析〕湿热之邪由口鼻而入，在上则影响清窍，故见机窍不灵；上焦病初传中焦，阻碍气机，脾运胃纳受困，则不知饥饿，不欲进食；湿热之邪，滞阻经络，是以肢体酸楚不利。

〔治法〕芳香利窍，化浊开郁。

〔主方〕三香汤。湿热之邪由上焦初传中焦，病机轻浅，故用本方化浊开郁，宣畅气机，使湿热之邪由上焦宣散，不让久留而致病邪向纵深发展，方中用蒌皮、桔梗、枳壳微苦而辛以开上焦，用山栀微苦而寒以清热，用香豉、郁金、降香化上、中二焦之秽浊而开郁，总之使邪由上焦而来仍由上焦而去，此乃治病之良策也。苔白腻宜加苍术、苡仁以化湿；泛恶加藿香、佩兰以芳香辟秽。

〔按语〕临床上夏月感冒、流感、胃肠炎等病属轻浅，且见有上述证候者，可参本条辨治。

5. 暑湿之邪，弥蔓三焦。

〔症状〕身热面赤，胸闷脘痞，不甚渴饮，下利稀水，小便短赤，或耳聋，或咳痰带血，舌红赤，苔薄滑。(中焦篇41)

〔病机分析〕暑湿之邪弥蔓三焦气分，暑湿蒸腾于上，则身热面赤或耳聋；湿邪困阻太阴脾土，是以胸闷脘痞而不甚渴饮；暑湿下迫肠腑，清浊失于泌别，故而下利稀水，小便短赤；暑湿恋肺伤络，清肃无权，所以咳痰带血；舌红赤、苔黄滑乃暑中挟湿，病在气分之象。

〔治法〕清热（暑）化湿，宣泄三焦。

〔主方〕三石汤，本方功善宣泄上、中、下三焦暑湿之邪，方用杏仁宣达上焦肺气；石膏、竹茹、银花等清泄中焦，涤暑解毒；滑石、通草、寒水石泄利下焦暑湿。对暑湿弥漫三焦气分，乃的对之方。若暑湿伤肺而吐衄咳喘者，可合清络饮治疗，若暑伤气者，宜用东垣清暑益气汤，清暑利湿，补益中气也；若暑热耗气伤津，宜选用王氏清暑益气汤清暑除热，益气生津。

〔按语〕临床上暑令感冒、流感、乙脑、中暑、钩端螺旋体病等，见有上述证候者，可参本条辨治。

6. 湿热交蒸，三焦不利。(此型证条有二，因同属“湿热并重”，故一并论述。)

〔症状〕胸痞闷，潮热呕恶，烦渴自利，汗出溺短，舌苔灰白。(中焦篇42)

身痛，渴不多饮，或竟不渴，汗出热解，继而复热，舌淡，

黄而滑，脉缓。(中焦篇63)

〔病机分析〕暑温和伏暑之邪，侵袭三焦，热中挟湿，湿热交蒸，盛于阳明，故见潮热烦渴，汗出溺短，湿邪困阻太阴，气机不宣，则胸脘痞闷而呕恶；暑湿下迫肠腑是以自利；舌苔灰白乃湿之象。鞠通曰："舌白胸痞，自利呕恶，湿为之也；潮热烦渴，汗出溺短热为之也。"即指此意。

湿和热相互交蒸，阻于经络，故见身痛；湿重于热是以渴不多饮，或竟不渴；湿热郁蒸之分，外泄则汗出，汗出则邪得以外泄，故热得暂解；但湿性粘腻，蕴滞经络，不能随汗以尽泄，湿蕴则热又生，故见继而复热，鞠通曰："今继而复热者，乃湿热相蒸之汗，湿属阴邪，其气留连，不能因汗而退，故继而复热。脉舌之象，皆湿热之征。"

〔治法〕清化湿热，宣畅三焦。

〔主方〕杏仁滑石汤、黄芩滑石汤。二方皆为中焦湿温病之常用方。杏仁滑石汤清热力佳；黄芩滑石汤利湿力好。若湿热郁结而发黄疸者，则用栀子柏皮汤、茵陈蒿汤清热利湿而退黄；湿热与浊痰互结于心下而痞者，用半夏泻心汤去人参、干姜、大枣、甘草加枳实、杏仁方清热除痞为宜。

〔按语〕①中焦寒湿以及其它如：疟、痢、疸、痹等证皆非温热病证，故不在此论；②临床上伤寒、无黄疸型肝炎、泌尿系感染、中暑、急性肾盂肾炎等疾病见有上述证候者，可参本条辨治。

7. 湿聚热蒸，痹阻经络。

〔症状〕寒战热炽，骨骱烦疼，舌色灰滞，面目痿黄。(中焦篇65条)

〔病机分析〕热为阳邪，其性急迫，湿为阴邪，其性粘滞，邪侵入人体经络之后，停留于关节骨骱，湿热蕴蒸，故而寒战热炽，骨骱烦疼；舌色灰滞，面目痿黄皆湿邪为患之征。

〔治法〕清利湿热，宣通经络。

〔主方〕宣痹汤。(中焦篇) 方用防已清利湿热，通络止痛；辅以滑石、杏仁宣肺利气；蚕砂、半夏、赤小豆除湿化浊；连翘、山栀清泄郁热。湿去热清，经络宣通，通则不通，则病自除。痛甚宜加海桐皮、片姜黄、地龙等以宣络除湿，祛风止痛；湿热甚者可配三妙丸以增清热燥湿之功；若见关节、肌肉、筋脉疼痛拘挛者，宜加桑枝、秦艽、威灵仙、西河柳、忍冬藤、乳香、没药等以活血通络，除痹止痛；若关节红肿热痛，筋脉拘急，可加石膏、知母、牛膝、水牛角、地骨皮、黄柏等清热解毒，利湿消肿；若属湿邪郁阻经络，下走肠间，热不得泄，湿不得去而见身热疼痛、汗多、便溏者，宜用薏苡竹叶散（薏苡仁、竹叶、飞滑石、白蔻仁、连翘、茯苓、白通草）辛凉以解肌表经络之热，令邪从太阴皮毛而散，淡渗以祛胃肠之湿，使里邪从小便而出，则病可已。

〔按语〕①关于痹的治疗，前人有忌下、收敛、酸寒、苦寒，宜辛散、行气、燥湿、淡湿之说，吴氏于此颇多非议，他在《条辨·中焦湿温》篇大声疾呼：痹证“因于寒者固多，痹之兼乎热者亦复不少”；误用辛温，其害立见。故立方宣痹汤（分上中焦两方），皆言其热。临床运用，则不可拘执，应随证取割，辨证施治。②临床上风湿病、关节炎等见有上述证候者，可参本条辨治。

卷三 下焦篇

提 要

下焦温病主要指足少阴肾和足厥阴肝的病变。在肾，其病理是邪热久留，肾阴耗损；在肝，其病理是水不涵木，虚风内动。病在下焦，多属虚多实少之证。

病入下焦为邪正相争的后期，吴氏所谓“中焦病不治则传下焦，肝与肾也”。其又有正虚邪留和正虚邪退之别。下焦温病，属温病后期邪少虚多之阶段。临床表现为邪热伤阴，津枯水竭，肾阴亏耗，肝风内动之重症危候，治宜甘寒咸法，用大剂滋阴潜阳之品，方能挽其虚脱危险之局，用药宜味厚质重，否则难入其下焦。诚如曹炳章所说：“凡温病在上焦者，业已虑其伤阴，况传至下焦乎？故用药纯取重镇厚味滋腻之品。”所以吴氏指出“治下焦如权（非重不沉）”。“如权”之法，在下焦运用最多，诸如滋阴退热法、育阴清热法、滋阴熄风法、养阴润燥法等，皆为“非重不沉”之体现。

温病入下焦，肝与肾也，温邪久留，脾阳不足，肾阳疲惫，鞠通用安肾汤辛甘温法，渗湿而补脾阳，釜底增薪，温肾暖脾。用鹿附汤治湿久不治，邪伏少阴，舌白身痛，足跗浮肿者。用术附姜苓汤治疗湿伤阳，痿弱不振，肢体麻痹，痔疮下血者。用桃花汤甘温涩法，治下焦虚寒，阳败阴竭，正气欲绝，下利无度者。用一甲煎咸寒兼涩，存阴固涩，治温病下后，反大便溏甚，脉仍数者。用三甲复脉汤咸寒甘润，治热邪深入下焦，阴液亏损，证见痉厥，心中大动，脉细促者。用犀角地黄汤，咸寒苦甘，治少阴温病邪入血分，内有瘀血，清热凉血兼以养阴。用三才汤甘寒养阴，治暑邪久热，阴液元气两伤者。用加减复脉汤治温病误表，津液被劫或温病耳聋。用小定风珠方甘寒咸法，育阴潜阳，治温邪久踞下焦，烁肝液为厥，扰冲脉为哕者。用加减桃核承气汤，治疗热入血室。用椒桂汤治暴感寒湿成疝。用大黄附子汤治邪踞厥阴，表里俱急之寒疝。用天台乌药散治寒湿客于肝肾、小肠而成寒疝者。用温脾汤，取草果等药构成苦辛温里法以治太阴三疟。用加减泻心汤苦辛寒合用治疗噤口痢。用断下渗湿汤苦辛淡三味合用治久利带瘀血者。用宣清导浊汤治湿温久羁，三焦弥漫，神昏窍阻，少腹硬满，大便不下者。用乌梅丸酸甘苦辛合法治久痢伤及厥阴，上犯阳明之证。用减味乌梅丸治厥阴三疟。用椒梅汤治暑邪深入厥阴。用连梅汤酸苦甘寒，治暑邪深入少阴消渴，深入厥阴麻痹。用人参乌梅汤酸甘化阴治久痢伤阴。用地黄余粮汤治久痢阴伤气陷者。用大定风珠酸甘咸寒潜阳之味治热邪久羁，吸烁真阴而见神倦瘛疭，脉气虚弱，舌绛苔少，时时欲脱者。其它诸如三甲腹脉汤，专翕大参膏等皆属此类，学者互参，用时择选。

风温　温热　温疫　温毒　冬温

一、风温、温热、温疫、温毒、冬温，邪在阳明久羁，或已下，或未下，身热面赤，口干舌燥，甚则齿黑唇裂，脉沉实者，仍可下之；脉虚大，手足心热甚于手足背者，加减复脉汤主之。

温邪久羁中焦，阳明阳土，未有不克少阴癸水者，或已下而阴伤，或未下而阴竭。若实证居多，正气未至溃败，脉来沉实有力，尚可假手于一下，即《伤寒论》中急下以存津液之谓。若中无结粪，邪热少而虚热多，其人脉必虚，手足心主里，其热必甚于手足背之主表也。若再下其热，是竭其津而速之死也。故以复脉汤复其津液，阴复则阳留，庶可不至于死也。去参、桂、姜、枣之补阳，加白芍收三阴之阴，故云加减复脉汤。在仲景当日，治伤于寒者之结代，自有取于参、桂、姜、枣，复脉中之阳；今治伤于温者之阳亢阴竭，不得再补其阳也。用古法而不拘用古方，医者之化裁也。

〔析评〕风温、温热、温疫、温毒、冬温之邪热逗留在阳明时间过久，阳明属阳土，温为阳邪，两阳结合，消烁阴液，尤其是下焦肾之阴液，不论是否用过下法，凡见有身热面赤等症者，皆说明阳明实热仍旧存在，仍可用攻下法治疗。条文中“仍可下之”一语，体现中医有是证用是方的辨证思想。诸温热病，邪热逗留阳明过久，热必进入下焦而消烁肾液，故证见脉虚大，手足心热甚于手足背，鞠通用复脉汤，即炙甘草汤加减，用来治疗下焦温病，目的在于滋阴养液，阴复以利热退。此也是《条辨》中治疗温热病处处顾护阴津的主要学说思想体现。

二、温病误表，津液被劫，心中震震，舌强神昏，宜复脉法复其津液，舌上津回则生；汗自出，中无所主者，救逆汤主之。

误表动阳，心气伤则心震，心液伤则舌蹇，故宜复脉复其津液也。若伤之太甚，阴阳有脱离之象，复脉亦不胜任，则非救逆不可。

〔析评〕“汗为心之液”，温病误表，伤液耗气，故心慌不宁，鞠通用复脉法或救逆汤。复脉不应，随用救逆复脉者。不论心气或心阴损伤的程度如何，都可用复脉法加减应用，经治津液回复，则预后良好。若自汗不止，心中动荡不安，难以自控，说明阴液耗损太过，心主受累过极，阳气将有离脱危险，复脉已难当重任，非益阴镇摄的救逆汤不可。若见有阳气外脱的预兆，须急加人参以挽欲脱之阳，方能挽回败局，转危为安。

三、温病耳聋，病系少阴，与柴胡汤者必死，六七日以后，宜复脉辈复其精。

温病无三阳经证，却有阳明腑证。（中焦篇已申明腑证之由矣）三阴脏证。盖脏者藏也，藏精者也。温病最善伤精，三阴实当其冲。如阳明结则脾阴伤而不行，脾胃脏腑切近相连，夫累及妻，理固然也，有急下以存津液一法。土实则水虚，浸假而累及少阴矣，耳聋不卧等证是也。水虚则木强，浸假而累及厥阴矣，目闭痉厥等证是也。此由上及下，由阳入阴之道路，学者不可不知。按温病耳聋，《灵》《素》称其必死，岂少阳耳聋，竟至于死耶？经谓肾开窍于耳，脱精者耳聋，盖初则阳火上闭，阴精不得上承，清窍不通，继则阳亢阴竭，若再以小柴胡汤直升少阳，其势必至下竭上厥，不死何待！何时医悉以陶氏六书，统治四时一切疾病，而不究心于《灵》《素》《难经》也哉！瑭于温病六、七日以外，壮火少减，阴火内炽耳聋者，悉以复阴得效。曰宜复脉辈者，不过立法如此，临时对证，加减尽善，是所望于当其任者。

〔析评〕耳疾与肾、肺、少阳皆有干系，少阳与足厥阴相表里，故治疗耳疾有“实泻肝胆，虚补肾”之说，此耳聋概与肾阴受损，精不上承有关，所以治在复少阴，而不宜疏少阳之气为是。

清尤再泾《医学读书记》有“耳聋治肺”一语，则不属此论，可互参。

四、劳倦内伤，复感温病，六七日以外不解者，宜复脉法。

此两感治法也。甘能益气，凡甘皆补，故宜复脉。服二三贴后，身不热而倦甚，仍加人参。

〔析评〕劳倦过度，正气受损，又感受温邪发病，经过六七日以上，仍发热不退，说明正虚不能达邪，可用复脉汤之类，甘以益气扶正达邪，此谓两感治法也。经用此方二三贴后，发热虽退，但仍疲倦、乏力，乃正气未复之征，宜加减复脉汤内仍加人参，以复正气。

五、温病已汗而不得汗，已下而热不退，六七日以外，脉尚躁盛者，重与复脉汤。

已与发汗而不得汗，已与通里而热不除，其为汗下不当可知。脉尚躁盛，邪固不为药衰，正气亦尚能与邪气分争，故须重与复脉，扶正以敌邪，正胜则生矣。

〔析评〕条文示人病温，汗之未汗，下之热不退，须重与复脉汤，扶正祛邪。未汗，说明邪不在表；下之热不退，说明邪又不在中焦阳明，而已深入下焦阴分。应重用复脉法，且要加重复脉汤的分量，扶助正气以敌邪气。一个“重”字，读音有二，应理解为两方面的含意，方不致误。

六、温病误用升散，脉结代，甚则脉两至者，重与复脉，虽有他证，后治之。

此留人治病法也。即仲景里急，急当救里之义。

〔析评〕温病误治，心气心阴受损严重，气血不相接，出现脉结代，考心为五脏六腑之大主，大主受累至关重要，故应急急救治，以防气血相离而病势加重，此乃当务之急，他症后商。

七、汗下后，口燥咽干，神倦欲眠，舌赤苔老，与复脉汤。

在中焦下后与益胃汤，复胃中津液，以邪气未曾深入下焦。若口燥咽干，乃少阴之液无以上供，神昏欲眠，有少阴但欲寐之象，故与复脉。

〔析评〕温病汗下伤阴又一例举，但症较上条为轻，与复脉汤甘润存津可也。“神倦欲眠”语可参阅《伤寒论》“少阴之为病，脉微细，但欲寐也”条。

八、热邪深入，或在少阴，或在厥阴，均宜复脉。

此言复脉为热邪劫阴之总司也。盖少阴藏精，厥阴必待少阴精足而后能生，二经均可主以复脉者，乙癸同源也。

加减复脉汤方（甘润存津法）

炙甘草六钱　干地黄六钱（按地黄三种用法：生地者，鲜地黄未晒干者也，可入药煮用，可取汁用，其性甘凉，上中焦用以退热存津；干地黄者，乃生地晒干，已为丙火炼过，去其寒凉之性，本草称其甘平；熟地制以酒与砂仁，九蒸九晒而成，是又以丙火、丁火合炼之地，故其性甘温。奈何今人悉以干地黄为生地，北人并不知世有生地，佥谓干地黄为生地，而曰寒凉，指鹿为马，不可不辨）　生白芍六钱　麦冬（不去心）五钱　阿胶三钱　麻仁三钱（按柯韵伯谓：旧传麻仁者误，当系枣仁。彼从心悸动三字中看出传写之误，不为无见。今治温热，有取之麻仁甘益气，润去燥，故仍从麻仁）

水八杯，煮取八分三杯，分三次服。剧者加甘草至一两，地黄、白芍八钱，麦冬七钱，日三，夜一服。

救逆汤方（镇摄法）

即于加减复脉汤内去麻仁，加生龙骨四钱，生牡蛎八钱，煎如复脉法。脉虚大欲散者，加人参二钱。

〔析评〕热邪深入下焦，耗损肝肾之阴，唯用复脉法方能复其阴液，和以上数条症虽有不同，但乙木（肝）与癸水（肾）同出一源，病相类同，皆为阴伤之故，所以唯复脉法方能胜任。

九、下后大便溏甚，周十二时三、四行，脉仍数者，未可与复脉汤，一甲煎主之；服一二日，大便不溏者，可与一甲复脉汤。

下后法当数日不大便，今反溏而频数，非其人真阳素虚，即下之不得其道，有亡阴之虑。若以复脉滑润，是以存阴之品，反为泻阴之用。故以牡蛎一味，单用则力大，即能存阴，又涩大便，且清在里之余热，一物而三用之。

一甲煎（咸寒兼涩法）

生牡蛎二两（碾细）

水八杯，煮取三杯，分温三服。

一甲复脉汤方

即于加减复脉汤内，去麻仁，加牡蛎一两。

〔析评〕下后便溏，脉仍见数，此因下阴伤，余热未清之象。鞠通用牡蛎一味（咸寒涩法），称一甲煎，一味牡蛎单用，既能存阴，又能止涩大便，更能清在里之余热。以药代法，法在药中，真令人细咀回味。

十、下焦温病，但大便溏者，即与一甲复脉汤。

温病深入下焦劫阴，必以救阴为急务。然救阴之药多滑润，但见大便溏，不必待日三、四行，即以一甲复脉法，复阴之中，预防泄阴之弊。

〔析评〕病入下焦，便溏阴伤，鞠通用一甲腹脉汤复阴止泻，标本兼顾，非常贴切病机。本条便溏与上条不同，上条为使用下法之后引起的便溏，因阴气下溜，有亡阴之弊，治当以止涩为主，存阴为次；本条因便溏而致阴伤，重在阴伤，治当以救阴为主，止涩为次。故与一甲复脉汤，两者有别。

十一、少阴温病，真阴欲竭，壮火复炽，心中烦，不得卧者，黄连阿胶汤主之。

按前复脉法为邪少虚多之治。其有阴既亏而实邪正盛，甘草即不合拍。心中烦，阳邪挟心阳独亢于上，心体之阴，无容留之地，故烦杂无奈；不得卧，阳亢不入于阴，阴虚不受阳纳，虽欲卧得乎！此证阴阳各自为道，不相交互，去死不远，故以黄芩从黄连，外泻壮火而内坚真阴；以芍药从阿胶，内护真阴而外捍亢阳。名黄连阿胶汤者，取一刚以御外侮，一柔以护内主之义也。其交关变化神明不测之妙，全在一鸡子黄，前人训鸡子黄，佥谓鸡为巽木，得心之母气，色赤入心，虚则补母而已，理虽至当，殆未尽其妙。盖鸡子黄有地球之象，为血肉有情，生生不已，乃奠安中焦之圣品，有甘草之功能，而灵于甘草；其正中有孔，故能上通心气，下达肾气，居中以达两头，有莲子之妙用；其性和平，能使亢者不争，弱者得振；其气焦臭，故上补心；其味甘咸，故下补肾；再释家有地水风火之喻，此证大风一起，荡然无余，鸡子黄镇定中焦，通彻上下，合阿胶能预熄内风之震动也。然不知人身阴阳相抱之义，必未能识仲景用鸡子黄之妙，谨将人身阴阳生死寤寐图形，开列于后，以便学者入道有阶也。（不知阴阳相抱之理，亦不知伤寒必当救阳，温病必当救阴之妙。——朱评）

黄连阿胶汤方（苦甘咸寒法）

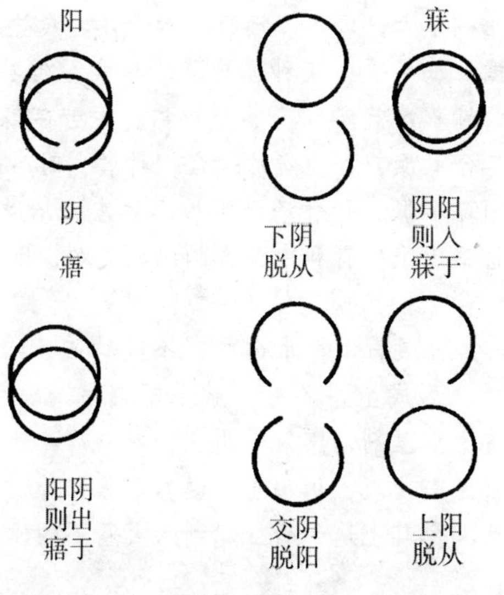

黄连四钱　黄芩一钱　阿胶三钱　白芍一钱　鸡子黄二枚

水八杯，先煮三物，取三杯，去滓，内胶烊尽，再内鸡子黄，搅令相得，日三服。

〔征按〕此《金匮》治伤寒少阴病，二、三日以上，心烦不得卧之祖方也。二三日以上，寒变热之时也。少阴多寐，以传经之阳邪灼阴，故不得卧，与少阴温病，确乎相合。阳亢不入于阴，阴虚不受阳纳二语，虽倡自叶氏，然亦自经文"卫气留于阳则阳气满，不得入于阴，则阴气虚，故目不瞑”而来，可为一切不寐之总纲。他如湿痰留于胃腑不寐，《内经》则有半夏汤以通其阳，其方则以千里外之流水扬万遍，取五升，炊以苇薪，沸则内秫米一升，半夏五合，炊至升半，去渣，饮汁一小杯，日三服，以知为度。虚烦不眠，仲祖则有酸枣仁汤以和其阴，方用枣仁二升，知母、茯苓、川芎各二两，甘草一两，以水八升，煮酸枣仁得六升，内诸药，煮取三升，分温三服。又如胆虚不寐，本事方有鳖甲丸，鳖甲、枣仁、羌活、牛膝、五味、参、芪各等分，细末蜜丸桐子大，每用温酒服三四十丸。痰热不眠，集验方有温胆汤，橘红、半夏、茯神、甘草、枳实、竹茹。振悸不眠，半夏、陈皮、甘草、芡实、茯苓、竹茹。虚劳不寐，枣仁二两，碾末同半夏二合煮糜，入地黄汁一合，再煮，时时与服。六一散加牛黄，治烦躁不眠。竹叶汤调服炒枣仁末，治脾虚不眠之类。条例甚多，总不出乎安胃和中，俾阳明之气顺，则阴阳之道路可通而已矣。

〔析评〕少阴温病，肾水欲竭，不能纳阳，心受阳亢之扰，不得下交于肾，形成上下不交，水火不剂之局。故而心烦不得卧，用是方使水火互剂，阳入于阴。方中以芩、连泻邪火而坚护真阴，芍、胶滋其阴液，用鸡子黄滋养中焦，补心入肾，上通心气，下补肾液，令其上达于心，起到水火互济的作用，则卧得安也。

十二、夜热早凉，热退无汗，热自阴来者，青蒿鳖甲汤主之。

夜行阴分而热，日行阳分而凉，邪气深伏阴分可知；热退无汗，邪不出表而仍归阴分，更可知矣，故曰热自阴分而来，非上中焦之阳热也。邪气深伏阴分，混处气血之中，不能纯用养阴，又非壮火，更不得任用苦燥。故以鳖甲蠕动之物，入肝经至阴之分，既能养阴，又能入络搜邪；以青蒿芳香透络，从少阳领邪外出；细生地清阴络之热；丹皮泻血中之伏火；知母者，知病之母也，佐鳖甲、青蒿而成搜剔之功焉。再此方有先入后出之妙，青蒿不能直入阴分，有鳖甲领之入也；鳖甲不能独出阳分，有青蒿领之出也。

青蒿鳖甲汤方（辛凉合甘寒法）

青蒿二钱　鳖甲五钱　细生地四钱　知母二钱　丹皮三钱

水五杯，煮取二杯，日再服。

〔析评〕肝胆相为表里，“热自阴来”，此指厥阴。考厥阴为阴之尽，阳之始，瑭用是方入厥阴而领邪从少阳而出，令其病愈。选方用药，匠心独具。

卷二中焦篇八十三条用青蒿鳖甲汤方治少阳疟疾而偏热者，方中无生地而有桑叶、花粉，读者可互参。

十三、热邪深入下焦，脉沉数，舌干齿黑，手指但觉蠕动，急防痉厥，二甲复脉汤主之。

此示人痉厥之渐也。温病七八日以后，热深不解，口中津液干涸，但觉手指掣动，即当防其痉厥，不必俟其已厥而后治也。故以复脉育阴，加入介属潜阳，使阴阳交纽，庶厥不可作也。

二甲复脉汤方（咸寒甘润法）

即于加减复脉汤内，加生牡蛎五钱，生鳖甲八钱。

〔析评〕热邪深入下焦，阴虚风动，是方育阴防厥，治防一统，防寓于治，是谓立法周全。

二甲复脉汤方：即加减复脉汤内加生牡蛎五钱，生鳖甲八钱。

十四、下焦温病，热深厥甚，脉细促，心中憺憺大动，甚则心中痛者，三甲复脉汤主之。

前二甲复脉，防痉厥之渐；即痉厥已作，亦可以二甲复脉止厥。兹又加龟板名三甲者，以心中大动，甚则痛而然也。心中动者，火以水为体，肝风鸱张，立刻有吸尽西江之势，肾水本虚，不能济肝而后发痉，既痉而水难猝补，心之本体欲失，故憺憺然而大动也。(此心动与水停心下者相反。心为丁火，所恶者客水，而所喜者真水，故心与肾并主少阴也。一则水气上凌心，若薪炭之见水而爆沸也；一则水不济火，若游鱼之失水而腾跃也。一则通阳利水，一则潜阳补水，当于脉证辨之。——朱评）甚则痛者，“阴维为病主心痛”，此证热久伤阴，八脉丽于肝肾，肝肾虚而累及阴维故心痛，非如寒气客于心胸之心痛，可用温通。故以镇肾气补任脉通阴维之龟板止心痛，合入肝搜邪之二甲，相济成功也。

三甲复脉汤方（同二甲汤方）

即于二甲复脉汤内，加生龟板一两。

〔析评〕温病深入下焦，肾阴被烁，热深厥甚，心的功能亦受影响，鞠通变《伤寒论》炙甘草汤（复脉汤）益气养血复脉之方，为滋阴熄风之方，名曰三甲复脉汤，方中用镇肝肾、补奇经的龟版以止心痛；配合牡蛎、鳖甲入肝滋阴搜邪，与甘润存阴的加减复脉汤共凑滋阴熄风之功，正合病机，真谓匠心巧运，“变”得好，恰到是处，值得效法。

十五、既厥且哕（俗名呃忒），**脉细而动，小定风珠主之。**

温邪久踞下焦，烁肝液为厥，扰冲脉为哕，脉阴阳俱减，则细，肝木横强则劲，故以鸡子黄实土而定内风；龟板补任（谓任脉）而镇冲脉；阿胶沉降，补液而熄肝风；淡菜生于咸水之中而能淡，外偶内奇，有坎卦之象，能补阴中之真阳，其形翕阖，故又能潜真阳之上动；童便以浊液仍归浊道，用以为使也。名定风珠者，以鸡子黄宛如球形，得巽木之精，而能熄肝风，肝为巽木，巽为风也。龟亦有珠，具真武之德而镇震木。震为雷，在人为胆，雷动未有无风者，雷静而风亦静矣。亢阳真上巅顶，龙上于天也，制龙者，龟也。古者豢龙御龙之法，失传已久，其大要不出乎此。(鳖名神守，亦此义。——朱评）

小定风珠方（甘寒咸法）

鸡子黄（生用）一枚　真阿胶二钱　生龟板六钱　童便一杯

淡菜三钱

水五杯，先煮龟板，淡菜得二杯，去滓，入阿胶，上火烊化，内鸡子黄，搅令相得，再冲童便，顿服之。

〔析评〕温邪久踞下焦，肝液受烁而致厥，热扰冲脉为哕。冲脉隶属阳明，胃气上逆，鞠通用小定风珠，滋阴熄风而止厥哕。方因证选，药证合拍。

十六、热邪久羁，吸烁真阴，或因误表，或因妄攻，神倦瘛疭，脉气虚弱，舌绛苔少，时时欲脱者，大定风珠主之。

此邪气已去八九，真阴仅存一二之治也。观脉虚苔少可知，故以大队浓浊填阴塞隙，介属潜阳镇定。以鸡子黄一味，从足太阴，下安足三阴，上济手三阴，使上下交合，阴得安其位，斯阳可立根基，俾阴阳有眷属一家之义，庶可不致绝脱欤！

大定风珠方（酸甘咸法）

生白芍六钱　阿胶三钱　生龟板四钱　干地黄六钱　麻仁二钱　五味子二钱　生牡蛎四钱　麦冬（连心）六钱　炙甘草四钱　鸡子黄（生）二枚　鳖甲（生）四钱

水八杯，煮取三杯，去滓，再入鸡子黄，搅令相得，分三次服。喘加人参，自汗者加龙骨、人参、小麦，悸者加茯神、人参、小麦。

〔析评〕温邪久留下焦，肝肾阴液严重受损，若再误表、误下，势必阴液更损而致虚脱，故用大剂大定风珠，滋阴潜阳以复真阴，以恋其阳，以挽虚脱之局，给人以生机。

十七、壮火尚盛者，不得用定风珠、复脉。邪少虚多者，不得用黄连阿胶汤。阴虚欲痉者，不得用青蒿鳖甲汤。

此诸方之禁也。前数方虽皆为存阴退热而设，其中有以补阴之品，为退热之用者；有一面补阴，一面搜邪者；有一面填阴，一面护阳者；各宜心领神会，不可混也。

〔析评〕条文中“三不得”示人注意，上述诸方虽都有滋阴退热的功效，然应根据病情分别选用，不能一概而论，此治禁之谓也。大、小定风珠为填补真阴，收敛阳气之剂，适用于邪少虚多之证；加减复脉汤为养阴退热之剂，适用于阴虚余热未清之证；黄连阿胶汤养阴泻火，阴虚邪热尚盛之证最为适宜。青蒿鳖甲汤有入络搜邪兼养阴液之效，对于阴虚不甚而热在厥阴者用之为当，凡此，皆当细辨，不得随意择用。

十八、痉厥神昏，舌短，烦躁，手少阴证未罢者，先与牛黄紫雪辈，开窍搜邪；再与复脉汤存阴，三甲潜阳，临证细参，勿致倒乱。

痉厥神昏，舌蹇烦躁，统而言之为厥阴证。然有手经足经之分：在上焦以清邪为主，清邪之后，必继以存阴；在下焦以存阴为主，存阴在先，若邪尚有余，必先以搜邪。手少阴证未罢，如寸脉大，口气重，颧赤，白睛赤，热壮之类。

〔析评〕痉厥神昏，舌短烦燥，有手足二经之别，在手少阴，应先清邪，然后养阴。若在下焦足厥阴，当以养阴为主。在手少阴时，因热邪尚盛，应先用牛黄丸、紫雪丹之类开窍搜邪，然后再用复脉养阴，加三甲潜阳，此治之大法，临证细察，不容乱也。

和卷一上焦篇十六条，卷三下焦篇一条、十四条互参。

十九、邪气久羁，肌肤甲错，或因下后邪欲溃，或因存阴得液蒸汗，正气已虚，不能即出，阴阳互争而战者，欲作战汗也，复脉汤热饮之。虚盛者加人参；肌肉尚盛者，但令静，勿妄动也。

按伤寒汗解必在下前，温病多在下后。缚解而后得汗，诚有如吴又可所云者。凡欲汗者，必当先烦，乃有汗而解。若正虚邪重，或邪已深入下焦，得下后里通；或因津液枯燥，服存阴药，液增欲汗，邪正努力纷争，则作战汗，战之得汗则生，汗不得出则死。此系生死关头，在顷刻之间。战者，阳极而似阴也，肌肤业已甲错，其津液之枯燥，固不待言。故以复脉加人参助其一臂之力，送汗出表。若其人肌肤尚厚，未至火虚者，无取复脉之助正，但当听其自然，勿事骚扰可耳，次日再议补阴未迟。（以上十九条，立法虽多，而一以存阴退热为主。——朱评）

〔析评〕临床上凡患者出现烦扰不安，四肢厥冷，爪甲青紫等阳极似阴的征象，是要战汗的预兆。战汗是正气与邪气交争的表现，如战得汗出，则邪气外解而愈；若战不得汗出，则预后不良。其温病战汗与伤寒不同，伤寒战汗，多在使用下法以前。而温病战汗，多在下法以后，这是因为下后里气得通，正气有驱邪外出之机，所以能战汗。也有用了滋阴剂以后，阴液恢复，有汗之源而战。其用加减复脉汤者，应乘热饮服，助其力而得汗出。虚盛者可加人参益气生津，增强战汗的来源和动力。若不甚虚，亦可不药待汗，汗后随机应变，何孰何从，因证而辨，断不会致误。

二十、时欲漱口不欲咽，大便黑而易者，有瘀血也，犀角地黄汤主之。

邪在血分，不欲饮水，热邪燥液口干，又欲求救于水，故但欲漱口，不欲咽也。瘀血溢于肠间，血色久瘀则黑，血性柔润，故便黑而易也。犀角味咸，入下焦血分以清热，地黄去积聚而补阴，白芍去恶血，生新血，丹皮泻血中伏火，此畜血自得下行，故用此轻剂以调之也。

犀角地黄汤方（甘咸微苦法）

干地黄一两　生白芍三钱　丹皮三钱　犀角三钱

水五杯，煮取二杯，分二次服，渣再煮一杯服。

〔析评〕邪热深入下焦血分，热与瘀结。叶天士云：“入血只恐耗血动血，则需凉血散血。”即寓此意。鞠通用是方治疗，凉血活血则病自愈。

二十一、少腹坚满，小便自利，夜热昼凉，大便闭，脉沉实

者，畜血也，桃仁承气汤主之，甚则抵当汤。

（以上二条，法稍变，一则为阴亏畜血而设，补中有泻；一则为邪多畜血而设，重在攻邪，以泻为补。——朱评）

少腹坚满，法当小便不利，今反自利，则非膀胱气闭可知。夜热者，阴热也；昼凉者，邪气隐伏阴分也。大便闭者，血分结也。故以桃仁承气通血分之闭结也。若闭结太甚，桃仁承气不得行，则非抵当不可，然不可轻用，不得不备一法耳。

桃仁承气汤方（苦辛咸寒法）

大黄五钱　芒硝二钱　桃仁三钱　当归三钱　芍药三钱　丹皮三钱

水八杯，煮取三杯，先服一杯，得下止后服，不知再服。

抵当汤方（飞走攻络苦咸法）

大黄五钱　虻虫（炙干为末）二十枚　桃仁五钱　水蛭（炙干为末）五分

水八杯，煮取三杯，先服一杯，得下止后服，不知再服。

〔析评〕蓄血证，症有轻重之分，故选方一二，轻者用桃仁承气汤，重者用抵当汤。辨证施治，各有分寸，因活血祛瘀之味多易伤气耗血，故不可概而言之。

二十二、温病脉，法当数，今反不数而濡小者，热撤里虚也。里虚下利稀水，或便脓血者，桃花汤主之。

温病之脉本数，因用清热药撤其热，热撤里虚，脉见濡小，下焦空虚则寒，即不下利，亦当温补，况又下利稀水脓血乎！故用少阴自利，关闸不藏，堵截阳明法。

桃花汤方

赤石脂一两（半整用煎，半为细末调）　炮姜五钱　白粳米二合

水八杯，煮取三杯，去渣，入石脂末一钱五分，分三次服。若一服愈，余勿服。虚甚者加人参。

〔析评〕温病清之太过，寒凉伤其脾肾，脾肾虚寒，故大便

清稀，或夹有脓血，色暗不鲜，或腹部隐痛喜按，治用桃花汤温中涩肠，正合病机。

二十三、温病七、八日以后，脉虚数，舌绛苔少，下利日数十行，完谷不化，身虽热者，桃花粥主之（以上二条大略相似，其中有移步换形之妙，学者留心。——朱评）

上条以脉不数而濡小，下利稀水，定其为虚寒而用温涩。此条脉虽数而日下数十行，至于完谷不化，其里邪已为泄泻下行殆尽。完谷不化，脾阳下陷，火灭之象；脉虽数而虚，苔化而少，身虽余热未退，亦虚热也，纯系关闸不藏见证，补之稍缓则脱。故改桃花汤为粥，取其逗留中焦之意，此条认定完谷不化四字要紧。

桃花粥方（甘温兼涩法）

人参三钱　炙甘草三钱　赤石脂六钱（细末）　白粳米二合

水十杯，先煮参、草得六杯，去渣，再入粳米，煮得三杯，纳石脂末三钱，顿服之。利不止，再服第二杯，如上法；利止停后服。或先因过用寒凉脉不数身不热者，加干姜三钱。

〔汪按〕前一甲煎为下后滑泄者设，此二方为阳虚而关闸撤者设。当审证用之。此外有虽下利而邪未净，如热结旁流之类，仍当下；及热利下重，当用苦寒坚阴，如白头翁汤、芩芍汤之类者，各有本条，不在此例，不可误用。其湿温、疟痢等证，有当兼用升提者，又一例。

邪热不杀谷，亦有完谷一证，不可不慎，当于脉之虚实，并兼现之证辨之。

〔析评〕条文中大便日数十次，夹有完谷不化，说明脾肾皆虚，蒸运失司，较上条为重，应予救治。故用桃花粥治疗。方用人参、甘草、粳米补脾阳以壮肾阳，养胃而和中；赤石脂质重性温而涩肠固脱。诸药合用，甘补淡渗，固涩而止泻。

又，和上条桃花汤互参。

二十四、温病少阴下利，咽痛胸满心烦者，猪肤汤主之。

此《伤寒论》原文。按温病热入少阴，逼液下走，自利咽痛，亦复不少，故采录于此。柯氏云：少阴下利，下焦虚矣。少阴脉循喉咙，其支者出络心，注胸中，咽痛胸满心烦者，肾火不藏，循经而上走于阳分也；阳并于上，阴并于下，火不下交于肾，水不上承于心，此未济之象。猪为水畜而津液在肤，用其肤以除上浮之虚火，佐白蜜、白粉之甘，泻心润肺而和脾，滋化源，培母气，水升火降，上热自除，而下利自止矣。

猪肤汤方（甘润法）

猪肤一斤（用白皮从内刮去肥，令如纸薄）

上一味，以水一斗，煮取五升，去渣，加白蜜一升，白米粉五合，熬香，和令相得。

〔析评〕是方滋肾润肺，补肺以养津液。考舌根属肾，咽喉者肺之门户也，少阴阴虚，水火不济，故胸满、心烦等症状出现。鞠通将仲景用方，随手取来，为之所用。

又，参阅张仲景《伤寒论·辨少阴病症并治篇》猪肤汤证。

二十五、温病少阴咽痛者，可与甘草汤；不差者，与桔梗汤。

柯氏云：但咽痛而无下利胸满心烦等证，但甘以缓之足矣。不差者，配以桔梗，辛以散之也。其热微，故用此轻剂耳。

甘草汤方（甘缓法）

甘草二两

上一味，以水三升，煮取一升半，去渣，分温再服。

桔梗汤方（苦辛甘升提法）

甘草二两　桔梗二两

法同前。

〔析评〕少阴咽痛，邪热不重，立方二则。一味之差，说明有是证用是药，力求精。法以示人：“用药如用兵”，来不得半点含糊，所谓“差不多，就是差得多也”。

二十六、温病入少阴，呕而咽中伤，生疮不能语，声不出者，苦酒汤主之。（以上三条均系咽痛，其中又有分别。——朱评）

王氏晋三云：苦酒汤治少阴水亏不能上济君火，而咽生疮声不出者。疮者，疳也。半夏之辛滑，佐以鸡子清之甘润，有利窍通声之功，无燥津涸液之虑；然半夏之功能，全赖苦酒，摄入阴分，劫涎敛疮，即阴火沸腾，亦可因苦酒而降矣，故以为名。

苦酒汤方（酸甘微辛法）

半夏（制）二钱　鸡子一枚（去黄，内上苦酒鸡子壳中）

上二味，内半夏著苦酒中，以鸡子壳置刀环中，安火上，令三沸，去渣，少少含咽之。不差，更作三剂。

〔征按〕醋能开胃散水，敛热解毒，局方消暑丸，尝以之煮半夏，亦此意也。

〔析评〕呕，胃之责，胃和为贵，降为顺，不降反升或呕或呃或吐；声不出，肾之过，肺为声之门，肾乃声之根。以此为辨。

二十七、妇女温病，经水适来，脉数耳聋，干呕烦渴，辛凉退热，兼清血分，甚至十数日不解，邪陷发痉者，竹叶玉女煎主之。

此与两感证同法。辛凉解肌，兼清血分者，所以补上中焦之未备；甚至十数日不解，邪陷发痉，外热未除，里热又急，故以玉女煎加竹叶，两清表里之热。

竹叶玉女煎方（辛凉合甘寒微苦法）

生石膏六钱　干地黄四钱　麦冬四钱　知母二钱　牛膝二钱　竹叶三钱

水八杯，先煮石膏、地黄得五杯，再入余四味，煮成二杯，先服一杯，候六时复之，病解停后服，不解再服（上焦用玉女煎去牛膝者，以牛膝为下焦药，不得引邪深入也。兹在下焦，故仍用之）。

〔析评〕女子感受温邪又值经至，热邪深入血室，辛凉退热兼清血分可也，此常规之法。然十数日之后，邪陷入侵厥阴而见抽搐痉挛，用竹叶玉女煎双清表里，亦在理。但据临床实际当佐以活血之味，以防热与血结而成瘀热，如坤草、当归之属为妥。

方中牛膝去留问题，可参阅卷一上焦篇十六条，自然可知鞠通用心。

二十八、热入血室，医与两清气血，邪去其半，脉效，余邪不解者，护阳和阴汤主之。

此系承上条而言之也。大凡体质素虚之人，驱邪及半，必兼护养元气，仍佐清邪，故以参、甘护元阳，而以白芍、麦冬、生地，和阴清邪也。

护阳和阴汤方（甘凉甘温复法，偏于甘凉，即复脉汤法也）

白芍五钱　炙甘草二钱　人参二钱　麦冬（连心炒）二钱　干地黄（炒）三钱

水五杯，煮取二杯，分二次温服。

〔析评〕以方测证，热入血室，双清之后余邪未尽，阳气不足，故当益气保津，略佐清热之味。使正复而利去邪，即“扶正祛邪”之谓也。

二十九、热入血室，邪去八九，右脉虚数，暮微寒热者，加减复脉汤，仍用参主之。

此热入血室之邪少虚多，亦以复脉为主法。脉右虚数，是邪不独在血分，故仍用参以补气。暮微寒热，不可认作邪实，乃气血俱虚，营卫不和之故。

加减复脉汤仍用参方

即于前复脉汤内，加人参三钱。

〔析评〕经治邪去八、九，邪少虚多，加减复脉可用。若不用，本着“衰其大半而止”的原则，稍作调养亦可。

三十、热病经水适至，十余日不解，舌萎饮冷，心烦热，神

气忽清忽乱，脉右长左沉，瘀热在里也，加减桃仁承气汤主之。

前条十数日不解用玉女煎者，以气分之邪尚多，故用气血两解。此条以脉左沉，不与右之长同，而神气忽乱，定其为畜血，故以逐血分瘀热为急务也。

加减桃仁承气汤方（苦辛走络法）

大黄（制）三钱　桃仁（炒）三钱　细生地六钱　丹皮四钱　泽兰二钱　人中白二钱（即上第二十一条方，去芒硝、归、芍，而易以生地、泽兰、人中白也。——朱评）。

水八杯，煮取三杯，先服一杯，候六时，得下黑血，下后神清渴减，止后服。不知，渐进。

按邵新甫云：考热入血室，《金匮》有五法：第一条主小柴胡，因寒热而用，虽经水适断，急提少阳之邪，勿令下陷为最。第二条伤寒发热，经水适来，已现昼明夜剧，谵语见鬼，恐人认阳明实证，故有无犯胃气及上二焦之戒。第三条中风寒热，经水适来，七、八日脉迟身凉，胸胁满如结胸状，谵语者，显无表证，全露热入血室之候，自当急刺期门，使人知针力比药力尤捷。第四条阳明病下血谵语，但头汗出，亦为热入血室，亦刺期门，汗出而愈。第五条明其一证而有别因为害，如痰潮上脘，昏冒不知，当先化其痰，后除其热。（第五条非另列一法也，总承上四条而分缓急之治。一证云者，言其或单有表证之寒热，或单有里证之谵语，结胸等证，而又有别因为害，则当从其急者而先治之。——朱评）仲景教人当知变通，故不厌推广其义，乃今人一遇是证，不辨热入之轻重，血室之盈亏，遽与小柴胡汤，贻害必多。要之热甚而血瘀者，与桃仁承气及山甲、归尾之属；血舍空而热者用犀角地黄汤，加丹参、木通之属；表邪未尽而表证仍兼者，不妨借温通为使；血结胸，有桂枝红花汤，参入海蛤、桃仁之治；昏狂甚，进牛黄膏，调入清气化结之煎。现观叶案中有两解气血燔蒸之玉女煎法；热甚阴伤，有育阴养气之复脉法；又有护阴涤热之缓攻法。先圣后贤，其治条分缕析，学者审证定方，慎毋拘乎柴胡一法也。(此段最宜著眼，证同而治不同者，全在几希之间耳。——朱评)

［析评］热邪瘀结在里，与血相搏而成蓄血证，用加减桃仁承气汤驱逐血分瘀热，瘀散热去则诸症可除。

《金匮要略》"治热入血室"法有五，可互参。

三十一、温病愈后，嗽稀痰而不咳，彻夜不寐者，半夏汤主之。

此中焦阳气素虚之人，偶感温病，医以辛凉甘寒，或苦寒清温热，不知十衰七八之戒，用药过剂，以致中焦反停寒饮，令胃不和，故不寐也。《素问》云：胃不和则卧不安，饮以半夏汤，复杯则寐。盖阳气下交于阴则寐，胃居中焦，为阳气下交之道路，中寒饮聚，致令阳气欲下交而无路可循，故不寐也。半夏逐痰饮而和胃，秫米秉燥金之气而成，故能补阳明燥气之不及而渗其饮，饮退则胃和，寐可立至，故曰复杯则寐也。

半夏汤(辛甘淡法)

半夏(制)八钱　秫米二两(即俗所谓高粮是也，古人谓之稷，今或名为芦稷，如南方难得，则以薏仁代之)

水八杯，煮取三杯，分三次温服。

［汪案］不寐之因甚多，有阴虚不受阳纳者，有阳亢不入阴者，有胆热者，有肝用不足者，有心气虚者，有心液虚者，有足乔脉不和者，有痰饮扰心者。温热病中，往往有兼不寐者，各察其因而治之，斯不误矣。

［析评］温病经用寒凉药治疗而愈，之后，出现咳嗽稀痰不多，但通宵不寐，凉伤胃阳，胃失其和之故，"胃不和则卧不安"。故用半夏秫米汤驱逐饮邪，胃和则寐安，此古方之巧用也。

三十二、饮退则寐，舌滑，食不进者，半夏桂枝汤主之。

此以胃腑虽和，营卫不和，阳未卒复，故以前半夏汤合桂枝汤，调其营卫，和其中阳，自能食也。

半夏桂枝汤方（辛温甘淡法）

半夏六钱　秫米一两　白芍六钱　桂枝四钱（虽云桂枝汤，却用小建中汤法。桂枝少于白芍者，表里异治也）　炙甘草一钱　生姜三钱　大枣（去核）二枚

水八杯，煮取三杯，分温三服。

〔析评〕承上条，饮去而胃阳不足，营卫未和，鞠通仿建中法治疗，用是方目的在于健运中阳，即《心典》谓："欲求阴阳之和者，必以建中也。"温病大师，据证择方，毫无偏执，效法以温，可贵呼！

三十三、温病解后，脉迟，身凉如水，冷汗自出者，桂枝汤主之。

此亦阳气素虚之体质，热邪甫退，即露阳虚，故以桂枝汤复其阳也。

桂枝汤方（见上焦篇。但此处用桂枝，分量与芍药等，不必多于芍药也，亦不必啜粥再令汗出，即仲景以桂枝汤小和之法是也）

〔析评〕温病热邪才退，又出现阳虚用桂枝汤复其阳而和营卫，和仲景桂枝汤证互参，细心体会，自可理解"小和之"之意。

桂枝汤方：见卷一上焦篇四条。

三十四、温病愈后，面色萎黄，舌淡，不欲饮水，脉迟而弦，不食者，小建中汤主之。

此亦阳虚之质也，故以小建中，小小建其中焦之阳气，中阳复则能食，能食则诸阳皆可复也。

小建中汤方（甘温法）

白芍（酒炒）六钱　桂枝四钱　甘草（炙）三钱　生姜三钱　大枣（去核）二枚　胶饴五钱

水八杯，煮取三杯，去渣，入胶饴，上火烊化，分温三服。

〔汪案〕温热病虑涸其阴，湿温病虑虚其阳。病后调理，温热当以滋阴为法（甘凉或佐甘酸）；湿温当以扶阳为法（甘温或佐辛甘），不可错误。热病解后，脉静身凉，然而炎威虽退，余焰犹存，略予甘温，燎原复炽，饮食尚能助邪，况参、术、姜、桂，及二陈之类乎！但体质不同，或平素阳虚，或寒凉过当，邪去正衰，不扶其阳则气立孤危，故列益阳数法于右，以备采用，所谓"有者求之，无者求之"，学者固不可不知有此法，然非见之真确，断不可冒昧轻投也。寒湿、湿温，病后化燥，有当用凉润者，可以隅反。

〔析评〕中阳健运，自能饮食，此治病求本之法。方用饴糖甘温质润，益脾气而养脾阴，温补中焦，桂枝温阳通络，白芍稍益阴，炙甘草甘温益气，既助饴糖、桂枝益气温中，又合芍药酸甘化阴，生姜暖胃，大枣补脾，诸药和合，共奏温中建胃之功。人以胃气为本，中焦得建，则是证自除，用小建中汤的对。

三十五、温病愈后，或一月，至一年，面微赤，脉数，暮热，常思饮不欲食者，五汁饮主之，牛乳饮亦主之。病后肌肤枯燥，小便溺管痛，或微燥咳，或不思食，皆胃阴虚也，与益胃五汁辈。

前复脉等汤，复下焦之阴。此由中焦胃用之阴不降，胃体之阳独亢，故以甘润法救胃用，配胃体，则自然欲食，断不可与俗套开胃健食之辛燥药，致令燥咳成痨也。（以上五条，皆温热病后之余证。——朱评）

五汁饮、牛乳饮方（并见前秋燥门）

益胃汤（见中焦篇）

按吴又可云"病后与其调理不善，莫若静以待动"，是不知要领之言也。夫病后调理，较易于治病，岂有能治病，反不能调理之理乎！但病后调理，不轻于治病，若其治病之初，未曾犯逆，处处得法，轻者三、五日而解，重者七、八日而解，解后无余邪，病者未受大伤，原可不必以药调理，但以饮食调理足矣，经所谓食养尽之是也。若病之始受既重，医者又有误表、误攻、误燥、误凉之弊，遗殃于病者之气血，将见外感变而为内伤矣。全赖医者善补其过（谓未犯他医之逆，或其人阳素虚，阴素亏，或前因邪气太盛，故剂不得不重；或本虚邪不能张，须随清随补之类），而补人之过（谓已犯前医之治逆），退杀气（谓余邪或药伤），迎生气（或养胃阴，或护胃阳，或填肾阴，或兼固肾阳，以迎其先后天之生气），活人于万全，岂得听之而已哉！万一变生不测，推委于病者之家，能不愧于心乎！至调理大要，温病后一以养阴为主。饮食之坚硬浓厚者，不可骤进。间有阳气素虚之体质，热病一退，即露旧亏，又不可固执养阴之说，而灭其阳火。故本论中焦篇列益胃、增液、清燥等汤，下焦篇列复脉、三甲、五汁等复阴之法，乃热病调理之常理也，下焦篇又列建中、半夏、桂枝数法，以为阳气素虚，或误伤凉药之用，乃其变也。经所谓："有者求之，无者求之，微者责之，盛者责之"，全赖司其任者，心诚求之也。

〔析评〕温为阳邪，伤津耗液，胃为阳土喜润恶燥。故温病愈后调理，多从复阴着手，用药宜润宜滋，万不可辛燥开胃，此之理也。

五汁饮：见卷一上焦篇十二条。

牛乳饮：见卷二中焦篇一百一条。

益胃汤：见卷二中焦篇十二条。

暑温　伏暑

三十六、暑邪深入少阴消渴者，连梅汤主之；入厥阴麻痹者，连梅汤主之；心热烦躁神迷甚者，先与紫雪丹，再与连梅汤。

肾主五液而恶燥，暑先入心，助心火独亢于上，肾液不供，故消渴也。再心与肾均为少阴，主火，暑为火邪，以火从火，二火相搏，水难为济，不消渴得乎！以黄连泻壮火，使不烁津，以乌梅之酸以生津，合黄连酸苦为阴，以色黑沉降之阿胶救肾水，麦冬、生地合乌梅酸甘化阴，庶消渴可止也。肝主筋而受液于肾，热邪伤阴，筋经无所秉受，故麻痹也。再包络与肝均为厥阴，主风木，暑先入心，包络代受，风火相搏，不麻痹得乎！（大凡麻痹皆气不运行之故，暑温则壮火食气，壮火散气，故麻痹也。——朱评）以黄连泻克水之火，以乌梅得木气之先，补肝之正，阿胶增液而熄肝风，冬、地补水以柔木，庶麻痹可止也。心热烦躁神迷甚，先与紫雪丹者，开暑邪之出路，俾梅、连有入路也。

连梅汤方（酸甘化阴酸苦泄热法）

云连二钱　乌梅（去核）三钱　麦冬（连心）三钱　生地三钱　阿胶二钱

水五杯，煮取二杯，分二次服。脉虚大而芤者，加人参。

［析评］暑邪深入少阴，心火亢于上，水不能上济于心，或暑邪深入厥阴，筋脉失养，皆可用连梅汤酸甘化阴，阴津得复，则消渴麻痹等自然可去。若见心气受邪，烦躁神昏甚者，可因证施方，先与紫雪丹清心之火，平肝之风，后再以连梅汤复其阴津，灵活应用，方能药中病机。

三十七、暑邪深入厥阴，舌灰，消渴，心下板实，呕恶吐蛔，寒热，下利血水，甚至声音不出，上下格拒者，椒梅汤主之。

此土败木乘，正虚邪炽，最危之候。故以酸苦泄热，辅正驱邪立法，据理制方，冀其转关耳。

椒梅汤方（酸苦复辛甘法，即仲景乌梅圆法也，方义已见中焦篇）（此方自乌梅圆化出，较之连梅，有一刚一柔之分。——朱评）

黄连二钱　黄芩二钱　干姜二钱　白芍（生）三钱　川椒（炒

黑）三钱　乌梅（去核）三钱　人参二钱　枳实一钱五分　半夏二钱

水八杯，煮取三杯，分三次服。

〔析评〕暑邪深入下焦厥阴，出现上下焦关格，闭拒不通，正虚邪盛，用是方逐邪疏机，以开格闭，药证合拍。

和仲景乌梅丸汤证互参。乌梅丸方见卷三七十三条。

三十八、暑邪误治，胃口伤残，延及中下，气塞填胸，燥乱口渴，邪结内踞，清浊交混者，来复丹主之。

此正气误伤于药，邪气得以窃据于中，固结而不可解，攻补难施之危证，勉立旋转清浊一法耳。

来复丹方（酸温法）

太阴元精石一两　舶上硫黄一两　硝石一两（同硫黄为末，微火炒结砂子大）　橘红二钱　青皮（去白）二钱　五灵脂二钱（澄去砂，炒令烟尽）

〔方论〕　晋三王氏云：《易言》一阳来复于下，在人则为少阳生气所出之脏。病上盛下虚，则阳气去，生气竭，此丹能复阳于下，故曰来复。元精石乃盐卤至阴之精，硫黄乃纯阳石火之精，寒热相配，阴阳互济，有扶危拯逆之功；硝石化硫为水，亦可佐元、硫以降逆；灵脂引经入肝最速，能引石性内走厥阴，外达少阳，以交阴阳之枢纽；使以橘红、青皮者，纳气必先利气，用以为肝胆之向导也。

〔析评〕胃口伤残，即胃气损伤。

此条系暑邪误治而影响中下二焦，“用来复丹主之”。此法可效，然方可自变，药可自选，不必偏执。

三十九、暑邪久热，寝不安，食不甘，神识不清，阴液元气两伤者，三才汤主之。

凡热病久入下焦，消烁真阴，必以复阴为主。其或元气亦伤，又必兼护其阳。三才汤两复阴阳，而偏于复阴为多者也。温热、温疫末传，邪退八、九之际，亦有用处。暑温末传，亦有用复脉、三甲、黄连阿胶等汤之处。彼此互参，勿得偏执。盖暑温不列于诸温之内，而另立一门者，以后夏至为病暑，湿气大动，不兼湿不得名暑温，仍归温热门矣。既兼湿，则受病之初，自不得与诸温同法，若病至末传，湿邪已化，惟余热伤之际，其大略多于诸温同法；其不同者，前后数条，已另立法矣。

三才汤方（甘凉法）

人参三钱　天冬二钱　干地黄五钱

水五杯，浓煎两杯，分二次温服。欲复阴者，加麦冬、五味子。欲复阳者，加茯苓、炙甘草。

〔析评〕食不甘，即纳谷无味。

感受暑邪，日久未退，阴液元气俱伤，用是方两复阴阳。但以复阴较多。若邪在上焦，未曾传变，邪气已消八九，阴阳损伤，也可应用本方治疗，不必偏执。

四十、畜血，热入血室，与温热同法。

〔析评〕和本篇二十一条蓄血证、二十九条热入血室、三十条蓄血证等互参，自明。

四十一、伏暑、湿温胁痛，或咳，或不咳，无寒，但潮热，或竟寒热如疟状，不可误认柴胡证，香附旋覆花汤主之；久不解者，间用控涎丹。（此证亦有兼眩冒、欲渴、欲呕，或有时烦躁者。——朱评）

按伏暑、湿温，积留支饮，悬于胁下，而成胁痛之证甚多，即《金匮》水在肝而用十枣之证。彼因里水久积，非峻攻不可；此因时令之邪，与里水新搏，其根不固，不必用十枣之太峻。只以香附、旋覆，善通肝络而逐胁下之饮，苏子、杏仁，降肺气而化饮，所谓建金以平木；广皮、半夏消痰饮之正，茯苓、薏仁，开太阳而阖阳明，所谓治水者必实土，中流涨者开支河之法也。用之得当，不过三、五日自愈。其或前医不识病因，不合治法，致使水无出路，久居胁下，恐成悬饮内痛之证，为患非轻，虽不必用十枣之峻，然不能出其范围，故改用陈无择之控涎丹，缓攻其饮。

香附旋覆花汤方（苦辛淡合芳香开络法）

生香附三钱　旋覆花（绢包）三钱　苏子霜三钱　广皮二钱　半夏五钱　茯苓块三钱　薏仁五钱

水八杯，煮取三杯，分三次温服。腹满者，加厚朴。痛甚者，加降香末。

控涎丹方（苦寒从治法）

痰饮，阴病也。以苦寒治阴病，所谓求其属以衰之是也。按肾经以脏而言，属水，其味咸，其气寒；以经而言，属少阴，主火，其味苦，其气化燥热。肾主水，故苦寒为水之属，不独咸寒为水之属也，盖真阳藏之于肾，故肾与心并称少阴，而并主火也，知此理则知用苦寒咸寒之法矣。泻火之有余用苦寒，寒能制火，苦从火化，正治之中，亦有从治；泻水之太过，亦用苦寒，寒从水气，苦从火味，从治之中，亦有正治，所谓水火各造其偏之极，皆相似也。苦咸寒治火之有余，水之不足为正治，亦有治水之有余、火之不足者，如介属芒硝并能行水，水行则火复，乃从治也。

甘遂（去心制）　大戟（去皮制）　白芥子

上等分为细末，神曲糊为丸，梧子大，每服九丸，姜汤下，壮者加之，羸者减之，以知为度。（以上暑温六条。——朱评）

〔析评〕感受暑湿之邪，出现是条之诸症，用旋覆花汤治疗。方中香附、旋覆花疏通肝络，以逐胁下水湿之邪；苏子、杏仁、广皮、半夏降肺气，宣化痰饮；茯苓、苡仁相伍，实土治水，则水湿之邪可驱。久不解，可形成“悬饮”，陈无择的控涎丹可用，然药力凶猛，饮去，病解即止，过用防伤正气。

寒　湿

（便血、咳嗽、疝瘕附）

四十二、湿之为物也，在天之阳时为雨露，阴时为霜雪，在山为泉，在川为水，包含于土中者为湿。其在人身也，上焦与肺合，中焦与脾合，其流于下焦也，与少阴癸水合。（总纲扼要。——朱评）

此统举湿在天地人身之大纲，异出同源，以明土为杂气，水为天一所生，无处不合者也。（为湿立案，语妙千古，不言寒者，寒本于淫，言淫而寒在其中矣。——朱评）上焦与肺合者，肺主太阴湿土之气，肺病湿则气不得化，有霜雾之象，向之火制金者，今反水克火矣，故肺病而心亦病也。观《素问》寒水司天之年，则曰阳气不令，湿土司天之年，则曰阳光不治自知，故上焦一以开肺气救心阳为治。中焦与脾合者，脾主湿土之质，为受湿之区，故中焦湿证最多；脾与胃为夫妻，脾病而胃不能独治，再胃之脏象为土，土恶湿也，故开沟渠，运中阳，崇刚土，作堤防之治，悉载中焦。上中不治，其势必流于下焦。《易》曰：水流湿。《素问》曰：湿伤于下。下焦乃少阴癸水，湿之质即水也，焉得不与肾水相合。吾见湿流下焦，邪水旺一分，正水反亏一分，正愈亏而邪愈旺，不可为矣。夫肾之真水，生于一阳，坎中满也，故治少阴之湿，一以护肾阳，使火能生土为主；肾与膀胱为夫妻，泄膀胱之积水，从下治，亦所以安肾中真阳也。脾为肾之上游，升脾阳，从上治，亦所以使水不没肾中真阳也。其病厥阴也奈何？盖水能生木，水太过，木反不生，木无生气，自失其疏泄之任，经有“风湿交争，风不胜湿”之文，可知湿土太过，则风木亦有不胜之时，故治厥阴之湿，以复其风木之本性，使能疏泄为主也。

本论原以温热为主，而类及于四时杂感。以宋元以来，不明仲景《伤寒》一书专为伤寒而设，乃以《伤寒》一书，应四时无穷之变，殊不合拍，遂至人著一书，而悉以伤寒名书。陶氏则以一人而屡著伤寒书，且多立妄诞不经名色，使后世学者，如行昏雾之中，渺不自觉其身之坠于渊也。今胪列四时杂感，春温、夏热、长夏暑湿、秋燥、冬寒，得其要领，效如反掌。夫春温、夏热、秋燥，所伤皆阴液也，学者苟能时时预护，处处隄防，岂复有精竭人亡之虑。（燥亦有伤阳者，详见杂说。——朱评）伤寒所伤者阳气也，学者诚能保护得法，自无寒化热而伤阴，水负火而难救之虞。即使有受伤处，临证者知何者当护阳，何者当救阴，何者当先护阳，何者当先救阴，因端竟委，可备知终始而超道妙之神。瑭所以三致意者，乃在湿温一证。盖土为杂气，寄旺四时，藏垢纳污，无所不受，其间错综变化，不可枚举。其在上焦也，如伤寒；其在下焦也，如内伤；其在中焦也，或如外感，或如内伤。至人之受病也，亦有外感，亦有内伤，使学者心摇目眩，无从捉摸。其变证也，则有湿痹、水气、咳嗽、痰饮、黄汗、黄瘅、肿胀、疟疾、痢疾、淋症、带症、便血、疝气、痔疮、痈脓等证，较之风火燥寒四门之中，倍而又倍，苟非条分缕析，体贴入微，未有不张冠李戴者。

〔汪案〕近代俗医，皆以伤寒法治温、热、暑、燥，入手妄用表散，末后又误认虚劳，妄行补阴补阳，以至生民夭枉，此书所为作也。若湿温之症，则又不然。世有粗工，稍知热病，一遇湿温，亦以温热之法施之，较之误认温热为伤寒者，厥罪惟均。（学者宜细心分别。——朱评）盖湿温一证，半阴半阳，其反复变迁，不可穷极，而又氤氲黏腻，不似伤寒之一表即解，温热之一清即愈。施治之法，万绪千端，无容一毫执著。篇中所述，亦祇举其一隅，学者务宜勤求古训，精研理气，而后能贯通融会，泛应不穷。经云："知其要者，一言而终；不知其要，流散无穷。"是在潜心深造者矣。

〔析评〕湿，六气之一，此谓常。侵袭人体，为六淫之一，此为变。在上焦与手太阴肺相合，治当宣肺，开肺，温肺；在中焦与足太阴脾相合，治当运脾健脾。若治疗失当，湿邪流于下焦与足少阴肾合，治当兼顾肾阳，增强膀胱气化功能，使湿有去处，从小便而出。此外根据五行关系，疏泄肝木，也不失为治疗足厥阴肝之湿病一法。水不太过，木气自能生发，而发挥水生木之正常规律，此皆理也。

四十三、湿久不治，伏足少阴，舌白身痛，足跗浮肿，鹿附汤主之。（此治湿伤肾证一法。——朱评）

湿伏少阴，故以鹿茸补督脉之阳。督脉根于少阴，所谓八脉丽于肝肾也；督脉总督诸阳，此阳一升，则诸阳听令。附子补肾中真阳，通行十二经，佐之以菟丝，凭空行气而升发少阴，则身痛可休。独以一味草果，温太阴独胜之寒以醒脾阳，则地气上蒸天气之白苔可除；且草果，子也，凡子皆达下焦。以茯苓淡渗，佐附子开膀胱，小便得利，而跗肿可愈矣。

鹿附汤方（苦辛咸法）

鹿茸五钱　附子三钱　草果一钱　菟丝子三钱　茯苓五钱

水五杯，煮取二杯，日再服，渣再煮一杯服。

〔析评〕湿伏下焦，损伤肾阳，用鹿附汤温肾阳、健脾阳，则湿去肿消。

和上条理相一致，可互参。

四十四、湿久，脾阳消乏，肾阳亦惫者，安肾汤主之。（此治湿伤脾而并及于肾者又一法。——朱评）

凡肾阳惫者，必补督脉，故以鹿茸为君，附子、韭子等补肾中真阳；但以苓、术二味，渗湿而补脾阳，釜底增薪法也。（其曰安肾者，肾以阳为体，体立而用安矣）

安肾汤方（辛甘温法）

鹿茸三钱　胡芦巴三钱　补骨脂三钱　韭子一钱　大茴香二钱　附子二钱　茅术二钱　茯苓三钱　菟丝子三钱

水八杯，煮取三杯，分三次服。大便溏者，加赤石脂，久病恶汤者，可用贰拾分作丸。

〔析评〕脾肾阳虚，方用鹿茸为君以温补肾阳，附子、韭子等补肾中真阳。用茯苓、茅术健脾渗湿，釜底添薪，补脾阳而壮肾阳，理同上条，法在方中。

四十五、湿久伤阳，痿弱不振，肢体麻痹，痔疮下血，术附姜苓汤主之。（此治湿伤脾肾两阳，由脏而及于腑者。——朱评）

按痔疮有寒湿、热湿之分，下血亦有寒湿、热湿之分，本论不及备载，但载寒湿痔疮下血者，以世医但知有热湿痔疮下血，悉以槐花、地榆从事，并不知有寒湿之因，畏姜、附如虎，故因下焦寒湿而类及之，方则两补脾肾两阳也。

术附姜苓汤方（辛温苦淡法）

生白术五钱　附子三钱　干姜三钱　茯苓五钱

水五杯，煮取二杯，日再服。

〔析评〕寒湿久留，伤了阳气，治法无疑。独有“痔疮下血”一语，谅此下血，血色应紫暗非鲜红也，属脾不统血之由，故不用槐花、地榆之味而用是方双补脾肾之阳，则诸症可消。

四十六、先便后血，小肠寒湿，黄土汤主之。（此治湿伤腑阳而并及于脏阴者。——朱评）

此因上条而类及，以补偏救弊也，义见前条注下。前方纯用刚者，此方则以刚药健脾而渗湿，柔药保肝肾之阴，而补丧失之血，刚柔相济，又立一法，以开学者门径。后世黑地黄丸法，盖仿诸此。

黄土汤方（甘苦合用刚柔互济法）

甘草三两　干地黄三两　白术三两　附子（炮）三两　阿胶三

两　黄芩三两　灶中黄土半斤

水八升，煮取二升，分温二服。（分量服法，悉录古方，未敢增减，用者自行斟酌可也）

〔征按〕李东垣云：古之方剂分量，与今不同。云一升，即今之大白盏也；曰字，二分半也；铢，四分也；四字曰钱，十分也；二十四铢为一两；云三两，即今之二两；云一两，即今之六钱半也；云一升，即二合半也；古之一两，今用六钱可也。以上所用古方，俱可类推。

〔析评〕唐容川《血证论》云："血者，脾之统也。先便后血，乃脾气不摄，故便行气下泄，而血因随之以下。"又先便后血，远血也；先血后便，近血也。从方推证，此远血无疑，乃脾阳不足，中焦虚寒之由，所下血色当暗淡不鲜。夫脾主统血，气能摄血，用是方寒热并用，温阳健脾，标本兼治，养血止血，恰到好处。若属先血后便，血色鲜红，又当别论，槐花、地榆为是。

四十七、秋湿内伏，冬寒外加，脉紧无汗，恶寒身痛，喘咳稀痰，胸满舌白滑，恶水不欲饮，甚则倚息不得卧，腹中微胀，小青龙汤主之；脉数有汗，小青龙去麻、辛主之；大汗出者，倍桂枝，减干姜，加麻黄根。

此条以经有"秋伤于湿，冬生咳嗽"之明文，故补三焦饮症数则，略示门径。（此治秋湿至冬而发，移步换形法。——朱评）按经谓秋伤于湿者，以长夏湿土之气，介在夏秋之间，七月大火西流，月建申，申者，阳气毕伸也，湿无阳气不发，阳伸之极，湿发亦重，人感此而至冬日寒水司令，湿水同体相搏而病矣。（明乎此，方可与之言经，从来注家，孰论及此。——朱评）喻氏擅改经文，谓湿曰燥者，不明六气运行之道。如大寒，冬令也，厥阴气至而纸鸢起矣。四月，夏令也，古谓首夏犹清和，俗谓四月为麦秀寒，均谓时虽夏令，风木之气犹未尽灭也。他令仿此。至于湿土寄旺四时，虽在冬令，朱子谓“将大雨雪，必先微温”，盖微温则阳气通，阳通则湿行，湿行而雪势成矣，况秋日竟无湿气乎！此其间有说焉，经所言之秋，指中秋以前而言，秋之前半截也；喻氏所指之秋，指秋分以后而言，秋之后半截也。（此一段，使喻氏复起，当亦为之心折矣。——朱评）古脱燥论，盖世远年湮，残缺脱简耳。喻氏补论诚是，但不应擅改经文，竟崇己说，而不体之日月运行，寒暑倚伏之理与气也。（眼前都是至理，不明乎今者，不可与之言古。——朱评）喻氏学问诚高，特霸气未消，其温病论亦犯此病。学者遇咳嗽之证，兼合脉色，以详察其何因，为湿，为燥，为风，为火，为阴虚，为阳弱，为前候伏气，为现行时令，为外感而发动内伤，为内伤而招引外感，历历分明。或当用温用凉，用补用泻，或寓补于泻，或寓泻于补，择用先师何法何方，妙手空空，毫无成见，因物付物，自无差忒矣。即如此症，以喘咳痰稀，不欲饮水，胸满腹胀，舌白，定其为伏湿痰饮所致。以脉紧无汗，为遇寒而发，故用仲景先师辛温甘酸之小青龙，外发寒而内蠲饮，龙行而火随，故寒可去；龙动而水行，故饮可蠲。（用青龙汤者，知此义否？——朱评）以自汗脉数（此因饮邪上冲肺气之数，不可认为火数），为遇风而发，不可再行误汗伤阳，使饮无畏忌，故去汤中之麻黄、细辛，发太阳、少阴之表者（非真寒伤太阳经者，不可用麻黄细辛。——朱评），倍桂枝以安其表。汗甚则以麻黄根收表疏之汗。夫根有归束之义，麻黄能行太阳之表，即以其根归束太阳之气也。大汗出减干姜者，畏其辛而致汗也。有汗去麻、辛，不去干姜者，干姜根而中实，色黄而圆（土象也，土性缓），不比麻黄干而中空，色青而直（木象也，木性急，干姜岂性缓药哉！较之麻黄为缓耳。且干姜得丙火煅炼而成，能守中阳；麻黄则纯行卫阳，故其慓急之性，远甚于干姜也），细辛细而辛窜，走络最急也（且少阴经之报使，误发少阴汗者，必伐血）。

小青龙汤方（辛甘复酸法）

麻黄（去节）三钱　甘草（炙）三钱　桂枝（去皮）五钱　芍药三钱　五味二钱　干姜三钱　半夏五钱　细辛二钱

水八碗，先煮麻黄减一碗许，去上沫，内诸药，煮取三碗，去滓，温服一碗。得效，缓后服，不知，再服。

〔析评〕外寒内饮，相互搏结，肺失宣降，是症峰起，故用是方外解寒邪而达“宣”，内蠲水饮而凑“降”，则是症可除，加减随证变通。鞠通方中用细辛二钱，已越“辛不过钱”之说。笔者认为说之有因，因之辛散；用之有理，理之证需。细辛温里，芳香走窜，破寒积，涤痰浊，逐寒饮，开肺气，以达止嗽止喘之功。临床用量宜大，成人常用量6～20克，则疗效倍增。

四十八、喘咳息促，吐稀涎，脉洪数，右大于左，喉哑，是为热饮，麻杏石甘汤主之。

《金匮》谓病痰饮者，当以温药和之。盖饮属阴邪，非温不化，故饮病当温者，十有八九，然当清者，亦有一二。如此证息促，知在上焦；涎稀，知非劳伤之咳，亦非火邪之但咳无痰而喉哑者可比；右大于左，纯然肺病，此乃饮邪隔拒，心大壅遏，肺气不能下达。音出于肺，金实不鸣。故以麻黄中空而达外，杏仁中实而降里，石膏辛淡性寒，质重而气清轻，合麻杏而宣气分之郁热，甘草之甘以缓急，补土以生金也。按此方，即大青龙之去桂枝、姜、枣者也。

麻杏石甘汤方（辛凉甘淡法）

麻黄（去节）三钱　杏仁（去皮尖碾细）三钱　石膏（碾）三钱　甘草（炙）二钱

水八杯，先煮麻黄，减二杯，去沫，内诸药，煮取三杯，先服一杯，以喉亮为度。

〔析评〕从病因而言，上条属寒饮，本条属热饮，故治用麻杏石甘汤辛凉宣泄。清肺平喘。《金匮》云：“病痰饮者，当以温药和之。”不能一概而论，亦当区别对待，辨证施方。是条说明，中医学最大的特色，就是“辨证论治”。

四十九、支饮不得息，葶苈大枣泻肺汤主之。

支饮上壅胸膈，直阻肺气，不令下降，呼息难通，非用急法不可。故以禀金火之气，破癥瘕积聚，通利水道，性急之葶苈，急泻肺中之壅塞；然其性慓悍，药必入胃过脾，恐伤脾胃中和之气，故以守中缓中之大枣，护脾胃而监制之，使不旁伤他脏，一急一缓，一苦一甘，相须成功也。

葶苈大枣泻肺汤（苦辛甘法）

苦葶苈（炒香碾细）三钱　大枣（去核）五枚

水五杯，煮成二杯，分二次服，得效，减其制，不效，再作服，衰其大半而止。

〔析评〕支饮壅塞在胸隔，阻碍肺气下降，呼吸困难，病势较急，药用葶苈子泻肺中壅塞之邪，防其药性猛烈伤及脾胃正气，配大枣甘缓护胃，甘苦相济，缓急相冲，相互为用，去邪不伤正，选方合机，切到好处。

五十、饮家反渴，必重用辛，上焦加干姜、桂枝，中焦加枳实、橘皮，下焦加附子、生姜。

《金匮》谓干姜、桂枝为热药也，服之当遂渴，今反不渴者，饮也。是以不渴定其为饮，人所易知也。又云：“水在肺，其人渴。”是饮家亦有渴症，人所不知。今人见渴投凉，轻则用花粉、冬、地，重则用石膏、知母，全然不识病情。盖火咳无痰，劳咳胶痰，饮咳稀痰，兼风寒则难出，不兼风寒则易出，深则难出，浅则易出。其在上焦也，郁遏肺气，不能清肃下降，反挟心火上升烁咽，渴欲饮水，愈饮愈渴，饮后水不得行，则愈饮愈咳，愈咳愈渴，明知其为饮而渴也，用辛何妨。《内经》所谓辛能润是也。以干姜峻散肺中寒水之气，而补肺金之体，使肺气得宜，而渴止咳定矣。其在中焦也，水停心下，郁遏心气不得下降，反来上烁咽喉，又格拒肾中真液，不得上潮于喉，故嗌干而渴也。重用枳实急通幽门，使水得下行而脏气各安其位，各司其事，不渴不咳矣。其在下焦也，水郁膀胱，格拒真水不得外滋上潮，且邪水旺一分，真水反亏一分，藏真水者，肾也，肾恶燥，又肾脉入心，由心入肺，从肺系上循喉咙，平人之不渴者，全赖此脉之通调，开窍于舌下玉英廉泉，今下焦水积而肾脉不得通调，故亦渴也。附子合生姜为真武法，补北方司水之神，使邪水畅流，而真水滋生矣。大抵饮家当恶水，不渴者其病犹轻，渴者其病必重。如温热应渴，渴者犹轻，不渴者甚重，反象也。所谓加者，于应用方中，重加之也。

〔析评〕一般地说，凡痰饮病人应口不渴，今反口渴，病势必重。如同温病一样，应当口渴，不渴的，病热亦反深重。重用辛味，宗《内经》所说，辛有滋润作用，能助散津。是方加味皆寓此意。

五十一、饮家阴吹，脉弦而迟，不得固执《金匮》法，当反用之，橘半桂苓枳姜汤主之。

《金匮》谓阴吹正喧，猪膏发煎主之。盖以胃中津液不足，大肠津液枯槁，气不后行，逼走前阴，故重用润法，俾津液充足流行，浊气仍归旧路矣。若饮家之阴吹，则大不然。盖痰饮蟠踞中焦，必有不寐、不食、不饥、不便、恶水等证，脉不数而迟弦，其为非津液之枯槁，乃津液之积聚胃口可知。故用九窍不和，皆属胃病例，峻通胃液下行，使大肠得胃中津液滋润而病如失矣。此证系余治验，故附录于此，以开一条门径。（阴吹亦有受风而作者，然必先有畜湿在内。——朱评）

橘半桂苓枳姜汤（苦辛淡法）

半夏二两　小枳实一两　橘皮六钱　桂枝一两　茯苓块六钱　生姜六钱

甘澜水十碗，煮成四碗，分四次，日三夜一服，以愈为度。愈后以温中补脾，使饮不聚为要。其下焦虚寒者，温下焦。肥人用温燥法，瘦人用温平法。

按痰饮有四，除久留之伏饮，非因暑湿暴得者不议外；悬饮已见于伏暑例中，暑饮相搏，见上焦篇第二十九条；兹特补支饮，溢饮之由，及暑湿暴得者，望医者及时去病，以免留伏之患。并补《金匮》所未及者二条，以开后学读书之法。《金匮》溢饮条下，谓大青龙汤主之，小青龙汤亦主之。注家俱不甚晰，何以同一溢饮，而用寒用热，两不相侔哉？（能从此等处留心，则学日进，所以读书贵乎得间也——朱评）按大青龙有石膏、杏仁、生姜、大枣，而无干姜、细辛、五味、半夏、白芍，盖大青龙主脉洪数面赤喉哑之热饮，小青龙主脉弦紧不渴之寒饮也。由此类推，“胸中有微饮，苓桂术甘汤主之，肾气丸亦主之”，苓桂术甘，外饮治脾也；肾气丸，内饮治肾也。再胸痹门中，“胸痹心中痞，留气结在胸，胸满，胁下逆抢心，枳实薤白汤主之，人参汤亦主之”，又何以一通一补，而主一胸痹乎？盖胸痹因寒湿痰饮之实证，则宜通阳，补之不惟不愈，人参增气且致喘满；若无风寒痰饮之外因不内外因，但系胸中清阳之气不足而痹痛者，如苦读书而妄想，好歌曲而无度，重伤胸中阳气者，老人清阳日薄者，若再以薤白、栝蒌、枳实，滑之，泻之，通之，是速之成劳也，断非人参汤不可。学者能从此类推，方不死于句下，方可与言读书也。

〔析评〕饮家阴吹，病因原于痰饮。饮停中焦，胃中津液不得下行滋润大肠，阴阳浊气逼走前阴而出，阴道排气喧喧作响。治用化饮燥湿之味，饮去则气机得畅，其病自愈。

《金匮》猪膏发煎亦治阴吹，可互参。

五十二、暴感寒湿成疝，寒热往来，脉弦反数，舌白滑，或无苔不渴，当脐痛，或胁下痛，椒桂汤主之。

此小邪中里证也。疝，气结如山也。此肝脏本虚，或素有肝郁，或因暴怒，又猝感寒湿，秋月多得之。既有寒热之表证，又有脐痛之里证，表里俱急，不得不用两解。方以川椒、吴萸、小茴香直入肝脏之里，又芳香化浊流气；以柴胡从少阳领邪出表，病在肝治胆也；又以桂枝协济柴胡者，病在少阴，治在太阳也，经所谓病在脏治其腑之义也，况又有寒热之表证乎！佐以青皮、广皮，从中达外，峻伐肝邪也；使以良姜，温下焦之里也，水用急流，驱浊阴使无留滞也。

椒桂汤方（苦辛通法）

川椒（炒黑）六钱　桂枝六钱　良姜三钱　柴胡六钱　小茴香四钱　广皮三钱　吴茱萸（泡淡）四钱　青皮三钱

急流水八碗，煮成三碗，温服一碗，复被令微汗佳；不汗，服第二碗，接饮生姜汤促之；得汗，次早服第三碗，不必复被再令汗。

〔析评〕足厥阴肝经绕阴器，寒湿入络致疝，表里皆受其邪，用椒桂汤表里双解，药证合拍。

五十三、寒疝脉弦紧，胁下偏痛发热，大黄附子汤主之。

此邪居厥阴，表里俱急，故用温下法以两解之也。脉弦为肝郁，紧，里寒也；胁下偏痛，肝胆经络为寒湿所搏，郁于血分而为痛也；发热者，胆因肝而郁也。故用附子温里通阳，细辛暖水脏而散寒湿之邪；肝胆无出路，故用大黄，借胃腑以为出路也；大黄之苦，合附子、细辛之辛，苦与辛合，能降能通，通则不痛也。

大黄附子汤方（苦辛温下法）

大黄五钱　熟附子五钱　细辛三钱

水五杯，煮取两杯，分温二服（原方分量甚重，此则从时改轻，临时对证斟酌）。

〔析评〕寒疝病性已定。脉弦肝之病，胁乃肝之分野，条文所列症状与病因一线相通。唯发热一症与之相对，考肝与胆相表里，胁痛不通之征，不通则郁滞，郁则化热，故有发热现象，方用大黄通腑泄热，用附子、细辛辛温散寒，寒温并用，各担已任，则诸症可除。

五十四、寒疝少腹或脐旁，下引睾丸，或掣胁，下掣腰，痛不可忍者，天台乌药散主之。

此寒湿客于肝肾小肠而为病，故方用温通足厥阴手太阳之药也。乌药祛膀胱冷气，能消肿止痛；木香透络定痛；青皮行气伐肝；良姜温脏劫寒；茴香温关元，暖腰肾，又能透络定痛；槟榔至坚，直达肛门散结气，使坚者溃，聚者散，引诸药逐浊气，由肛门而出；川楝导小肠湿热，由小便下行，炒以斩关夺门之巴豆，用气味而不用形质，使巴豆帅气药散无形之寒，随槟榔下出肛门；川楝得巴豆迅烈之气，逐有形之湿，从小便而去，俾有形无形之结邪，一齐解散而病根拔矣。

按疝瘕之证尚多，以其因于寒湿，故因下焦寒湿而类及三条，略示门径，直接中焦篇腹满腹痛等证。古人良法甚伙，而张子和专主于下，本之《金匮》病至其年月日时复发者当下之例，而方则从大黄附子汤悟入，并将淋、带、痔疮、癃闭等证，悉收入疝门，盖皆下焦寒湿湿热居多。而叶氏于妇科久病癥瘕，则以通补奇经，温养肝肾为主，盖本之《内经》“任脉为病，男子七疝，女子带下瘕聚”也。此外良法甚多，学者当于各家求之，兹不备载。

天台乌药散方（苦辛热急通法）

乌药五钱　木香五钱　小茴香（炒黑）五钱　良姜（炒）五钱　青皮五钱　川楝子十枚　巴豆七十二粒　槟榔五钱

先以巴豆微打破，加麸数合，炒川楝子，以巴豆黑透为度，去巴豆麸子不用，但以川楝同前药为极细末，黄酒和服一钱。不能饮者，姜汤代之。重者日再服，痛不可忍者，日三服。

〔析评〕考足厥阴肝经络于阴气，上抵少腹，足少阴肾经亦抵少腹，腰乃肾之府，寒湿入于厥少，寒凝气滞，不通则痛，寒凝太甚，故痛不可忍。张子和说："治疝皆归肝经。"张景岳亦有"治疝必先治气"之说，用是方散其寒，疏其气，和其络，则疝痛自愈。

湿温

（疟、痢、疸、痹附）

五十五、湿温久羁，三焦弥漫，神昏窍阻，少腹硬满，大便不下，宣清导浊汤主之。（自此以后二十三条，皆补前第四十二条之引而未发者，故另方一门，以见湿有寒热之分，而湿温变化无穷也。——朱评）

此湿久郁结于下焦气分，闭塞不通之象，故用能升、能降、苦泄滞、淡渗湿之猪苓，合甘少淡多之茯苓，以渗湿利气；寒水石色白性寒，由肺直达肛门，宣湿清热，盖膀胱主气化，肺开气化之源，肺藏魄，肛门曰魄门，肺与大肠相表里之义也；晚蚕砂化浊中清气，大凡肉体未有死而不腐者，蚕则僵而不腐，得清气之纯粹者也，故其粪不臭不变色，得蚕之纯清，虽走浊道而清气独全，既能下走少腹之浊部，又能化浊湿而使之归清，以已之正，正人之不正也，用晚者，本年再生之蚕，取其生化最速也；皂荚辛咸性燥，入肺与大肠，金能退暑，燥能除湿，辛能通上下关窍，子更直达下焦，通大便之虚闭，合之前药，俾郁结之湿邪，由大便而一齐解散矣。二苓、寒石，化无形之气；蚕砂、皂子，逐有形之湿也。

宣清导浊汤（苦辛淡法）

猪苓五钱　茯苓五钱　寒水石六钱　晚蚕砂四钱　皂荚子（去皮）三钱

水五杯，煮成两杯，分二次服，以大便通快为度。

〔析评〕湿温稽留时间过久，邪气弥漫三焦，郁结在下，影响肠道气机，便结不下，留滞而致少腹坚硬胀满；浊气不降反升，上蒙清窍，出现神志昏糊。因湿邪偏重，故鞠通用猪苓、寒水石针对“湿”字为主，兼顾“热”字，宣湿清热，升降结合；用晚蚕沙、皂角子化浊通下，合凑宣清导浊之功。是方名副其实。

五十六、湿凝气阻，三焦俱闭，二便不通，半硫丸主之。

热伤气，湿亦伤气者何？热伤气者，肺主气而属金，火克金则肺所主之气伤矣。湿伤气者，肺主天气，脾主地气，俱属太阴湿土，湿气太过，反伤本脏化气，湿久浊凝，至于下焦，气不惟伤而且阻矣。气为湿阻，故二便不通，今人之通大便，悉用大黄，不知大黄性寒，主热结有形之燥粪；若湿阻无形之气，气既伤而且阻，非温补真阳不可。硫黄热而不燥，能疏利大肠，半夏能入阴，燥胜湿，辛下气，温开郁，三焦通而二便利矣。按上条之便闭，偏于湿重，故以行湿为主；此条之便闭，偏于气虚，故以补气为主。盖肾司二便，肾中真阳为湿所困，久而弥虚，失其本然之职，故助之以硫黄；肝主疏泄，风湿相为胜负，风胜则湿行，湿凝则风息，而失其疏泄之能，故通之以半夏。若湿尽热结，实有燥粪不下，则又不能不用大黄矣。学者详审其证可也。

半硫丸（酸辛温法）

石硫黄（硫黄三种：土黄，水黄，石黄也。入药必须用产于石者。土黄土纹，大黄直丝，色皆滞暗而臭；惟石硫黄方棱石纹而有宝光不臭，仙家谓之黄矾，其形大势如矾。按硫黄感日之精，聚土之液，相结而成。生于艮土者佳，艮土者，少土也，其色晶莹，其气清而毒小。生于坤土者恶，坤土者，老土也，秽浊之所归也，其色板滞，其气浊而毒重，不堪入药，只可作火药用。石黄产于外洋，来自舶上，所谓倭黄是也。入莱菔内煮六时则毒去）　半夏（制）

上二味，各等分为细末，蒸饼为丸梧子大，每服一、二钱，白开水送下（按半硫丸通虚闭，若久久便溏，服半硫丸亦能成条，皆其补肾燥湿之功也）。

〔析评〕湿浊凝滞，三焦气机闭塞，二便不通。考肾司二便，湿浊为邪，影响脾肾的正常功能，方用硫黄其温以助肾阳而振其脾阳，增强肠道运化功能，用半夏燥湿健脾而助肾阳以司其职，且半夏味辛气温，能散助行，三焦通利，则二便也自能通调。

五十七、浊湿久留，下注于肛，气闭肛门坠痛，胃不喜食，舌苔腐白，术附汤主之。

此浊湿久留肠胃，致肾阳亦困，而肛门坠痛也。肛门之脉曰尻，肾虚则痛，气结亦痛。但气结之痛有二：寒湿、热湿也。热湿气实之坠痛，如滞下门中用黄连、槟榔之证是也。此则气虚而为寒湿所闭，故以参、附峻补肾中元阳之气，姜、术补脾中健运之气，朴、橘行浊湿之滞气，俾虚者充，闭者通，浊者行，而坠痛自止，胃开进食矣。按肛痛有得之大恐或房劳者，治以参、鹿之属，证属虚劳，与此对勘，故并及之。再此条应入寒湿门，以与上三条有互相发明之妙，故列于此，以便学者之触悟也。

术附汤方（苦辛温法）

生茅术五钱　人参二钱　厚朴三钱　生附子三钱　炮姜三钱　广皮三钱

水五杯，煮成两杯，先服一杯；约三时，再服一杯，以肛痛愈为度。

〔析评〕湿浊乃阴邪也，与寒同气相依，寒湿停滞日久，势必伤阳，用术附汤补肾以助脾运，理气而畅中，则病自愈，若属湿热只非所宜。

五十八、疟邪久羁，因疟成劳，谓之劳疟；络虚而痛，阳虚而胀，胁有疟母，邪留正伤，加味异功汤主之。

此证气血两伤。经云：劳者温之。故以异功温补中焦之气，归、桂合异功温养下焦之血，以姜、枣调和营卫，使气血相生而劳疟自愈。此方补气，人所易见，补血人所不知，经谓：中焦受气，取汁变化而赤，是谓血。凡阴阳两伤者，必于气中补血，定例也。

加味异功汤方（辛甘温阳法）

人参三钱　当归一钱五分　肉桂一钱五分　炙甘草二钱　茯苓三钱　於术（炒焦）三钱　生姜三钱　大枣（去核）二枚　广皮二钱

水五杯，煮成两杯，渣再煮一杯，分三次服。

〔析评〕劳疟，疟疾之邪稽留日久，耗伤气血而成劳损之疾。疟母，即肋下形成的痞块，亦气血耗伤之故，治之宜补，因症较轻，故用加味异功散以补气血。气足血畅，则劳疟可愈，疟母亦可随之渐消。

五十九、疟久不解，胁下成块，谓之疟母，鳖甲煎丸主之。

疟邪久扰，正气必虚，清阳失转运之机，浊阴生窃踞之渐，气闭则痰凝血滞，而块势成矣。胁下乃少阳厥阴所过之地，按少阳、厥阴为枢，疟不离乎肝胆，久扰则脏腑皆困，转枢失职，故结成积块，居于所部之分。谓之疟母者，以其由疟而成，且无已时也。按《金匮》原文："病疟以月一日发，当以十五日愈；设不瘥，当月尽解；如其不瘥，当云何？此结为癥瘕，名曰疟母，急治之，宜鳖甲煎丸。"盖人身之气血与天地相应，故疟邪之著于人身也，其盈缩进退，亦必与天地相应。如月一日发者，发于黑昼月廊空时，气之虚也，当俟十五日愈。五者，生数之终；十者，成数之极；生成之盈数相会，五日一元，十五日三元一周；一气来复，白昼月廓满之时，天气实而人气复，邪气退而病当愈。设不瘥，必俟天气再转，当于月尽解。如其不瘥，又当云何？然月自亏而满，阴已盈而阳已缩；自满而亏，阳已长而阴已消；天地阴阳之盈缩消长已周，病尚不愈，是本身之气血，不能与天地之化机相为流转，日久根深，牢不可破，故宜急治也。

鳖甲煎丸方

鳖甲（炙）十二分　乌扇（烧）三分　黄芩三分　柴胡六分　鼠妇（熬）三分　干姜三分　大黄三分　芍药五分　桂枝三分　葶苈（熬）三分　石韦（去毛）三分　厚朴三分　牡丹皮五分　瞿麦二分　紫葳三分　半夏一分　人参一分　䗪虫（熬）五分　阿胶（炒）三分　蜂窝（炙）四分　赤硝十二分　蜣螂（熬）六分　桃仁二分

上二十三味，为细末，取煅灶下灰一斗，清酒一斤五斗，浸灰，俟酒尽一半，煮鳖甲于中，煮令泛烂如胶漆，绞取汁，纳诸药煎为丸，如梧子大。空心服七丸，日三服。

〔方论〕此辛苦通降，咸走络法。鳖甲煎丸者，君鳖甲而以煎成丸也，与他丸法迥异，故曰煎丸。方以鳖甲为君者，以鳖甲守神入里，专入肝经血分，能消癥瘕；领带四虫，深入脏络，飞者升，走者降，飞者兼走络中气分，走者纯走络中血分。助以桃仁、丹皮、紫葳之破满行血，副以葶苈、石韦、瞿麦之行气渗湿，臣以小柴胡、桂枝二汤，总去三阳经未结之邪；大承气急驱入腑已结之渣滓；佐以人参、干姜、阿胶，护养鼓荡气血之正，俾邪无容留之地，而深入脏络之病根拔矣。按小柴胡汤中有甘草，大承气汤中有枳实，仲景之所以去甘草，畏其太缓，凡走络药不须守法；去枳实、畏其太急而直走肠胃，亦非络药所宜也。

〔析评〕疟母之成，每因疟邪久踞少阳，正气日衰，气血运行不畅，寒热痰湿之邪与气血搏结，聚而成形，留于胁下成块。用是方攻补兼施，寒温并用，攻邪不伤正，气畅血行，则疟母自可消散。

医书有癥瘕一病，其因与之颇近，故亦可用本法治疗。

六十、太阴三疟，腹胀不渴，呕水，温脾汤主之。

三疟本系深入脏真之痼疾，往往经年不愈，现脾胃症，犹属稍轻。腹胀不渴，脾寒也，故以草果温太阴独胜之寒，辅以厚朴消胀。呕水者，胃寒也，故以生姜降逆，辅以茯苓汤渗湿而养正。蜀漆乃常山苗，其性急走疟邪，导以桂枝，外达太阳也。

温脾汤方（苦辛温里法）

草果二钱　桂枝三钱　生姜五钱　茯苓五钱　蜀漆（炒）三钱　厚朴三钱

水五杯，煮取两杯，分二次温服。

〔析评〕太阴三疟，即疟疾病三天发作一次。病较深重，已入脏腑，不易速愈。以下两条少阴三疟、厥阴三疟，意皆雷同。

本条系指邪入太阴脾脏，病程日久，脾胃虚寒，寒湿滞留。故用温脾汤温脾祛湿，消胀止呕以驱邪外达，给邪有出路，邪出则病已。

六十一、少阴三疟，久而不愈，形寒嗜卧，舌淡脉微，发时不渴，气血两虚，扶阳汤主之。

《疟论》篇：黄帝问曰：时有间二日，或至数日发，或渴或不渴，其故何也？岐伯曰：其间日者，邪气客于六腑，而有时与卫气相失，不能相得，故休数日乃作也。疟者，阴阳更胜也。或甚或不甚，故或渴或不渴。《刺疟》篇曰：足少阴之疟，令人呕吐甚，多寒热，热多寒少，欲闭户牖而处，其病难已。夫少阴疟，邪入至深，本难速已；三疟又系积重难反，与卫气相失之证，久不愈，其常也。既已久不愈矣，气也血也，有不随时日耗散也哉！形寒嗜卧，少阴本证，舌淡脉微不渴，阳微之象。故以鹿茸为君，峻补督脉，一者八脉丽于肝肾，少阴虚，则八脉亦虚；一者督脉总督诸阳，为卫气之根本。人参、附子、桂枝，随鹿茸而峻补太阳，以实卫气；当归随鹿茸以补血中之气，通阴中之阳；单以蜀漆一味，急提难出之疟邪，随诸阳药努力奋争，由卫而出。阴脏阴证，故汤以扶阳为名。

扶阳汤（辛甘温阳法）

鹿茸（生锉末，先用黄酒煎得）五钱　熟附子三钱　人参二钱

粗桂枝三钱　当归二钱　蜀漆（炒黑）三钱

水八杯，加入鹿茸酒，煎成三小杯，日三服。

〔析评〕少阴三日疟，病邪深入，气血日渐损耗而出现少阴症。故用鹿茸、人参、附子等扶肾脾之阳，诸药相合，奋起抗邪，以驱邪从卫分而解。此谓扶正祛邪也。

六十二、厥阴三疟，日久不已，劳则发热，或有痞结，气逆欲呕，减味乌梅圆法主之。

凡厥阴病甚，未有不犯阳明者。邪不深不成三疟，三疟本有难已之势，既久不已，阴阳两伤。劳则内发热者，阴气伤也；痞结者，阴邪也；气逆欲呕者，厥阴犯阳明，而阳明之阳将惫也。故以乌梅圆法之刚柔并用，柔以救阴，而顺厥阴刚脏之体，刚以救阳，而充阳明阳腑之体也。

减味乌梅圆法（酸苦为阴，辛甘为阳复法）

（以下方中多无分量，以分量本难预定，用者临时斟酌可也）

半夏　黄连　干姜　吴萸　茯苓　桂枝　白芍　川椒（炒黑）　乌梅

按疟痢两门，日久不治，暑湿之邪，与下焦气血混处者，或偏阴、偏阳，偏刚、偏柔；或宜补、宜泻，宜通、宜涩；或从太阴，或从少阴，或从厥阴，或护阳明，其证至杂至多，不及备载。本论原为温暑而设，附录数条于湿温门中者，以见疟痢之原起于暑湿，俾学者识得源头，使杂症有所统属，粗具规模而已。欲求美备，勤绎各家。

〔析评〕厥阴三日疟，病程日久，导致阴阳两伤，病邪深入厥阴，热从内发或气结痞块，又因木土关系，侵犯阳明，气逆欲吐，故用是方治疗。此方刚柔并进，刚以姜萸、桂椒等救阳去邪，柔用芍、梅、连等救阴，两相配合而凑燮理阴阳之妙。

以上三条皆用桂枝，温通引导，以引邪气外达而凑一功，值得学习和进一步讨论。

方中药无分量者，可斟酌自定，以下条同。

六十三、酒客久痢，饮食不减，茵陈白芷汤主之。

久痢无他证，而且能饮食如故，知其病之未伤脏真胃土，而在肠中也；痢久不止者，酒客湿热下注，故以风药之辛，佐以苦味入肠，芳香凉淡也。盖辛能胜湿而升脾阳，苦能渗湿清热，芳香悦脾而燥湿，凉能清热，淡能渗湿也，俾湿热去而脾阳升，痢自止矣。

茵陈白芷汤方（苦辛淡法）

绵茵陈　白芷　北秦皮　茯苓皮　黄柏　藿香

〔析评〕酒客久痢，“痢”非单指痢疾也，指素常饮酒的人，脾胃损伤，大便稀溏。从方推证，良由湿热下注于肠，肠道功能受酒湿影响所致。故用茵陈白芷汤清利湿热，升其脾阳则便溏自可消失。

六十四、老年久痢，脾阳受伤，食滑便溏，肾阳亦衰，双补汤主之。

老年下虚久痢，伤脾及肾，食滑便溏，亦系脾肾两伤，无腹痛、肛坠、气胀等证，邪少虚多矣。故以人参、山药、茯苓、莲子、芡实甘温而淡者补脾渗湿，再莲子、芡实水中之谷，补土而不克水者也；以补骨、苁蓉、巴戟、菟丝、复盆、萸肉、五味酸甘微辛者，升补肾脏阴中之阳，而兼能益精气安五脏者也。此条与上条当对看，上条以酒客久痢，脏真未伤而湿热尚重，故虽日久仍以清热渗湿为主；此条以老年久痢，湿热无多而脏真已歉，故虽滞下不净，一以补脏固正，立法于此，亦可以悟治病之必先识证也。

双补汤方（复方也，法见注中）

人参　山药　茯苓　莲子　芡实　补骨脂　苁蓉　萸肉　五味子　巴戟天　菟丝子　覆盆子

〔析评〕此“痢”和上条意同。

年老脾肾阳虚，治取双补汤助阳；用补骨脂、苁蓉、山萸肉、菟丝子、覆盆子、五味子等补肾壮阳。用参、山药、茯苓等补脾助运，俾脾复健运，肾复蒸化，则是症消除。

六十五、久痢小便不通，厌食欲呕，加减理阴煎主之。

此由阳而伤及阴也。小便不通，阴液涸矣；厌食欲呕，脾胃两阳败矣。故以熟地、白芍、五味收三阴之阴，附子通肾阳，炮姜理脾阳，茯苓理胃阳也。按原方通守兼施，刚柔互用，而名理阴煎者，意在偏护阴也。熟地守下焦血分，甘草守中焦气分，当归通下焦血分，炮姜通中焦气分，盖气能统血，由气分之通，及血分之守，此其所以为理也。此方去甘草、当归，加白芍、五味、附子、茯苓者，为其厌食欲呕也。若久痢阳不见伤，无食少欲呕之象，但阴伤甚者，又可以去刚增柔矣。用成方总以活泼流动，对症审药为要。

加减理阴煎方（辛淡为阳酸甘化阴复法。凡复法，皆久病未可以一法了事者）

熟地　白芍　附子　五味　炮姜　茯苓

〔析评〕久痢阳损及阴，波及脾胃和肾。夫肾司二便，脾主运化，胃主受纳，三者其职失司，故大便久溏，小便不通，厌恶饮食，还欲呕吐。用加减理阴煎温补阳气，护救阴液。刚柔相济，恰到好处。

六十六、久痢带瘀血，肛中气坠，腹中不痛，断下渗湿汤主之。

此涩血分之法也。腹不痛，无积滞可知，无积滞，故用涩也。然腹中虽无积滞，而肛门下坠，痢带瘀血，是气分之湿热久而入于血分，故重用樗根皮之苦燥湿、寒胜热、涩以断下，专入血分而涩血为君；地榆得先春之气，木火之精，去瘀生新；茅术、黄柏、赤苓、猪苓开膀胱，使气分之湿热，由前阴而去，不致遗留于血分也；查肉亦为化瘀而设，银花为败毒而然。

断下渗湿汤方（苦辛淡法）

樗根皮（炒黑）一两　生茅术一钱　生黄柏一钱　地榆（炒黑）一钱五分　查肉（炒黑）三钱　银花（炒黑）一钱五分　赤苓三钱　猪苓一钱五分

水八杯，煮成三杯，分三次服。

〔析评〕久痢湿热下注，气机阻滞，热入血分迫血下行，故大便带有瘀血。治用清热祛湿，凉血化瘀以逐其邪，以涩其便，则病当愈。

六十七、下痢无度，脉微细，肢厥，不进食，桃花汤主之。

此涩阳明阳分法也。下痢无度，关闸不藏；脉微细肢厥，阳欲脱也。故以赤石脂急涩下焦，粳米合石脂堵截阳明，干姜温里而回阳，俾痢止则阴留，阴留则阳斯恋矣。

桃花汤（方法见温热下焦篇）

〔析评〕下痢无度，伤及肾阳，阳虚欲脱，急当回阳挽阴，留阴恋阳。方重用赤石脂体重性温涩肠而留阴，配合干姜温里回阳止痢而阴气不致下泄，粳米养胃和中。诸药和合，切合病机。虽病入少阴，痢下无度，服用此方，定能回阳痢止。

可与《伤寒论》“少阴病，下利便脓血”条互参。方见卷三下焦篇二十二条。

六十八、久痢，阴伤气陷，肛坠尻酸，地黄余粮汤主之。

此涩少阴阴分法也。肛门坠而尻脉酸，肾虚而津液消亡之象。故以熟地、五味补肾而酸甘化阴；余粮固涩下焦，而酸可除，坠可止，痢可愈也。（按石脂、余粮，皆系石药而性涩，桃花汤用石脂不用余粮，此则用余粮而不用石脂。盖石脂甘温，桃花温剂也；余粮甘平，此方救阴剂也，无取乎温，而有取乎平也）

地黄余粮汤方（酸甘兼涩法）

熟地黄　禹余粮　五味子

〔析评〕和上条同为下痢，上条用赤石脂，本条用禹余粮，二药皆可涩肠止泻。不同者，桃花汤为温剂，故用赤石脂温；本条用于救阴，故用性味甘平的禹余粮。味药之差，寓意不同，可见鞠通选方择药精当之至。

六十九、久痢伤肾，下焦不固，肠腻滑下，纳谷运迟，三神丸主之。

此涩少阴阴中之阳法也。肠腻滑下，知下焦之不固；纳谷运迟，在久痢之后，不惟脾阳不运，而肾中真阳亦衰矣。故用三神丸温补肾阳，五味兼收其阴，肉果涩自滑之脱也。

三神丸方（酸甘辛温兼涩法，亦复方也）

五味子　补骨脂　肉果（去净油）

〔析评〕久痢伤及肾阴肾阳，用是方温补肾阳，以涩固脱。药仅三味，药证合拍，面面俱到，药到定会病除，真谓“神”也。

七十、久痢伤阴，口渴舌干，微热微咳，人参乌梅汤主之。

口渴微咳于久痢之后，无湿热客邪款证，故知其阴液太伤，热病液涸，急以救阴为务。

人参乌梅汤（酸甘化阴法）

人参　莲子（炒）　炙甘草　乌梅　木瓜　山药

按此方于救阴之中，仍然兼护脾胃。若液亏甚而土无他病者，则去山药、莲子，加生地、麦冬，又一法也。

〔析评〕久痢阴液大伤，舌干口渴，微咳微热，说明湿热之邪已无，故以救阴为主，是方酸甘化阴，切贴病机。山药性平，脾阴脾阳不足，皆可用之。

七十一、痢久阴阳两伤，少腹肛坠，腰胯脊髀酸痛，由脏腑伤及奇经，参茸汤主之。

少腹坠，冲脉虚也；肛坠，下焦之阴虚也；腰、肾之腑也，胯、胆之穴也（谓环跳），脊、太阳夹督脉之部也，髀、阳明部也，俱酸痛者，由阴络而伤及奇经也。参补阳明，鹿补督脉，归、茴补冲脉，菟丝、附子升少阴，杜仲主腰痛，俾八脉有权，肝肾有养，而痛可止，坠可升提也。

按环跳本穴属胆，太阳少阴之络实会于此。

参茸汤（辛甘温法）

人参　鹿茸　附子　当归（炒）　茴香（炒）　菟丝子　杜仲

按此方虽曰阴阳两补，而偏于阳。若其人但坠而不腰脊痛，偏于阴伤多者，可于本方去附子加补骨脂，又一法也。

〔析评〕痢久阴阳两伤，方用参茸汤治疗，足见阳虚为重。考腰为肾之腑，背脊督脉所主，环跳（髀的部位）系太阳和少阴两经络脉交会之处。这些部位，都是奇经八脉所管辖，久痢损及奇经八脉，故此方酸痛，鞠通独出心才，用参茸汤补养奇经，药用人参补气生阴，鹿茸为血肉有情之品，用之补督壮肾，当令茴香补冲脉，菟丝子、附子补少阴之阳，杜仲入肾疗腰痛。诸药和合，则气血旺盛，阴阳复常，肝肾充足，诸症定会次第消失而病愈。

七十二、久痢伤及厥阴，上犯阳明，气上撞心，饥不欲食，干呕腹痛，乌梅圆主之。

肝为刚脏，内寄相火，非纯刚所能折；阳明腑，非刚药不复其体。仲景厥阴篇中，列乌梅圆治木犯阳明之吐蚘，自注曰：又主久痢方。然久痢之症不一，亦非可一概用之者也。叶氏于木犯阳明之疟痢，必用其法而化裁之，大抵柔则加白芍、木瓜之类，刚则加吴萸、香附之类，多不用桂枝、细辛、黄柏，其与久痢纯然厥阴见证，而无犯阳明之呕而不食撞心者，则又纯乎用柔，是治厥阴久痢之又一法也。按泻心寒热并用，而乌梅圆则又寒热刚柔并用矣。盖泻心治胸膈间病，犹非纯在厥阴也，不过肝脉络胸耳。若乌梅圆则治厥阴，防少阳，护阳明之全剂。

乌梅圆方（酸甘辛苦复法。酸甘化阴，辛苦通降，又辛甘为阳，酸

苦为阴）

乌梅　细辛　干姜　黄连　当归　附子　蜀椒（炒焦去汗）桂枝　人参　黄柏

此乌梅圆本方也。独无论者，以前贤名注林立，兹不再赘。分量制法，悉载伤寒论中。

〔析评〕乌梅丸为寒热并治，邪正兼顾，温脏安蛔之代表方剂，也治久痢久泻。鞠通用治久痢，厥阴阴伤，阴伤阳亢，进犯阳明胃土之证，也在是方治疗范围，病机相同，故取用之。

可与仲景《伤寒论》厥阴篇中用治木邪犯土而吐蛔之症，叶天士用本方加减治疗木邪犯土的疟和痢，《千金方》用治冷痢久下，《圣济总录》用治产后冷热痢，久下不止等诸条互参。

七十三、休息痢经年不愈，下焦阴阳皆虚，不能收摄，少腹气结，有似癥瘕，参芍汤主之。

休息痢者，或作或止，止而复作，故名休息，古称难治。所以然者，正气尚旺之人，即受暑、湿、水、谷、血、食之邪太重，必日数十行，而为胀、为痛、为里急后重等证，必不或作或辍也。其成休息证者，大抵有二，皆以正虚之故。一则正虚留邪在络，至其年月日时复发，而见积滞腹痛之实证者，可遵仲景凡病至其年月日时复发者当下之例，而有少少温下法，兼通络脉，以去其隐伏之邪；或丸药缓攻，俟积尽而即补之；或攻补兼施，中下并治，此虚中之实证也。一则纯然虚证，以痢久滑泄太过，下焦阴阳两伤，气结似乎癥瘕，而实非癥瘕，舍温补其何从！故以参、苓、炙草守补中焦，参、附固下焦之阳，白芍、五味收三阴之阴，而以少阴为主，盖肾司二便也。汤名参芍者，取阴阳兼固之义也。

参芍汤方（辛甘为阳酸甘化阴复法）

人参　白芍　附子　茯苓　炙甘草　五味子

〔析评〕休息痢时发时止，久而不愈，伤及肾之真阴真阳，鞠通用参芍汤治疗。方用附子温固下焦之阳，以参、苓、炙草补中阳而助肾阳，白芍、五味子收摄三阴之阴气，以复肾司二便之责。“治病必求于本”，诸药相合，正寓此意。

七十四、噤口痢，热气上冲，肠中逆阻似闭，腹痛在下尤甚者，白头翁汤主之。

此噤口痢之实证，而偏于热重之方也。

白头翁汤（方注见前）

〔析评〕噤口痢系指因下痢损伤脾胃而不思纳谷之征，以下各条意同。

从方测证，此指湿热之痢，亦称热痢，用此方治疗，切合病机。

《伤寒论》中用治厥阴热利，有“热利下重”与“下利欲饮水者，里有热故也”的记载。《金匮要略》有白头翁加甘草阿胶汤证，以及《条辨》之卷二中焦篇九十九条加味白头翁汤，皆可互参，统筹思考。

白头翁汤方：见卷二中焦篇九十九条。

加味白头翁汤方：张仲景白头翁汤（白头翁三钱，秦皮二钱，黄连二钱，黄柏二钱）加黄芩三钱，白芍二钱。

七十五、噤口痢，左脉细数，右手脉弦，干呕腹痛，里急后重，积下不爽，加减泻心汤主之。

此亦噤口痢之实证，而偏于湿热太重者也。脉细数，温热著里之象；右手弦者，木入土中之象也。故以泻心去守中之品，而补以运之，辛以开之，苦以降之；加银花之败热毒，查炭之克血积，木香之通气积，白芍以收阴分，更能于土中拔木也。

加减泻心汤方（苦辛寒法）

川连　黄芩　干姜　银花　查炭　白芍　木香汁

〔析评〕噤口痢，湿热入里，引起胃气上逆则干呕；湿热粘滞，气机痹阻不通，则腹痛，湿热俱重，湿气下沉，湿热相杂，故见里急后重，痢下不爽，鞠通用加减泻心汤辛开苦降，加银花清热、解毒，用焦山楂、木香理气通滞，白芍收敛阴气，诸药相伍，用之则热清湿去，滞通病去，非常贴切病机。

七十六、噤口痢，呕恶不饥，积少痛缓，形衰脉弦，舌白不渴，加味参苓白术散主之。

此噤口痢邪少虚多，治中焦之法也。积少痛缓，则知邪少；舌白者无热；形衰不渴，不饥不食，则知胃关欲闭矣；脉弦者，《金匮》谓：弦则为减，盖谓阴精阳气俱不足也。《灵枢》谓：诸小脉者，阴阳形气俱不足，勿取以针，调以甘药也。仲景实本于此而作建中汤，治诸虚不足，为一切虚劳之祖方。李东垣又从此化出补中益气、升阳益气、清暑益气等汤，皆甘温除大热法，究不若建中之纯，盖建中以德胜，而补中以才胜者也。调以甘药者，十二经皆秉气于胃，胃复则十二经之诸虚不足，皆可复也。叶氏治虚多脉弦之噤口痢，仿古之参苓白术散而加之者，亦同诸虚不足调以甘药之义，又从仲景、东垣两法化出，而以急复胃气为要者也。

加味参苓白术散方（本方甘淡微苦法，加则辛甘化阳，芳香悦脾，微辛以通，微苦以降也）

人参二钱　白术（炒焦）一钱五分　茯苓一钱五分　扁豆（炒）二钱　薏仁一钱五分　桔梗一钱　砂仁（炒）七分　炮姜一钱　肉豆蔻一钱　炙甘草五分

共为极细末，每服一钱五分，香粳米汤调服，日二次。

〔方论〕参苓白术散原方，兼治脾胃，而以胃为主者也，其功但止土虚无邪之泄泻而已。此方则通宜三焦，提上焦，涩下焦，而以醒中焦为要者也。参、苓、白术加炙草，则成四君矣。按四君以参、苓为胃中通药，胃者腑也，腑以通为补也；白术、炙草，为脾经守药，脾者脏也，脏以守为补也。茯苓淡渗，下达膀胱，为通中之通；人参甘苦，益肺胃之气，为通中之守；白术苦能渗湿，为守中之通；甘草纯甘，不兼他味，又为守中之守也，合四君为脾胃两补之方。加扁豆、薏仁以补肺胃之体，炮姜以补脾肾之用；桔梗从上焦开提清气，砂仁、肉蔻从下焦固涩浊气，二物皆芳香能涩滑脱，而又能通下焦之郁滞，兼醒脾阳也。为末，取其留中也；引以香粳米，亦以其芳香悦土，以胃所喜为补也。上下斡旋，无非冀胃气渐醒，可以转危不安也。

〔析评〕考医圣张仲景遵《内经》之旨，创建中汤法为治中虚之祖方。李东垣学有心得化裁出“补中益气”补脾之气，《济生方》又有归脾汤补心脾之血等方。虽云都关中焦，但与此条皆不合拍，此系痢久邪少，脾胃具伤，运纳无权之证。故鞠通将叶天士加味参苓白术散随手取来，治理中焦，调理阴阳，相比之下，唯此最合病机。

可与《太平惠民和剂局方》参苓白术散以及《医方集解》茯苓白术散互参。

七十七、噤口痢，胃关不开，由于肾关不开者，肉苁蓉汤主之。

此噤口痢邪少虚多，治下焦之法也。盖噤口日久，有责在胃者，上条是也；亦有由于肾关不开，而胃关愈闭者，则当以下焦为主。方之重用苁蓉者，以苁蓉感马精而生，精血所生之草而有肉者也。马为火畜，精为水阴，禀少阴水火之气而归于太阴坤土之药，其性温润平和，有从容之意，故得从容之名，补下焦阳中之阴有殊功。《本经》称其强阴益精，消癥瘕，强阴者，火气也，益精者，水气也，癥瘕乃气血积聚有形之邪，水火既济，中土气盛，而积聚自消，兹以噤口痢阴阳俱损，水土两伤，而又滞下之积聚未清，苁蓉乃确当之品也；佐以附子补阴中之阳，人参、干姜补土，当归、白芍补肝肾，芍用桂制者，恐其呆滞，且束入少阴血分也。

肉苁蓉汤（辛甘法）

肉苁蓉（泡淡）一两　附子二钱　人参二钱　干姜炭二钱　当归二钱　白芍（肉桂汤浸炒）三钱

水八杯，煮取三杯，分三次缓缓服，胃稍开，再作服。

［析评］噤口痢病程已久，胃不受纳，以方测证，病因不在胃，而在下焦肾，久痢肾阳衰微，不能温煦脾胃，故而不食，所以用是方治疗，补脾肾之阳而助胃开。论理详明，择方精当，不用神曲、麦芽、山楂之味而胃自开，所思独具有格，值得探讨。

秋燥

七十八、燥久伤及肝肾之阴，上盛下虚，昼凉夜热，或干咳，或不咳，甚则痉厥者，三甲复脉汤主之，定风珠亦主之，专翕大生膏亦主之。（此方不专治前证也，凡上实下虚，肾液不足，及妇人血海枯干，八脉伤损等证，胥可以此治之，其用宏矣。——朱评）

肾主五液而恶燥，或由外感邪气久羁而伤及肾阴，或不由外感而内伤致燥，均以培养津液为主。肝木全赖肾水滋养，肾水枯竭，肝断不能独治，所谓乙癸同源，故肝肾并称也。三方由浅入深，定风浓于复脉，皆用汤，从急治。专翕取乾坤之静，多用血肉之品，熬膏为丸，从缓治。盖下焦深远，草木无情，故用有情缓治。再暴虚易复者，则用二汤；久虚难复者，则用专翕。专翕之妙，以下焦丧失皆腥臭脂膏，即以腥臭脂膏补之，较之丹溪之知柏地黄，云治雷龙之火而安肾燥，明眼自能辨之。盖凡甘能补，凡苦能泻，独不知苦先入心，其化以燥乎！再雷龙不能以刚药直折也，肾水足则静，自能安其专翕之性；肾水亏则动而燥，因燥而躁也。善安雷龙者，莫如专翕，观者察之。

三甲复脉汤、定风珠（并见前）

专翕大生膏（酸甘咸法）

人参二斤（无力者以制洋参代之） 茯苓二斤 龟板（另熬胶）一斤 乌骨鸡一对 鳖甲一斤（另熬胶） 牡蛎一斤 鲍鱼二斤 海参二斤 白芍二斤 五味子半斤 麦冬二斤（不去心） 羊腰子八对 猪脊髓一斤 鸡子黄二十圆 阿胶二斤 莲子二斤 芡实三斤 熟地黄三斤 沙苑蒺藜一斤 白蜜一斤 枸杞子（炒黑）一斤

上药分四铜锅（忌铁器，搅用铜勺），以有情归有情者二，无情归无情者二，文火细炼三昼夜，去渣；再熬六昼夜；陆续合为一锅，煎炼成膏，末下三胶，合蜜和匀，以方中有粉无汁之茯苓、白芍、莲子、芡实为细末，合膏为丸。每服二钱，渐加至三钱，日三服，约一日一两，期年为度。每殒胎必三月，肝虚而热者，加天冬一斤，桑寄生一斤，同熬膏，再加鹿茸二十四两为末。（本方以阴生于八，成于七，故用三七二十一之奇方，守阴也。加方用阳生于七，成于八，三八二十四之偶方，以生胎之阳也。古法通方多用偶，守法多用奇，阴阳互也）

〔征按〕此集始于银翘散之清芬，终于专翕膏之浊臭，本乎天者亲上，本乎地者亲下，则各从其类也。后之览者，亦可以悟三焦大意矣。

〔析评〕肾主五液而恶燥，燥气内耗阴液，病程已久，损伤阴液，脾肾双亏，形成水亏火亢，上盛下虚之象，故是症蜂起。甚者阴虚风动，出现痉厥。治疗都应以滋养阴液为主，临床上有是证，用是方。病有轻重缓急，鞠通提出三方主之，法在方中，各得其所。此三个方剂有大小、轻重之分。定风珠比复脉汤效力较大，二者皆为汤剂，取其从急论治；专翕大生膏多用血肉有情之品，熬煎为丸，取其从缓论治。临症时凡急的，需急复阴的可用复脉、定风之剂，若属久虚可用专翕大生膏，缓之以养，何孰何从，随证择方。

附　证治分类选

（一）温热证类

〔病名〕风温　温热　温疫　温毒　冬温

〔证候与治疗〕

1. 热入下焦，阴液耗损。

〔症状〕身热面赤，手足心热甚于手足背，口干舌燥，甚则齿黑唇裂，脉虚大。(下焦篇1)

〔病机分析〕吴氏谓："中焦病不治，则传下焦肝与肾也。"温热之邪，久羁不解，每易深入下焦，劫烁肾阴，而致真阴耗损。肾阴受损，阳不潜藏，则虚热内生，而症见身热面赤。手足心主里，手足背主表，里热精伤，经脉失养，故见手足心热甚于手足背；阴液不能上滋则口干舌燥，甚则齿黑唇裂；精伤阴亏，邪少虚多，故脉见虚大。

〔治法〕滋阴退热。

〔主方〕加减复脉汤，以滋养肝肾。若虚风内动宜加牡蛎、鳖甲等滋阴熄风；若肝肾阴伤，心阳失守，症见心中震震，舌强神昏，汗自出，心无所主，或脉虚大欲散者，宜用救逆汤（加减复脉汤去麻仁，加生龙骨、生牡蛎）益阴镇摄；脉虚大欲散者，加人参以挽欲脱之阳；如阴液元气两伤，症见精神萎靡、食无滋味、夜不安寐、神识不清者，用三才汤以益气养液，两相兼顾。

〔按语〕临床上伤寒、菌痢、猩红热、大叶性肺炎等见有上述证候者，可参本条辨治。

2. 邪热留伏，营阴耗损。

〔症状〕夜热早凉，热退无汗，热自阴来。(下焦篇12)

〔病机分析〕温病邪气深伏厥阴，不能从少阳转出而得热解。夜属阴，邪居阴分，得时气之助，尚可挣扎欲出，而昼属阳，邪气深伏，无能为力，故症见夜热早凉；病邪挣扎欲出而未得出，仍归留于阴分而未得外解，故热退无汗；此均为阴伤未复，余邪留于阴分之征。鞠通曰："夜行阴分而热，日行阳分而凉，邪气深伏阴分可知。热退无汗，邪不出表，而仍归阴分，更可知矣。故曰热自阴分而来，非上中焦之阳热也"，即指此而言。

〔治法〕滋阴透邪

〔主方〕青蒿鳖甲汤。本方为热性病后期，阴虚而伏热不去，症见夜热早凉，热退无汗的代表方。方中知母、鳖甲、生地、丹皮归入肝经，滋阴凉血，以清血中阴分伏热；青蒿气味芳香透络，善透在里之虚热；临床上小儿夏季热等见有上述症状者，可加白薇、荷梗等以清虚热，则效更好。

〔按语〕①临床上感冒、流感、病毒性肝炎、肠伤寒、小儿夏季热、波状热、疟疾、急性粟粒性结核等病之末期，见有上述证候者，可参考本条辨治。②中焦篇立有用本方治疗暮热早凉、汗解渴饮的少阳疟疾而偏于热者，方中无生地而有桑叶、花粉，用宜随证索取。

3. 热伤肾阴，心火亢盛。

〔症状〕身热，心烦不得卧，舌红苔黄，脉细数。(下焦篇11)

〔病机分析〕温病邪热深入下焦手少阴肾，则资助心火亢盛于上，劫烁肾阴而虚竭于下，使肾水不能相济于心，肾水不济则心火愈炽，心火愈炽则肾水愈虚，因而形成上实下虚，阴阳各自为政，心肾不相既济，故症见身热，心烦不得卧；舌红苔黄，脉细数者，乃阴虚火盛之征。

〔治法〕育阴清热，交通心肾。

〔主方〕黄连阿胶汤。本方有滋阴降火的作用，临床运用可加女贞子、旱莲草以助滋阴清热之力；阴虚津伤而致咽喉干燥者，可加玄参、鲜石斛以滋阴润燥；火旺见心中懊忄农者，加竹叶、生地、山栀等以导心火。

〔按语〕①本方系《伤寒论》治少阴热盛伤阴的有效方剂。有泻心热、清相火、滋阴除烦之功。对少阴化热，热盛伤阴，心烦不宁之证疗效颇佳。吴氏用以治疗温热病，邪入下焦，伤其肾阴而心火亢盛者，两者病虽两途，但理相一致。②临床上大叶性肺炎、流脑、乙脑、败血症、出血热等病之末期，见有上述证候者，可参考本条辨治。

4. 热灼阴液，肝失涵养。

〔症状〕身热不甚，口干齿黑，手指蠕动，甚则瘛疭，神倦，心中憺憺大动，心中痛，脉气虚弱（脉细促）（下焦篇13、14、16）

〔病机分析〕温病热邪深入下焦，久羁不解，故身热不甚；吸烁真阴，阴液不能上承润口，故口干齿黑；肝主筋脉，阴精耗损，筋脉失养，虚风内动，是以手指蠕动，甚则瘛疭；肾脉络心，肾精充足则阴能上济于心而养其心体，使之心脏有规律的搏动。今肾精亏耗于下，不能荣养心神，则见神疲倦怠，心中憺憺大动、心中痛；心体失养故脉气虚弱。

〔治法〕滋阴熄风。

〔主方〕三甲复脉汤、大定风珠。三甲复脉汤滋阴潜阳，平息虚风；大定风珠滋养肝肾，潜阳熄风。二方均为病入下焦，肝肾阴伤，虚风内动而见上述证候的常用方。临床根据症状可作如下加减：阴虚液耗，大肠不固而症见大便溏泻者，用一甲复脉汤滋阴清热，涩肠固泄；肝肾阴亏，肝风欲动，症见舌干齿黑，手指但觉蠕动者，用二甲复脉汤，育阴潜阳，以制止痉厥发生，此乃知其欲变，先用药防变之上策也。其辨证关键在于“手指但觉蠕动”一语，当然痉厥已作，本方亦可选用，若肝肾阴亏，虚火上冲，症见四肢厥逆，胃气上逆而呃者，可用小定风珠养阴潜阳，泻火降逆为宜。

〔按语〕①复脉汤又名炙甘草汤，原为仲景治伤寒心气、阴液俱伤，症见心悸、脉结代之方。鞠通加减变通名加减复脉汤、一甲复脉汤、二甲复脉汤、三甲复脉汤以及大定风珠、小定风珠等。皆为温病邪入下焦，肝肾阴虚，邪少虚多而设，用可互参。②临床上流脑、乙脑、伤寒、猩红热、出血热、钩端螺旋体病、暴发型肝炎、中暑、斑疹伤寒、白喉、败血症、中毒性菌痢、肺结核等病后期，见有上述证候者，可参考本条辨治。

5. 热入心包，阴伤动风。

〔症状〕神昏痉厥，舌短烦躁，身热甚，面红目赤，口臭，寸口脉大。(下焦篇 18)

〔病机分析〕温病邪入下焦，热毒尚盛，上干心包，扰乱神明，故见神昏烦躁；心包热盛，机窍不利则舌短；热邪内陷，阳气郁遏则身热甚；热邪循阳明经脉上冲是以面目红赤、口臭；病在下焦而痉厥者，良由下焦阴伤，肝脉失养，虚风内动使然；寸脉大乃下焦热邪尚盛之征。

〔治法〕先以清热开窍，继则滋阴熄风。

〔主方〕清热开窍用牛黄丸、紫雪丹；滋阴熄风用三甲复脉汤。本病虽皆在厥阴，但证情复杂，既有上焦手厥阴见证，又有下焦足厥阴见证，故应治随证变，方因法移。病在手厥阴心包热偏盛者，急用牛黄丸清心开窍；风偏重者用紫雪丹清热熄风而开窍。继用三甲复脉汤养阴退热，潜阳熄风。鞠通谓：“临证细参，勿致倒乱。”即指此意。

〔按语〕滋阴熄风与凉肝熄风作用相异，一则着重扶正，一则着重祛邪，临床务必辨清动风之虚实。否则，差之毫厘，失之千里，其误大也。

6. 暑伤心肾，水火不济。

〔症状〕心热烦躁，消渴不已，或肌肤麻痹，舌红绛苔黄燥，右脉虚大，左脉小芤。(下焦篇36)

〔病机分析〕暑温后期，暑热久羁，气分余邪波及心肾，致水火不相既济。其邪热扰心，心火亢炽，则心热烦躁；热灼肾阴，阴液不能上济，则口渴不已；肝主筋而受液于肾，热邪伤阴，筋脉失养，是以肌肤麻痹；舌、脉之象皆阴伤而里有郁热之征。

〔治法〕清心滋肾。

〔主方〕连梅汤。本方系黄连阿胶汤化裁而来，用于暑温后期，暑热久羁，气分余邪波及心肾。其心火愈亢，则肾水愈亏，肾水愈亏则心火愈亢。是方旨在清心泻火，滋肾养阴。对暑伤心肾，水火不济是为有效之方。气虚者可加太子参，口渴甚者加天花粉，若热盛扰乱神明而症见烦燥、甚则神志昏迷者，可配服紫雪丹以清热开窍。

〔按语〕临床上流脑、乙脑、败血症、急性胃炎、尿毒症、出血热等病之后期见有上述证候者，可参考本条辨治。

7. 病入下焦，热盛动风。

〔症状〕身热，时欲漱口，不欲咽，大便黑而易。(下焦篇20)

〔病机分析〕"中焦病不治，则传下焦肝与肾也"。病入下焦，邪热入血，蒸腾于营分，故身热而口不渴；邪热在里，消灼津液，故但见口干而时欲漱口却不欲咽下；病从中焦而入，一旦邪热独胜或湿从热化，则易伤及肠腑血络，阴伤动血，血随便下，则见大便色黑而易下。

〔治法〕清热解毒，凉血止血。

〔主方〕犀角地黄汤。叶天士谓："入血就恐耗血动血，直须凉血散血。”故以犀角清热凉血而解毒；生地滋阴清热，凉血止血；丹皮凉血散瘀；赤芍和营泄热；加地榆、侧柏叶、白茅根等滋阴凉血，以助止血。

〔按语〕①热入营血，症见耗血动血者，可用本方治疗。不论病在上焦、中焦或下焦，治皆同理，如上焦篇 11 条，即属此类。②临床上急性黄疸肝萎缩、肝昏迷、尿毒症、败血症以及血液病而见上述证候者，可参本条辨治。

8. 病入下焦，热与血结。

〔症状〕少腹坚满，小便自利，夜热昼凉，舌痿饮冷，心烦热，神气忽清忽乱，大便秘，脉沉实。(下焦篇 21、30)

〔病机分析〕热邪传入下焦，邪热与血瘀结，故见少腹坚满；病在血分，未及太阳膀胱，故小便自利；邪在血分属阴，是以夜热昼凉；心主血，开窍于舌，血瘀于下而新血又不荣于舌，故见舌痿；心主神明，热入血分，神明受扰，则神气忽清忽乱；热结在里，津气失布，故症见饮冷、心烦热、大便秘、脉沉实，均为邪气隐伏下焦阴分与瘀血相结之征。

〔治法〕清热化瘀。

〔主方〕桃仁承气汤、加减桃仁承气汤。本方为活血化瘀、荡热除实之方剂。凡属血热内瘀，或血热内蓄，均可用桃仁承气汤活血化瘀，疏通血分；其甚者，可用抵当汤加减；若为妇女感受温邪而发热，又恰逢经至，热入血室，血热搏结已成蓄血证者，可用加减桃仁承气汤清热逐瘀为宜。

〔按语〕①外感热病，适当经至而属下焦温病者，屡见不鲜。治疗稍不慎重，多生变端，或为经水即断，或为热退腹痛，或瘀血互结，热不退而经不净。故治疗妇女经期热病，当以治病为主，佐以活血之味，务使热与瘀离，互不相结，则病可愈。临床上不能认为本方是治蓄血证不治瘀血证，凡见有瘀血证候者皆可用本方治之。但虚证当慎。②临床急性肾盂肾炎、急性肾炎、发热性、感染性疾病等中、后期兼有血瘀证候者，可参本条辨治。

9. 燥袭下焦，阴液耗伤。

〔症状〕昼凉夜热，或干咳，或不咳，甚则痉厥。(下焦篇78)

〔病机分析〕邪侵下焦，日久不愈，损伤肝肾阴液，导致水亏火亢，上盛下虚，故见昼凉夜热、或干咳、或不咳；重者，则水不涵木，肝风内动，而致痉厥。

〔治法〕养阴润燥

〔主方〕三甲复脉汤、大定风珠、专翕大生膏。三方运用应根据病情轻重酌选；病情较轻，病程较短者，宜用三甲复脉汤或大定风珠滋阴润燥，从急而治；而对久虚难以速已者，则用专翕大生膏从缓而治，以冀阴复。

〔按语〕临床上支气管炎、肺炎、结核病等病久阴虚而见有上述证候者，可参考本条辨治。

10. 温病津气欲脱。

〔症状〕身热不甚，汗多(汗自出)，神倦，喘喝欲脱，脉气虚弱或结代。(下焦篇2、6、16，上焦篇26)

〔病机分析〕本证常见于热性病气阴两虚者。临床上，下焦温病，真阴耗损，气亦不足，或因误汗，而汗出过多，势必导致气阴两伤，津液不能内守，故症见身热而汗多或自出。《素问·举痛论》云“灵则腠理开，营卫通，汗大泄”，即此意也；因汗出津气耗伤太过，气虚不足以息，则呼吸短促欲脱；津气耗伤，经脉失却濡煦，则神倦无力；脉气虚弱或结代，皆为正气欲脱之征。

〔治法〕益气生津，生脉固脱。

〔主方〕生脉散合救逆汤。本方为益气固脱，敛汗救阴的代表方。临床上若遇阳亦外亡，宜加附子以回阳救逆；汗出不止，重用牡蛎、龙骨止汗以固脱；若邪热仍炽，阴液大伤，则应随其邪之所在而辨证施治。

〔按语〕临床上败血症、流行性出血热、肺炎、大叶性肺炎、小儿麻疹并发肺炎、菌莉等病后期或治不得法而见有上述证候者，可参本条辨治。

（二）湿热证类

〔病名〕湿温　暑温　伏暑

〔证候与治疗〕

1. 湿热弥漫，下闭上阻。

〔症状〕身热不退，神昏窍阻，少腹硬满，大便不下。（下焦篇55条）

〔病机分析〕湿热久羁，弥漫三焦不解，故身热不退；其邪郁结下焦气分，气机失畅，肠道闭塞不通，所以少腹坚硬胀满，大便不通；浊气不得下行而反上蒸，蒙闭清窍，则神识昏糊；湿夹热邪，上冲于头，是以窍阻不利。

〔治法〕宣清导浊。

〔主方〕宣清导浊汤。方中用茯苓、猪苓淡渗以利气化，降浊而助升清；寒水石色白性寒，清气分之热；蚕砂入二肠化浊以升清；皂角味辛性燥，入肺与大肠，既能宣开上窍，又能通利下窍。诸药相合，共奏宣清导浊之功，对湿热秽浊，上蒙清窍，下阻大肠乃的对之方。苔白腻而浊者，宜加藿香、佩兰、砂仁等芳香辟秽，以助化浊。大便秘结不下者，亦可加大黄，以助通下而奏泻浊之功。

〔按语〕临床上胃肠炎、痢疾、肠伤寒等而见有上述证候者，可参本条辨治。

2. 湿阻下焦，泌别失司。

〔症状〕身热疼痛，热蒸头胀，神识昏迷，小便不通，呕逆，渴不多饮，舌苔白腻。(中焦篇56条)

〔病机分析〕湿热之邪，郁蒸体内，痹阻经络，则身热疼痛；湿热相蒸，浊气向上，则头胀；湿热中阻，气机不畅，胃失和降，则呕逆；湿邪为患，是以渴不多饮；湿热之邪，郁阻下焦，小肠泌别清浊失职，故小便不通；秽浊之邪，上蒙清窍，所以神识昏迷；舌苔白腻乃湿重热轻之征。

〔治法〕先芳香开窍，继淡渗利湿。

〔主方〕开窍用至宝丹，利湿用茯苓皮汤。临床上若小便浑浊，宜加萆薢、六一散等以增淡渗利湿之力；苔白腻秽浊，宜加藿香、佩兰、白蔻等芳香辟秽；头昏头胀加菊花以清头目；呕逆重者加川连、半夏清热燥湿而和胃气。

〔按语〕①神识昏迷良由秽浊之邪上蒙清窍所致，故用至宝丹芳香辟秽，清热解毒为宜。因非实热内闭心窍，故原书中用安宫牛黄丸实属欠妥；②临床上泌尿系感染、肠伤寒、中暑等见有上述证候者，可参本条辨治。

卷四　杂说

汗　论

汗也者，合阳气阴精蒸化而出者也。《内经》云：人之汗，以天地之雨名之。盖汗之为物，以阳气为运用，以阴精为材料。阴精有余，阳气不足，则汗不能自出，不出则死；阳气有余，阴精不足，多能自出，再发则痉，痉亦死；或熏灼而不出，不出亦死也。其有阴精有余，阳气不足，又为寒邪肃杀之气所搏，不能自出者，必用辛温味薄急走之药，以运用其阳气，仲景之治伤寒是也。伤寒一书，始终以救阳气为主。其有阳气有余，阴精不足，又为温热升发之气所铄，而汗自出，或不出者，必用辛凉以止其自出之汗，用甘凉甘润培养其阴精为材料，以为正汗之地，本论之治温热是也。本论始终以救阴精为主。此伤寒所以不可不发汗，温热病断不可发汗之大较也。（阴阳配对，疏发致汗之由与不汗之由，可汗之由与不可汗之由，二千余年以来，不断之疑案，至今始定。——朱评）唐宋以来，多昧于此，是以人各著一伤寒书，而病温热者之祸亟矣。呜呼！天道欤？抑人事欤？

方中行先生或问六气论

原文云：或问天有六气——风、寒、暑、湿、燥、火，风、寒、暑、湿，经皆揭病出条例以立论，而不揭燥火，燥火无病可论乎？曰：《素问》言春伤于风，夏伤于暑，秋伤于湿，冬伤于寒者，盖以四气之在四时，各有专令，故皆专病也。燥火无专令，故不专病，而寄病于百病之中；犹土无正位，而寄王于四时辰戌丑未之末。不揭者，无病无燥火也。愚按此论，牵强臆断，不足取信，盖信经太过则凿之病也。春风，夏火，长夏湿土，秋燥，冬寒，此所谓播五行于四时也。经言先夏至为病温，即火之谓；夏伤于暑，指长夏中央土而言也；秋伤于湿，指初秋而言，乃上令湿土之气，流行未尽。盖天之行令，每微于令之初，而盛于令之末；至正秋伤燥，想代远年湮，脱简故耳。喻氏补之诚是，但不当硬改经文，已详论于下焦寒湿第四十七条中。今乃以土寄王四时比燥火，则谬甚矣。夫寄王者，湿土也，岂燥火哉！以先生之高明，而于六气乃昧昧焉，亦千虑之失矣。

伤寒注论

仲祖《伤寒论》，诚为金科玉律，奈注解甚难。盖代远年湮，中间不无脱简，又为后人妄增，断不能起仲景于九原而问之，何条在先，何条在后，何处尚有若干文字，何处系后人伪增，惟有阙疑阙殆，择其可信者而从之，不可信者而考之已尔。创斯注者，则有林氏、成氏，大抵随文顺解，不能透发精义，然创始实难，不为无功。有明中行方先生，实能苦心力索，畅所欲言，溯本探微，阐幽发秘，虽未能处处合拍，而大端已具。喻氏起而作《尚论》，补其阙略，发其所未发，亦诚仲景之功臣也；然除却心解数处，其大端亦从方论中来，不应力诋方氏。（从来著作家多犯此病。——朱评）北海林先生，刻方氏前《条辨》，附刻《尚论篇》，历数喻氏僭窃之罪，条分而畅评之。喻氏之后，又有高氏，注《尚论》发明，亦有心得可取处，其大端暗窃方氏，明尊喻氏，而又力诋喻氏，亦如喻氏之于方氏也。北平刘觉庵先生起而证之，亦如林北海之证尚论者然，公道自在人心也。其他如郑氏、程氏之后《条辨》，无足取者，明眼人自识之。舒驰远之《集注》，一以喻氏为主，兼引程郊倩之后《条辨》，杂以及门之论断，若不知有方氏之前《条辨》者，遂以喻氏窃方氏之论，直谓为喻氏书矣。此外有沈目南注，张隐庵《集注》，程云来《集注》，皆可阅。至慈溪柯韵伯注《伤寒论》，著《来苏集》，聪明才辨，不无发明，可供采择；然其自序中谓大青龙一证，方喻之注大错，目之曰郑声，曰杨墨，及取三注对勘，虚中切理而细绎之，柯注谓风有阴阳，汗出脉缓之桂枝证，是中鼓动之阳风；汗不出脉紧烦躁之大青龙证，是中凛冽之阴风。试问中鼓动之阳风者，而主以桂枝辛甘温法，置《内经》风淫于内，治以辛凉，佐以苦甘之正法于何地？仲景自序云："撰用《素问》《九卷》"，反背《素问》而立法耶？且以中鼓动之阳风者，主以甘温之桂枝，中凛冽于阴风者，反主以寒凉之石膏，有是理乎？其注烦躁，又曰热淫于内，则心神烦扰；风淫于内，故手足躁乱。（方先生原注，风为烦，寒则躁）既曰凛冽阴风，又曰热淫于内，有是理乎？种种矛盾，不可枚举。方氏立风伤卫，寒伤营，风寒两伤营卫，吾不敢谓即仲景之本来面目；然欲使后学眉目清楚，不为无见。如柯氏之所序，亦未必即仲景之心法，而高于方氏也。其删改原文处，多逞臆说，不若方氏之纯正矣；（恃才气者多武断。——朱评）且方氏创通大义，其功不可没也。喻氏、高氏、柯氏，三子之于方氏，补偏救弊，其卓识妙悟，不无可取，而独恶其自高己见，各立门户，务掩前人之善耳。后之学者，其各以明道济世为急，毋以争名竞胜为心，民生幸甚！（仁人之言，共利溥哉——朱评）

汪按　分风寒营卫三法，始于成氏，未为甚非。至方氏始各立疆界，喻氏并将温病小儿分为三法，则愈失愈远矣。

风　论

《内经》曰：风为百病之长。又曰：风者善行而数变。夫风何以为百病之长乎？《大易》曰：元者善之长也。盖冬至四十五日，以后夜半少阳起而立春，于立春前十五日交大寒节，而厥阴风木行令，所以疏泄一年之阳气，以布德行仁，生养万物者也。故王者功德既成以后，制礼作乐，舞八佾而宣八风，所谓四时和，八风理，而民不夭折。风非害人者也，人之腠理密而精气足者，岂以是而病哉！而不然者，则病斯起矣。以天地生生之具，反为人受害之物，恩极大而害亦广矣。盖风之体不一，而风之用有殊。春风自下而上，夏风横行空中，秋风自上而下，冬风刮地而行。其方位也，则有四正四隅，此方位之合于四时八节也。立春起艮方，从东北隅而来，名之曰条风，八节各随其方而起，常理也。如立春起坤方，谓之冲风，又谓之虚邪贼风，为其乘月建之虚，则其变也。春初之风，则夹寒水之母气；春末之风，则带火热之子气；夏初之风，则木气未尽，而炎火渐生；长夏之风，则挟暑气、湿气、木气（未为木库），大雨而后暴凉，则挟寒水之气；久晴不雨，以其近秋也，而先行燥气，是长夏之风，无所不兼，而人则无所不病矣。（所谓土兼五行也。——朱评）初秋则挟湿气，季秋则兼寒水之气，所以报冬气也。初冬犹兼燥金之气，正冬则寒水本令，而季冬又报来春风木之气，纸鸢起矣。再由五运六气而推，大运如甲己之岁，其风多兼湿气；一年六气中，客气所加何气，则风亦兼其气而行令焉。然则五运六气非风不行，风也者，六气之帅也，诸病之领袖也，故曰：百病之长也。其数变也奈何？如夏日早南风，少移时则由西而北而东，方南风之时，则晴而热，由北而东，则雨而寒矣。四时皆有早暮之变，不若夏日之数而易见耳。夫夏日曰长曰化，以盛万物也，而病亦因之而盛，《阴符》所谓害生于恩也。无论四时之风，皆带凉气者，木以水为母也；转化转热者，木生火也；且其体无微不入，其用无处不有，学者诚能体察风之体用，而于六淫之病，思过半矣。前人多守定一桂枝，以为治风之祖方；下此则以羌、防、柴、葛为治风之要药，皆未体风之情，与《内经》之精义者也。桂枝汤在伤寒书内，所治之风，风兼寒者也，治风之变法也。若风之不兼寒者，则从《内经》风淫于内，治以辛凉，佐以苦甘，治风之正法也。以辛凉为正而甘温为变者何？风者木也，辛凉者金气，金能制木故也。风转化转热，　辛凉苦甘则化凉气也。（医不讲化气，不可与言治病用药。——朱评）

医书亦有经子史集论

儒书有经子史集，医书亦有经子史集。《灵枢》《素问》《神农本经》《难经》《伤寒论》《金匮玉函经》为医门之经，而诸家注论、治验、类案、本草、方书等，则医之子、史、集也。经细而子、史、集粗，经纯而子、史、集杂，理固然也。学者必不可不尊经，不尊经则学无根柢，或流于异端；然尊经太过，死于句下，则为贤者过之，《孟子》所谓尽信书，则不如无书也。不肖者不知有经，仲景先师所谓各承家技，终始顺旧，省疾问病，务在口给，相对斯须，便处汤药，自汉时而已然矣，遑问后世，此道之所以常不明而常不行也。

本论起银翘散论

本论第一方用桂枝汤者，以初春余寒之气未消（此是初春畏寒之症，即以桂枝鼓动微阳。——朱评），虽曰风温（系少阳之气），少阳紧承厥阴，厥阴根乎寒水，初起恶寒之证尚多，故仍以桂枝为首，犹时文之领上文来脉也。本论方法之始，实始于银翘散。

汪按　温病首桂枝，宗仲景也。再按：初春少阳主令，柴胡证亦时有，果诊候确当，亦当用之。本论不载者，以世俗多妄以柴胡通治四时杂感，故不欲相混，恐致伤寒温病界限不清耳。

吴按　六气播于四时，常理也。诊病者，要知夏日亦有寒病，冬日亦有温病，次年春夏尚有上年伏暑，错综变化，不可枚举，全在测证的确。本论凡例内云：除伤寒宗仲景法外，俾四时杂感，朗若列眉，后世学者，察证之时，若真知确见其为伤寒，无论何时，自当仍宗仲景，若真知六气中为何气，非伤寒者，则于本论中求之。上焦篇辨伤寒温暑疑似之间最详。

本论粗具规模论

本论以前人信经太过（经谓热病者，伤寒之类也；又以《伤寒论》为方法之祖，故前人遂于伤寒法中求温热，中行且犯此病），混六气于一《伤寒论》中，治法悉用辛温，其明者亦自觉不合，而未能自立模范。（大意已见于前卷，此又反复以申明之。——朱评）瑭哀道之不明，人之不得其死，不自揣度而作是书，非与人争名，亦毫无求胜前贤之私心也。至其序论采录处，粗陈大略，未能细详，如暑证中之大顺散、冷香饮子、浆水散之类，俱未收录。一以前人已有，不必屋上架屋；一以卷帙纷繁，作者既苦日力无多，观者反畏繁而不览，是以本论不过粗具三焦六淫之大概规模而已。惟望后之贤者，进而求之，引而伸之，斯愚者之大幸耳。

寒疫论

世多言寒疫者，究其病状，则憎寒壮热，头痛骨节烦疼，虽发热而不甚渴，时行则里巷之中，病俱相类．若役使者然；非若温病之不甚头痛骨痛而渴甚，故名曰寒疫耳。盖六气寒水司天在泉，或五运寒水太过之岁，或六气中加临之客气为寒水，不论四时，或有是证，其未化热而恶寒之时，则用辛温解肌；既化热之后，如风温证者，则用辛凉清热，无二理也。

征按　寒疫颇类伤寒，但脉不甚紧，亦不数而缓，间亦有口渴、便秘、耳聋者。

伪病名论

病有一定之名，近有古无今有之伪名，盖因俗人不识本病之名而伪造者，因而乱治，以致误人性命。如滞下、肠澼，便下脓血，古有之矣，今则反名曰痢疾。盖利者，滑利之义，古称自利者，皆泄泻通利太过之证也。滞者，淤涩不通之象，二义正相反矣，然治法尚无大疵谬也。至妇人阴挺、阴蚀、阴痒、阴菌等证，古有明文，大抵多因于肝经郁结，湿热下注，浸淫而成。近日北人名之曰瘙，历考古文，并无是字，焉有是病！而治法则用一种恶劣妇人，以针刺之，或用细勾勾之，利刀割之，十割九死，哀哉！其或间有一二刀伤不重，去血不多，病本轻微者，得愈，则恣索重谢。试思前阴乃肾之部，肝经蟠结之地，冲任督三脉由此而分走前后，岂可肆用刀勾之所。甚则肝郁胁痛，经闭寒热等证，而亦名之曰瘖，无形可割，则以大针针之。在妇人犹可借口，曰妇人隐疾，以妇人治之。甚至数岁之男孩，痔疮、疝、瘕、疳疾，外感之遗邪，总而名之曰瘖，而针之割之，更属可恶。在庸俗乡愚信而用之，犹可说也。竟有读书明理之文人，而亦为之蛊惑，不亦怪哉！又如暑月中恶腹痛，若霍乱而不得吐泻，烦闷欲死，阴凝之痞证也，治以苦辛芳热则愈，成霍乱则轻，论在中焦寒湿门中，乃今世相传谓之痧证，又有绞肠痧、乌痧之名，遂至方书中亦有此等名目矣。俗治以钱刮关节，使血气一分一合，数分数合而阳气行，行则通，通则痞开痛减而愈。但愈后周十二时不可饮水，饮水得阴气之凝，则留邪在络，遇寒或怒（动厥阴），则不时举发，发则必刮痧也。是则痧固伪名，刮痧乃通阳之法，虽流俗之治，颇能救急，犹可也。但禁水甚难，最易留邪。无奈近日以刮痧之法刮温病，夫温病，阳邪也，刮则通阳太急，阴液立见消亡，虽后来医治得法，百无一生。吾亲见有痉而死者，有痒不可忍而死者，庸俗之习，牢不可破，岂不哀哉！此外伪名妄治颇多，兹特举其尤者耳。若时医随口捏造伪名，南北皆有，不胜指屈矣。呜呼！名不正，必害于事，学者可不察乎！（有以伪名相传者，亦有不知其证而随口捏造伪名者，外科尤甚。——朱评）

温病起手太阴论

四时温病，多似伤寒；伤寒起足太阳，今谓温病起手太阴，何以手太阴亦主外感乎？手太阴之见证，何以大略似足太阳乎？手足有上下之分，阴阳有反正之义，庸可混乎？《素问·平人气象论》曰：藏真高于肺，以行营卫阴阳也。《伤寒论》中，分营分卫，言阴言阳，以外感初起，必由卫而营，由阳而阴。足太阳如人家大门，由外以统内，主营卫阴阳；手太阴为华盖，三才之天，由上以统下，亦由外以包内，亦主营卫阴阳，故大略相同也。（征按：外以统内，犹城郭之于宫室；上以统下，犹冠冕之于裳履，二者相似略同）大虽同而细终异，异者何？如太阳之窍主出，太阴之窍兼主出入；太阳之窍开于下，太阴之窍开于上之类，学者须于同中求异，异中验同，同异互参，真诠自见。

征按　昔贤有云：伤寒传足不传手。是说也，举世莫名其故。考诸《阴阳别论》，三阳三阴之脉，皆起于足，不起于手。人之伤于寒也，每伤于太阳寒水之地气，故其应于人身也，足先受之。太阳根起于至阴，其穴在足小指之外侧；阳明根起于厉兑，其穴在足大指次指之端；少阳根起于窍阴，其穴在足小指次指之端；太阴根起于隐白，其穴在足大指之端；少阴根起于涌泉，其穴在足心下蜷指宛宛中；厥阴根起于大敦，其穴在足大指三毛中。其行于周身也，三阳脉行于表，三阴脉行于里，外为阳，内为阴，背为阳，腹为阴。伤寒由表入里，由浅入深，以次相传，必然之势。惟其足先受也，其病侧重在足，自不传于手经。不然，岂有一人之身，截而为二之理，而六气之邪，又有所偏向哉！若赵氏《医贯》中，直将三阳三阴传经之说，一概抹煞，并不分伤寒温病，惟以一逍遥散主治，又不免师心悖经之弊。以上所云，盖指冬月之正伤寒也。初春去冬未远，寒水之气尚在；至若四时伤寒，虽非寒水之气，而亦不免于浊阴之地气，诚不若温病所受，受于身半以上，多从鼻孔而入，盖身半以上主天气，肺开窍于鼻，亦天气也。

燥气论

前三焦篇所序之燥气，皆言化热伤津之证，治以辛甘微凉（金必克木，木受克，则子为母复仇，火来胜复矣），未及寒化。盖燥气寒化，乃燥气之正，《素问》谓“阳明所至为清劲”是也。《素问》又谓“燥极而泽”（土为金母，水为金子也），本论多类及于寒湿伏暑门中，如腹痛呕吐之类，经谓“燥淫所胜，民病善呕，心胁痛不能转侧”者是也。治以苦温，《内经》治燥之正法也。前人有六气之中，惟燥不为病之说。盖以燥统于寒（吴氏《素问》注云：寒统燥湿，暑统风火，故云寒暑六入也），而近于寒，凡是燥病，只以为寒，而不知其为燥也。合六气而观之，余俱主生，独燥主杀，岂不为病者乎！细读《素问》自知。再前三篇原为温病而设，而类及于暑温、湿温，其于伏暑、湿温门中，尤必三致意者，盖以秋日暑湿踞于内，新凉燥气加于外，燥湿兼至，最难界限清楚，稍不确当，其败坏不可胜言。经谓粗工治病，湿证未已，燥证复起，盖谓此也。（湿有兼热兼寒，暑有兼风兼燥，燥有寒化热化。先将暑湿燥分开，再将寒热辨明，自有准的）

外感总数论

天以六气生万物，其错综变化无形之妙用，愚者未易窥测，而人之受病，即从此而来。近人止知六气太过曰六淫之邪，《内经》亦未穷极其变。夫六气伤人，岂界限清楚毫无兼气也哉！以六乘六，盖三十六病也。夫天地大道之数，无不始于一，而成于三，如一三为三，三三如九，九九八十一，而黄钟始备。六气为病，必再以三十六数，乘三十六，得一千二百九十六条，而外感之数始穷。此中犹不兼内伤，若兼内伤，则靡可纪极矣。呜呼！近人凡见外感，主以一柴葛解肌汤，岂不谬哉！

治病法论

治外感如将（兵贵神速，机圆法活，去邪务尽，善后务细，盖早平一日，则人少受一日之害）；治内伤如相（坐镇从容，神机默运，无功可言，无德可见，而人登寿域）。治上焦如羽（非轻不举），治中焦如衡（非平不安）：治下焦如权（非重不沉）。

吴又可温病禁黄连论

唐宋以来，治温热病者，初用辛温发表，见病不为药衰，则恣用苦寒，大队芩、连、知、柏，愈服愈燥，河间且犯此弊。盖苦先入心，其化以燥，燥气化火，反见齿板黑，舌短黑，唇裂黑之象，火极而似水也。吴又可非之诚是，但又不识苦寒化燥之理，以为黄连守而不走，大黄走而不守。夫黄连不可轻用，大黄与黄连同一苦寒药，迅利于黄连百倍，反可轻用哉？余用普济消毒饮于温病初起，必去芩、连，畏其入里而犯中下焦也。于应用芩、连方内，必大队甘寒以监之，但令清热化阴，不令化燥。如阳亢不寐，火腑不通等证，于酒客便溏频数者，则重用之。湿温门则不惟不忌芩莲，仍重赖之，盖欲其化燥也。语云：“药用当而通神。”医者之于药，何好何恶，惟当之是求。

汪按　王太仆曰：“大热而甚，寒之不寒，是无水也。”苦寒者，寒之也。甘寒者，壮水之主，以制阳光也。

风温、温热气复论

仲景谓腰以上肿当发汗，腰以下肿当利小便，盖指湿家风水、皮水之肿而言。又谓无水虚肿，当发其汗，盖指阳气闭结而阴不虚者言也。若温热大伤阴气之后，由阴精损及阳气，愈后阳气暴复，阴尚亏歉之至，岂可发汗利小便哉！吴又可于气复条下，谓血乃气之依归，气先血而生，无所依归，故暂浮肿，但静养节饮食自愈。余见世人每遇浮肿，便与淡渗利小便方法，岂不畏津液消亡而成三消证，快利津液为肺痈肺痿证，与阴虚、咳嗽身热之劳损证哉！余治是证，悉用复脉汤，重加甘草，只补其未足之阴，以配其已复之阳，而肿自消。千治千得，无少差谬，敢以告后之治温热气复者，暑温、湿温不在此例。

治血论

人之血，即天地之水也，在卦为坎（坎为血卦）。治水者不求之水之所以治，而但曰治水，吾未见其能治也。盖善治水者，不治水而治气（名言不刊。——朱评）。坎之上下两阴爻，水也；坎之中阳，气也；其原分自乾之中阳。乾之上下两阳，臣与民也；乾之中阳，在上为君，在下为师（所谓水天一气。——朱评）；天下有君师各行其道于天下，而彝伦不叙者乎？天下有彝伦攸叙，而水不治者乎？此《洪范》所以归本皇极，而与《禹贡》相为表里者也。故善治血者，不求之有形之血，而求之无形之气。盖阳能统阴，阴不能统阳；气能生血，血不能生气。至于治之之法，上焦之血，责之肺气，或心气；中焦之血，责之胃气，或脾气；

下焦之血，责之肝气、肾气、八脉之气。治水与血之法，间亦有用通者，开支河也；有用塞者，崇堤防也。然皆已病之后，不得不与治其末；而非未病之先，专治其本之道也。

汪按　血虚者，补其气而血自生；血滞者，调其气而血自通；血外溢者，降其气而血自下；血内溢者，固其气而血自止。

九窍论

人身九窍，上窍七，下窍二，上窍为阳，下窍为阴，尽人而知之也。其中阴阳奇偶生成之妙谛，《内经》未言，兹特补而论之。阳窍反用偶，阴窍反用奇。上窍统为阳，耳目视听，其气清为阳；鼻嗅口食，其气浊则阴也。耳听无形之声，为上窍阳中之至阳，中虚而形纵，两开相离甚远。目视有形之色，为上窍阳中之阴，中实而横，两开相离较近。鼻嗅无形之气，为上窍阴中之阳，虚而形纵，虽亦两窍，外则仍统于一。口食有形之五味，为上窍阴中之阴，中又虚又实，有出有纳，而形横，外虽一窍，而中仍二。（独出心裁，穷理入细。——朱评）合上窍观之，阳者偏，阴者正，土居中位也；阳者纵，阴者横，纵走气，而横走血，血阴而气阳也。虽曰七窍，实则八也。阳窍外阳（七数）而内阴（八数），外奇而内偶，阳生于七，成于八也。生数，阳也；成数，阴也。阳窍用成数，七、八成数也。下窍能生化之前阴，阴中之阳也；外虽一窍而内实二，阳窍用偶也。后阴但主出浊，为阴中之至阴，内外皆一而已，阴窍用奇也。合下窍观之，虽曰二窍，暗则三也。阴窍外阴（二数）而内阳（三数），外偶而内奇；阴窍用生数，二、三生数也。上窍明七，阳也；暗八，阴也。下窍明二，阴也；暗三，阳也。合上下窍而论之，明九，暗十一，十一者，一也；九为老，一为少，老成而少生也。九为阳数之终，一为阳数之始，始终上下，一阳气之循环也。开窍者，运阳气也。妙谛无穷，一互字而已。但互中之互，最为难识，余尝叹曰：修身者，是字难；格致者，互字难。

汪按　此即阴阳互根之义，发明极精核。

形体论

《内经》之论形体，头足腹背经络脏腑详矣，而独未论夫形体之大纲，不揣鄙陋补之。人之形体，顶天立地，端直以长，不偏不倚，木之象也。在天为元，在五常为仁。是天以仁付之人也，故使其体直而鳞凤龟龙之属莫与焉。孔子曰，人之生也直，罔之生也幸而免，籧篨戚施，直之对也。程子谓生理本直，味本字之义，盖言天以本直之理，生此端直之形，人自当行，公直之形也。（以希贤希圣之心，行生物生人之道。——朱评）人之形体，无鳞介毛羽，谓之倮虫。倮者土也，生主信，是地以信付之人也。人受天之仁，受地之信，备健顺五常之德，而有精神魂魄，心意志思虑，以行孝悌忠信，以期不负天地付畀之重，自别于鳞凤龟龙之属。故孟子曰：万物皆备于我矣。又曰：惟圣人然后可以践形。《孝经》曰：天地之道人为贵。人可不识人之形体以为生哉，医可不识人之形体以为治哉。

征按　本论补《伤寒论》未备而作也。杂说一卷，又补篇中遗意，而欲拯流俗之弊。末作九窍、形体二论，总结全部，兼补《内经》之所缺，欲人见著知微，明体达用。即如九窍形体，日在目前，犹且习焉不察，从未经人道破。甚矣！格致之难也。儒者不能格致，则无以穷理尽性，以至于命是负天之所生；医者不能格致，则无从处方用法，生物生人，日从事于轩岐之书，亦犹是瞑行而索途耳。盖人之自生，与生人之生，异出同原，皆赖此一点不忍之心为之，所谓仁也。论形体而归本于造化，见天地付畀甚重，不可不自重，而又望人甚重以重之。是篇也，兼形气、名物、理数而言，非若小家倚于一偏之论而已也。其不忍之心，为何如耶！

汪按　杂说一篇，因本论有未备者，作此以纬之。虽偶及形体气血，大旨仍以发明本论，非泛言医理也。妇人小儿各有专科，然自温病门径未清，因而产后惊风，急惊慢惊之伪名，纷纭舛错，故作解产难、解儿难、痘诊之为证，仍与六气同治。痘虽原于胎毒，亦因六气而发，故并及之。盖温病门径不清，势必以他法妄治，然非诸证门径皆清，亦不能辨明温病。经云：知其要者。一言而终，是所望于学者之博学详说，而一以贯之矣。

卷五　解产难

解产难题词

天地化生万物，人为至贵。四海之大，林林总总，孰非母产？然则母之产子也，得天地、四时、日月、水火自然之气化，而亦有难云乎哉？曰：人为之也。产后偶有疾病，不能不有赖于医。无如医者不识病，亦不识药，而又相沿故习，伪立病名；或有成法可守者而不守，或无成法可守者，而妄生议论；或固执古人一偏之论，而不知所变通；种种遗患，不可以更仆数。夫以不识之药，处于不识之病，有不死之理乎？其死也，病家不知其所以然，死者更不知其所以然，而医者亦复不知其所以然，呜呼冤哉！瑭目击神伤，作解产难。

产后总论

产后治法，前人颇多，非如温病混入《伤寒论》中，毫无尺度者也。奈前人亦不无间有偏见，且散见于诸书之中，今人读书不能搜求拣择，以致因陋就简，相习成风。兹特指出路头，学者随其所指而进步焉，当不歧于路矣。本论不及备录，古法之阙略者补之，偏胜者论之，流俗之坏乱者正之，治验之可法者表之。

产后三大证论一

产后惊风之说，由来已久，方中行先生驳之最详，兹不复议。《金匮》谓新产妇人有三病：一者病痉，二者病郁冒，三者大便难。新产血虚，多汗出，喜中风，故令人病痉；亡血复汗，故令郁冒；亡津液胃燥，故大便难。产妇郁冒，其脉微弱，呕不能食，大便反坚，但头汗出，所以然者，血虚而厥，厥而必冒，冒家欲解，必大汗出，以血虚下厥，孤阳上出，故头汗出。所以产妇喜汗出者，亡阴血虚，阳气独盛，故当汗出，阴阳乃复。（经所谓“阴平阳秘，精神乃治”也。——朱评）大便坚，呕不能食，小柴胡汤主之。病解能食，七八日复发热者，此为胃实，大承气汤主之。按此论乃产后大势之全体也，而方则为汗出中风一偏之证而设，故沈目南谓仲景本意，发明产后气血虽虚，然有实证即当治实，不可顾虑其虚，反致病剧也。

产后三大证论二

按产后亦有不因中风，而本脏自病郁冒、痉厥、大便难三大证者。盖血虚则厥，阳孤则冒，液短则大便难。冒者汗者，脉多洪大而芤；痉者厥者，脉则弦数，叶氏谓之肝风内动。余每用三甲复脉、大小定风珠及专翕大生膏而愈（方法注论悉载下焦篇），浅深次第，临时斟酌。

产后三大证论三

《心典》云："血虚汗出，筋脉失养，风入而益其劲，此筋病也；亡阴血虚，阳气遂厥，而寒复郁之，则头眩而目瞀，此神病也；胃藏津液而灌溉诸阳，亡津液胃燥，则大肠失其润而大便难，此液病也。三者不同，其为亡血伤津则一，故皆为产后所有之病。"即此推之，凡产后血虚诸证，可心领而神会矣。按以上三大证，皆可用三甲复脉、大小定风珠、专翕膏主之。盖此六方，皆能润筋，皆能守神，皆能增液故也，但有浅深次第之不同耳。产后无他病，但大便难者，可与增液汤（方注并见中焦篇温热门）。以上七方，产后血虚液短，虽微有外感，或外感已去大半，邪少虚多者，便可选用，不必俟外感尽净而后用之也。再产后误用风药，误用辛温刚燥，致令津液受伤者，并可以前七方斟酌救之。余制此七方，实从《金匮》原文体会而来，用之无不应手而效，故敢以告来者。（方出心血，悟从《金匮》，故能奏效如神，非若张氏之以羌活代麻黄也。——朱评）

产后瘀血论

张石顽云："产后元气亏损，恶露乘虚上攻，眼花头眩，或心下满闷，神昏口噤，或痰涎壅盛者，急用热童便主之。或血下多而晕，或神昏烦乱，芎归汤加人参、泽兰、童便，兼补而散之。（此条极须斟酌，血下多而晕，血虚可知，岂有再用芎、归、泽兰辛窜走血中气分之品，以益其虚哉！其方全赖人参固之，然人参在今日，值重难办。方既不善，人参又不易得，莫若用三甲复脉、大小定风珠之为愈也，明者悟之）又败血上冲有三：或歌舞谈笑，或怒骂坐卧，甚则逾墙上屋，此败血冲心多死，用花蕊石散，或琥珀黑龙丹。如虽闷乱，不至颠狂者，失笑散加郁金。若饱闷呕恶，腹满胀痛者，此败血冲胃，五积散或平胃加姜、桂，不应，送来复丹。呕逆腹胀，血化为水者，《金匮》下瘀血汤。若面赤呕逆欲死，或喘急者，此败血冲肺，人参、苏木，甚则加芒硝荡涤之。大抵冲心者，十难救一，冲胃者五死五生，冲肺者十全一二。（今所谓冲心者，皆冲胃也，冲心者十不一见。——朱评）又产后口鼻起黑色而鼻衄者，是胃气虚败而血滞也，急用人参、苏木，稍迟不救。”愚按产后原有瘀血上冲等证，张氏论之详矣。产后瘀血实证，必有腹痛拒按情形，如果痛处拒按，轻者用生化汤，重者用回生丹最妙。盖回生丹以醋煮大黄，约入病所而不伤他脏，内多飞走有情食血之虫，又有人参护正，何瘀不破，何正能伤。近见产妇腹痛，医者并不问拒按喜按，一概以生化汤从事，甚至病家亦不延医，每至产后，必服生化汤十数帖，成阴虚劳病，可胜悼哉！余见古本《达生篇》中，生化汤方下注云：“专治产后瘀血腹痛、儿枕痛，能化瘀生新也。”方与病对，确有所据。近日刻本，直云“治产后诸病”，甚至有注“产下即服者”，不通已极，可恶可恨！。再《达生篇》一书，大要教人静镇，待造化之自然，妙不可言，而所用方药，则未可尽信。如达生汤下，“怀孕九月后服，多服尤妙”，所谓天下本无事，庸人自扰之矣。岂有不问孕妇之身体脉象，一概投药之理乎？假如沉涩之脉，服达生汤则可，若流利洪滑之脉，血中之气本旺，血分温暖，何可再用辛走气乎？（孕妇之脉，洪滑流利者无病，沉弦迟涩皆病也。——朱评）必致产后下血过多而成痉厥矣！如此等不通之语，辨之不胜其辨，可为长太息也！

征按　近时有保产无忧饮一方，不知起自何人，盛行都下，无论产前何病，一概用之。甚至有孕妇人，无病亦服之，名曰安胎。而药肆中即以此方，并生化汤，撮合现成，谓之官方药，治胎前产后一切病证，更觉可笑。

产后宜补宜泻论

朱丹溪云："产后当大补气血，即有杂病，从末治之；一切病多是血虚，皆不可发表。"张景岳云："产后既有表邪，不得不解；既有火邪，不得不清；既有内伤停滞，不得不开通消导；不可偏执。如产后外感风寒，头痛身热，便实中满，脉紧数洪大有力，此表邪实病也。又火盛者，必热渴躁烦，或便结腹胀，口鼻舌焦黑，酷喜冷饮，眼眵尿痛，溺赤，脉洪滑，此内热实病也。又或因产过食，致停蓄不散，此内伤实病也。又或郁怒动肝，胸胁胀痛，大便不利，脉弦滑，此气逆实病也。又或恶露未尽，瘀血上冲，心腹胀满，疼痛拒按，大便难，小便利，此血逆实证也。遇此等实证，若用大补，是养虎为患，误矣。"愚按二子之说，各有见地，不可偏废，亦不可偏听。如丹溪谓产后不可发表，仲景先师原有亡血禁汗之条，盖汗之则痉也。产后气血诚虚，不可不补，然杂证一概置之不问，则亦不可。张氏驳之，诚是。但治产后之实证，自有妙法。妙法为何？手挥目送是也。手下所治系实证，目中心中意中注定是产后。识证真，对病确，一击而罢。（执其两端，用其中于民。——朱评）治上不犯中，治中不犯下，目中清楚，指下清楚，笔下再清楚，治产后之能事毕矣。如外感自上焦而来，固云治上不犯中，然药反不可过轻，须用多备少服法，中病即已，外感已即复其虚，所谓无粮之兵，贵在速战；若畏产后虚怯，用药过轻，延至三四日后，反不能胜药矣。余治产后温暑，每用此法。如腹痛拒按则化瘀，喜按即补络，快如转丸，总要医者平日用功参悟古书，临证不可有丝毫成见而

已。（胸中要有成竹，临证时却不可先有成见。——朱评）

产后六气为病论

产后六气为病，除伤寒遵仲景师外（孕妇伤寒，后人有六合汤法），当于前三焦篇中求之。斟酌轻重，或速去其邪，所谓无粮之师，贵在速战者是也；或兼护其虚，一面扶正，一面驱邪。大抵初起以速清为要，重证亦必用攻。余治黄氏温热，妊娠七月，胎已欲动，大实大热，目突舌烂，乃前医过于瞻顾所致，用大承气一服，热退胎安，今所生子二十一岁矣。如果六气与痉瘛之因，暾然心目，俗传产后惊风之说可息矣。

产后不可用白芍辨

朱丹溪谓产后不可用白芍，恐伐生生之气，则大谬不然，但视其为虚寒虚热耳。若系虚寒，虽非产后，亦不可用；如仲景有桂枝汤去芍药法，小青龙去芍药法。若系虚热，必宜用之收阴。后世不善读书者，古人良法不知守，此等偏谬处，偏牢记在心，误尽大事，可发一叹。按白芍花开春末夏初，禀厥阴风木之全体，得少阴君火之气化，炎上作苦，故气味苦平。（《本经》芍药并无酸字，但云苦平无毒，酸字后世妄加者也）主治邪气腹痛，除血痹，破坚积，寒热疝瘕，止痛，利小便，益气，岂伐生生之气者乎？使伐生气，仲景小建中汤，补诸虚不足，而以之为君乎？张隐庵《本草崇原》中论之最详。（仲祖方中，四逆散用之，当归四逆汤亦用之，真武汤亦用之。——朱评）

征按　产后之不用白芍，犹之乎产后之不用人参也。世俗医者云："不怕胎前一两，只怕产后一分。"甚言产后之不用参也。余荆室素禀阳微，产后恶露亦少，忽而郁冒不知人，仆妇儿女环侍逾时，皆以为死，且唤且哭。余审视之，知其为阳气不复也，急以独参汤灌之乃苏，而其母家犹以为孟浪。甚矣，邪说之害，良可叹也！

产后误用归芎亦能致瘛论

当归、川芎，为产后要药，然惟血寒而滞者为宜，若血虚而热者断不可用。盖当归秋分始开花，得燥金辛烈之气，香窜异常，甚于麻、辛，不过麻、辛无汁而味薄，当归多汁而味厚耳。用之得当，功力最速；用之不当，为害亦不浅。如亡血液亏，孤阳上冒等证，而欲望其补血，不亦愚哉！盖当归止能运血，裒多益寡，急走善窜，不能静守，误服致瘛，瘛甚则脱。川芎有车轮纹，其性更急于当归，盖物性之偏长于通者，必不长于守也。世人不敢用白芍，而恣用当归、川芎，何其颠倒哉！（生化汤命名，全是以通为补之义。——朱评）

产后当究奇经论

产后虚在八脉，孙真人创论于前，叶天士畅明于后，妇科所当首识者也。盖八脉丽于肝肾，如树木之有本也，阴阳交构，胎前产后，生生化化，全赖乎此。古语云：医道通乎仙道者，此其大门也。（如此，而后可读丹经。——朱评）

下死胎不可拘执论

死胎不下，不可拘执成方而悉用通法，当求其不下之故，参之临时所现之证若何，补偏救弊，而胎自下也。余治一妇，死胎不下二日矣，诊其脉则洪大而芤，问其证则大汗不止，精神恍惚欲脱。余曰：此心气太虚，不能固胎，不问胎死与否，先固心气，用救逆汤加人参，煮三杯，服一杯而汗敛，服二杯而神清气宁，三杯未服而死胎下矣。下后补肝肾之阴，以配心阳之用而愈。若执成方而用平胃、朴硝，有生理乎？

催生不可拘执论

催生亦不可拘执一辙，阳虚者补阳，阴损者翕阴，血滞者通血。余治一妇，素日脉迟，而有癥瘕寒积厥痛，余用通补八脉大剂丸料，服半载而成胎，产时五日不下，是夕方延余诊视。余视其面青，诊其脉再至，用安边桂五钱，加入温经补气之品，作三杯，服二杯而生矣，亦未曾服第三杯也。（不问其所以然之故，而惟事催生，若冬葵子、兔脑丸之类，遇此等证，何益哉！——朱评）次日诊其脉涩，腹痛甚拒按，仍令其服第三杯，又减其制，用一帖，下癥块长七八寸，宽二三寸。其人腹中癥块本有二枚，兹下其一，不敢再通矣（经所谓衰其大半而止，过则死矣。—朱评），仍用温通八脉，由渐而愈。其他治验甚多，略举一二，以见门径耳。

产后当补心气论

产后心虚一证，最为吃紧。盖小儿禀父之肾气、母之心气而成，胞宫之脉，上系心包，产后心气十有九虚，故产后补心气亦大扼要。再水火各自为用，互相为体，产后肾液虚，则心体亦虚，补肾阴以配心阳，取坎填离法也。余每于产后惊悸脉芤者，用加味大定风珠，获效多矣。（方见温热下焦篇，即大定风珠加人参、龙骨、浮小麦、茯神者）产后一切外感，当于本论三焦篇中求之，再细参叶案则备矣。

产后虚寒虚热分别论治论

产后虚热，前则有三甲复脉三方，大小定风珠二方，专翕膏一方，增液汤一方。三甲、增液原为温病善后而设；定风珠、专翕膏则为产后虚损，无力服人参而设者也。古人谓产后不怕虚寒，单怕虚热。盖温经之药，多能补虚，而补虚之品，难以清热也。故本论详立补阴七法，所以补丹溪之未备。又立通补奇经丸，为下焦虚寒而设。又立天根月窟膏，为产后及劳伤下焦阴阳两伤而设也，乃从阳补阴，从阴补阳互法，所谓天根月窟间来往，三十六宫都是春也。

汪按　产后别有类白虎一证，大热大汗大渴，全似白虎，惟脉大而无力，东垣用补血汤治之，余用有验。盖此证本于劳役伤阳，不徒阴虚，此汤即从仲景羊肉汤化出也。

保胎论一

每殒胎五、六月者，责之中焦不能荫胎，宜平日常服小建中汤：下焦不足者，天根月窟膏，蒸动命门真火，上蒸脾阳，下固八脉，真精充足，自能固胎矣。

汪按　五、六月堕胎者，用杜仲续断丸；脾虚甚者，加白术。三月堕胎者，用逍遥散加生地，热甚者加黄芩，亦能保胎。论中所立膏方，乃为虚损之甚，精血衰亏者设耳。（此书原补前人之未备，非谓全璧，学者参考可也。——朱评）

保胎论二

每殒胎必三月者，肝虚而热，古人主以桑寄生汤。夫寄生临时保胎，多有鞭长莫及之患，且方中重用人参合天冬，岂尽人而能用者哉！莫若平时长服二十四味专翕膏（方见下焦篇秋燥门），轻者一料，即能大生，重者两料（滑过三，四次者），永不堕胎。每一料得干丸药二十斤，每日早中晚服三次，每次三钱，约服一年。必须戒房事，毋令速速成胎方妙。盖肝热者成胎甚易，虚者又不能保，速成速堕，速堕速成，尝见一年内二三次堕者，不死不休，仍未曾育一子也。专翕纯静，翕摄阳动之太过（肝虚热易成易堕，岂非动之太过乎），药用有情者半，以补下焦精血之损；以洋参数斤代人参，九制以去其苦寒之性，炼九日以合其纯一之体，约费不过三四钱人参之价可办矣。愚制二十一味专翕膏，原为产后亡血过多，虚不肯复，痉厥心悸等证而设，后加鹿茸、桑寄生、天冬三味，保三月殒胎三四次者，获效多矣，故敢以告来者。

通补奇经丸方（甘咸微辛法）

鹿茸八两（力不能者以嫩毛角代之）　紫石英（生研极细）二两　龟板（炙）四两　枸杞子四两　当归（炒黑）四两　肉苁蓉六两　小茴香（炒黑）四两　鹿角胶六两　沙苑蒺藜二两　补骨脂四两　人参（力绵者以九制洋参代之，人参用二两，洋参用四两）　杜仲二两

上为极细末，炼蜜为丸，小梧子大，每服二钱，渐加至三钱。大便溏者加莲子、芡实、牡蛎各四两，以蒺藜、洋参熬膏法丸。淋带者加桑螵蛸、菟丝子各四两。癥瘕久聚少腹痛者，去补骨、蒺藜、杜仲，加肉桂、丁香各二两。

天根月窟膏方（酸甘咸微辛法，阴阳两补、通守兼施复法也）

鹿茸一斤　乌骨鸡一对　鲍鱼二斤　鹿角胶一斤　鸡子黄十六枚　海参二斤　龟板二斤　羊腰子十六枚　桑螵蛸一斤　乌贼骨一斤　茯苓二斤　牡蛎二斤　洋参三斤　菟丝子一斤　龙骨二斤　莲子三斤　桂元肉一斤　熟地四斤　沙苑蒺藜二斤　白芍二斤　芡实二斤　归身一斤　小茴香一斤　补骨脂二斤　枸杞子二斤　肉苁蓉二斤　萸肉一斤　紫石英一斤　生杜仲一斤　牛膝一斤　萆薢一斤　白蜜三斤

上三十二味，熬如专翕膏法。用铜锅四口，以有情归有情者二，无情归无情者二，文火次第煎炼取汁，另入一净锅内，细炼九昼夜成膏；后下胶、蜜，以方中有粉无汁之茯苓、莲子、芡实、牡蛎、龙骨、鹿茸、白芍、乌贼骨八味为极细末，和前膏为丸梧子大。每服三钱，日三服。

此方治下焦阴阳两伤，八脉告损，急不能复，胃气尚健（胃弱者不可与，恐不能传化重浊之药也），无湿热证者，男子遗精滑泄，精寒无子，腰膝酸痛之属肾虚者（以上数条，有湿热皆不可服也）；老年体瘦痱中，头晕耳鸣，左肢麻痹，缓纵不收，属下焦阴阳两

虚者（以上诸证有单属下焦阴虚者，宜专翕膏，不宜此方）；妇人产后下亏，淋带癥瘕，胞宫虚寒无子，数数殒胎，或少年生育过多，年老腰膝尻胯酸痛者。

卷六　解儿难

解儿难题词

儿曷为乎有难？曰：天时人事为之也，难于天者一，难于人者二。天之大德曰生，曷为乎难儿也？曰：天不能不以阴阳五行化生万物；五行之运，不能不少有所偏，在天原所以相制，在儿任其气则生，不任其气则难，虽天亦莫可如何也，此儿之难于天者也。其难于人者奈何？曰：一难于儿之父母，一难于庸陋之医。天下之儿皆天下父母所生，天下父母有不欲其儿之生者乎？曷为乎难于父母耶？曰：即难于父母欲其儿之生也。父母曰：人生于温，死于寒。故父母惟恐其儿之寒也。父母曰：人以食为天，饥则死。故父母惟恐其儿之饥也。天下之儿，得全其生者此也；天下之儿，或受其难者，亦此也。谚有之曰：小儿无冻饿之患，有饱暖之灾。此发乎情，不能止乎义礼，止知以慈为慈，不知以不慈为慈，此儿之难于父母者也。天下之医，操生人之术，未有不欲天下之儿之生，未有不利天下之儿之生，天下之儿之难，未有不赖天下之医之有以生之也。然则医也者，所以补天与父母之不逮以生儿者也，曷为乎天下之儿，难于天下之医也？曰：天下若无医，则天下之儿难犹少，且难于天与父母无怨也。人受生于天与父母，即难于天与父母，又何怨乎？自天下之医愈多，斯天下之儿难愈广，以受生于天于父母之儿，而难于天下之医，能无怨乎？曷为乎医愈多，而儿之难愈广也？曰：医也者，顺天之时，测气之偏，适人之情，体物之理，名也，物也，象也，数也，无所不通，而受之以谦，而后可以言医；尤必上与天地呼吸相通，下与小儿呼吸相通，而守之以诚，而后可以为医。奈何挟生人之名，为利己之术，不求岁气，不畏天和，统举四时，率投三法，毫无知识，囿于见闻，并不知察色之谓何，闻声之谓何，朝微夕甚之谓何，或轻或重之谓何，甚至一方之中，外自太阳，内至厥阴，既与发表，又与攻里，且坚执小儿纯阳之说，无论何气使然，一以寒凉为准，无论何邪为病，一以攻伐为先，谬造惊风之说，惑世诬民，妄为痟疾之丸，戕生伐性，天下之儿之难，宁有终穷乎？前代贤医，历有辨难，而未成书；瑭虽不才，愿解儿难。

儿科总论

古称难治者，莫如小儿，名之曰哑科。以其疾痛烦苦，不能自达；且其脏腑薄，藩篱疏，易于传变；肌肤嫩，神气怯，易于感触。其用药也，稍呆则滞，稍重则伤，稍不对证，则莫知其乡，捉风捕影，转救转剧，转去转远。惟较之成人，无七情六欲之伤，外不过六淫，内不过饮食胎毒而已。然不精于方脉妇科，透彻生化之源者，断不能作儿科也。

汪按　小儿但无色欲耳，喜怒悲恐，较之成人更专且笃，亦不可不察也。

俗传儿科为纯阳辨

古称小儿纯阳，此丹灶家言，谓其未曾破身耳，非盛阳之谓。小儿稚阳未充，稚阴未长者也。男子生于七，成于八，故八月生乳牙，少有知识；八岁换食牙，渐开智慧；十六而精通，可以有子；三八二十四岁真牙生（俗谓尽根牙）而精足，筋骨坚强，可以任事，盖阴气长而阳亦充矣。女子生于八，成于七，故七月生乳牙，知提携；七岁换食牙，知识开，不令与男子同席；二七十四而天癸至；三七二十一岁而真牙生，阴始足，阴足而阳充也，命之嫁。小儿岂盛阳者哉！俗谓女子知识恒早于男子者，阳进阴退故也。

儿科用药论

世人以小儿为纯阳也，故重用苦寒。夫苦寒药，儿科之大禁也。丹溪谓产妇用白芍，伐生生之气，不知儿科用苦寒，最伐生生之气也。小儿，春令也，东方也，木德也，其味酸甘，酸味人或知之，甘则人多不识（小儿每喜食酸甘，其理于此可悟。——朱评）。盖弦脉者，木脉也，经谓弦无胃气者死。胃气者，甘味也，木离土则死。再验之木实，则更知其所以然矣。木实惟初春之梅子，酸多甘少，其他皆甘多酸少者也。故调小儿之味，宜甘多酸少，如钱仲阳之六味丸是也。苦寒之所以不可轻用者何？炎上作苦，万物见火而化，苦能渗湿。人，倮虫也，体属湿土，湿淫固为人害，人无湿则死。故湿重者肥，湿少者瘦；小儿之湿，可尽渗哉！在用药者以为泻火，不知愈泻愈瘦，愈化愈燥。（经云：壮火食气，气食少火。——朱评）苦先入心，其化以燥也，而且重伐胃汁，直致痉厥而死者有之。小儿之火，惟壮火可减；若少火则所赖以生者，何可恣用苦寒以清之哉！故存阴退热为第一妙法，存阴退热，莫过六味之酸甘化阴也。惟湿温门中，与辛淡合用，燥火则不可也。余前序温热，虽在大人，凡用苦寒，必多用甘寒监之，惟酒客不禁。

儿科风药禁

近日行方脉者，无论四时所感为何气，一概羌、防、柴、葛。不知仲景先师，有风家禁汗、亡血家禁汗、湿家禁汗、疮家禁汗四条，皆为其血虚致痉也。然则小儿痉病，多半为医所造，皆不识六气之故。

痉因质疑

痉病之因，《素问》曰："诸痉项强，皆属于湿。"此湿字，大有可疑，盖风字误传为湿字也。余少读方中行先生《痉书》，一生治病，留心痉证，觉六气皆能致痉。风为百病之长，六气莫不由风而伤人，所有痉病现证，皆风木刚强屈劲之象。湿性下行而柔，木性上行而刚，单一湿字，似难包得诸痉。且湿字与项强字即不对，中行《痉书》一十八条，除引《素问》《千金》二条，余十六条内，脉二条，证十四条，俱无湿字证据。如脉二条，一曰：夫痉脉按之紧如弦，直上下行；二曰：《脉经》云：痉家，其脉伏坚，直上下。皆风木之象，湿之反面也。余十四条：风寒致痉居其十，风家禁下一条，疮家禁汗一条，新产亡血二条，皆无所谓湿也者。即《千金》一条，曰：太阳中风，重感于寒，湿则变痉也。上下文义不续，亦不可以为据。中行注云：痉，自《素问》以来，其见于《伤寒论》者，乃叔和所述《金匮》之略也；《千金》虽有此言，未见其精悉。可见中行亦疑之。（汪按　方书首一条，引《金匮》“太阳病发汗太多，因致痉”，经但云“发汗太多”，并未言湿。方氏以汗多流漓为湿，有心牵合《素问》，未为真确。且刚痉无汗，何以亦谓之湿？方氏注此，亦觉难通而强为之说。又如水流漓，风去湿不去，乃湿家之禁，桂枝解肌，尚不欲大汗，若麻黄发汗，并无太过之禁。况本文汗多致痉，正以血虚之故，并非因汗而湿、因湿而痉，方中栝蒌桂枝葛根等汤，亦无除湿之义。方氏立论，附会难通，后学勿为所误可也）且《千金》一书，杂乱无章，多有后人羼杂，难以为据。《灵枢》《素问》二书，非神圣不能道，然多述于战国汉人之笔，可信者十之八九，其不可信者一二；如其中多有后世官名地名，岂轩岐逆料后世之语，而先言之哉？且代远年湮，不无脱简错误之处。瑭学述浅陋，不敢信此湿字，亦不敢直断其非，阙疑以俟来者。

汪按　古书甚少，除朝廷史志外，其余学术，皆师弟以口耳相传，至战国时始著之竹帛，如《内经》等书，后人或以为岐黄自作，或以后人伪托，皆非也。

湿痉或问

或问：子疑《素问》痉因于湿，而又谓六淫之邪皆能致痉，亦复有湿痉一条，岂不自相矛盾乎？曰：吾所疑者诸字皆字，似湿之一字，不能包括诸痉，惟风可以该括，一也；再者湿性柔，不能致强，初起之湿痉，必兼风而后成也。且俗名痉为惊风，原有急慢二条。所谓急者，一感即痉，先痉而后病；所谓慢者，病久而致痉者也。一感即痉者，只要认证真，用药确，一二帖即愈，易治也；病久而痉者，非伤脾阳，肝木来乘，即伤胃汁肝阴，肝风鸱张，一虚寒，一虚热，为难治也。吾见湿因致痉，先病后痉者多，如夏月小儿暑湿泄泻暴注，一昼夜百数十行，下多亡阴，肝乘致痉之类，霍乱最能致痉，皆先病后痉者也。当合之杂说中《风论》一条参看。以卒得痉病而论，风为百病之长，六淫之邪，皆因风而入。以久病致痉而论，其强直背反瘛疭之状，皆肝风内动为之也。（瘛疭与掣纵义同，方书云：或掣纵口张为痉，俗作痉。——朱评）似风之一字，可以包得诸痉。要知痉者筋病也，知痉之为筋病，思过半矣。

痉有寒热虚实四大纲论

六淫致痉，实证也。产妇亡血，病久致痉，风家误下，温病误汗，疮家发汗者，虚痉也。风寒、风湿致痉者，寒证也。风温、风热、风暑、燥火致痉者，热痉也。（按此皆瘛证属火，后世统谓之痉矣，后另有论）俗称慢脾风者，虚寒痉也。本论后述本脏自病者，虚热痉也（亦系瘛证）。

小儿痉病瘛病共有九大纲论

（前既立寒热虚实四大纲，如屋之有柱矣；此又分为九大纲，层层入细。——朱评）

寒痉

仲景先师所述方法具在，但须对证细加寻绎。如所云太阳证体强，几几然，脉沉迟之类，有汗为柔痉，为风多寒少，而用桂枝汤加法；无汗为刚痉，为寒痉，而用葛根汤。汤内有麻黄，乃不以桂枝立名，亦不以麻黄立名者，以其病已至阳明也。诸如此类，须平时熟读其书，临时再加谨慎，手下自有准的矣。

风寒咳嗽致痉者，用杏苏散辛温例，自当附入寒门。

风温痉（按此即瘛证，少阳之气为之也，下温热、暑温、秋燥，皆同此例）

乃风之正令，阳气发泄之候，君火主气之时，宜用辛凉正法。轻者用辛凉轻剂，重者用辛凉重剂，如本论上焦篇银翘散、白虎汤之类；伤津液者加甘凉，如银翘加生地、麦冬，玉女煎以白虎合冬、地之类；神昏谵语，兼用芳香以开膻中，如清宫汤、牛黄丸、紫雪丹之类，愈后用六味、三才、复脉辈，以复其丧失之津液。

风温咳嗽致痉者，用桑菊饮（方见上焦篇），银翘散辛凉例，与风寒咳嗽迥别，断不可一概用杏苏辛温也。

温热痉（即六淫之火气，消铄真阴者也，《内经》谓先夏至为病温者是也）

即同上风温论治。但风温之病痉者轻而少，温热之致痉者多而重也。药之轻重浅深，视病之轻重浅深而已。

暑痉（暑兼湿热，后有湿痉一条，此则偏于热多湿少之病，去温热不远，经谓后夏至为病暑者是也）

按俗名小儿急惊风者，惟暑月最多，而兼证最杂，非心如澄潭，目如智珠，笔如分水犀者，未易辨此。盖小儿肤薄神怯，经络脏腑嫩小，不奈三气发泄。邪之来也，势如奔马，其传变也，急如掣电，岂粗疏者所能当此任哉！如夏月小儿身热头痛，项强无汗，此暑兼风寒者也，宜新加香薷饮，有汗则仍用银翘散，重加桑叶；咳嗽则用桑菊饮；汗多则用白虎，脉芤而喘，则用人参白虎；身重汗少，则用苍术白虎；脉芤面赤多言，喘喝欲脱者，即用生脉散；神识不清者，即用清营汤加勾藤、丹皮、羚羊角；神昏者，兼用紫雪丹、牛黄丸等；病势轻微者，用清络饮之类。方法悉载上焦篇，学者当与前三焦篇暑门中细心求之。但分量或用四之一，或用四之二，量儿之壮弱大小加减之。痉因于暑，只治致痉之因，而痉自止，不必沾沾但于痉中求之。若执痉以求痉，吾不知痉为何物。夫痉病名也，头痛亦病名也，善治头痛者必问致头痛之因，盖头痛有伤寒头痛，伤风头痛，暑头痛，热头痛，湿头痛，燥头痛，痰厥头痛，阳虚头痛，阴虚头痛，跌扑头痛，心火欲作痈脓之头痛，肝风内动上窜少阳胆络之偏头痛，朝发暮死之真头痛，若不问其致病之因，如时人但见头痛，一以羌活、藁本从事，何头痛之能愈哉！况痉病之难治者乎！

湿痉（按此一条，瘛痉兼有，其因于寒湿者，则兼太阳寒水气，其泄泻太甚，下多亡阴者，木气来乘，则瘛矣）

按中湿即痉者少，盖湿性柔而下行，不似风刚而上升也。其间有兼风之痉，《名医类案》中有一条云，“小儿吐哯欲作痫者，五苓散最妙”；本论湿温上焦篇，有三仁汤一法；邪入心包，用清宫汤去莲心、麦冬加银花、赤小豆皮一法，用紫雪丹一法，银翘马勃散一法，千金苇茎汤加滑石、杏仁一法；而寒湿例中，有形似伤寒，舌白不渴，经络拘急，桂枝姜附汤一法，凡此非必皆现痉病而后治。盖既感外邪，久则致痉，于其未痉之先，知系感受何邪，以法治之，而痉病之源绝矣，岂不愈于见痉治痉哉！（圣人不治已病治未病，不治已乱治未乱，此其道也。——朱评）若儿科能于六淫之邪，见几于早，吾知小儿之痉病必少。湿久致痉者多，盖湿为浊邪，最善弥漫三焦，上蔽清窍，内蒙膻中，学者当于前中焦下焦篇中求之。由疟痢而致痉者，见其所伤之偏阴偏阳而补救之，于疟痢门中求之。

燥痉

燥气化火，消铄津液，亦能致痉，其治略似风温，学者当于本论前三焦篇秋燥门中求之。但正秋之时，有伏暑内发，新凉外加之证，燥者宜辛凉甘润，有伏暑则兼湿矣，兼湿则宜苦辛淡，甚则苦辛寒矣，不可不细加察焉。燥气化寒，胁痛呕吐，法用苦温，佐以甘辛。

内伤饮食痉（俗所谓慢脾风者是也）

按此证必先由于吐泻，有脾胃两伤者，有专伤脾阳者，有专伤胃阳者，有伤及肾阳者，参苓白术散、四君、六君、异功、补中益气、理中等汤，皆可选用。虚寒甚者，理中加丁香、肉桂、肉果、诃子之类，因他病伤寒凉药者，亦同此例。叶案中有阴风入脾络一条，方在小儿痫痉厥门中。其小儿吐泻门中，言此证最为详细。案后华岫云驳俗论最妙，学者不可不静心体察焉！再参之钱仲阳、薛立斋、李东垣、张景岳诸家，可无余蕴矣。再按此证最险，最为难治，世之讹传妄治已久，四海同风，历有年所，方中行驳之于前，诸君子畅论于后，至今日而其伪风不息，是所望于后之强有力者，悉取其伪书而焚耳。细观叶案治法之妙，全在见吐泻时，先防其痉，非于既痉而后设法也。故余前治六淫之痉，亦同此法，所谓上工不治已病治未病，圣人不治已乱治未乱也。

客忤痉（俗所谓惊吓是也）

按小儿神怯气弱，或见非常之物，听非常之响，或失足落空，跌扑之类，百证中或有一二，非小儿所有痉病，皆因于惊吓也。证现发热，或有汗，或无汗，面时青时赤，梦中呓语，手足蠕动，宜复脉汤去参、桂、姜、枣，加丹参、丹皮、犀角，补心之体，以配心之用。大便结者，加元参，溏者加牡蛎，汗多神不宁有恐惧之象者，加龙骨、整琥珀、整朱砂块（取其气而不用其质，自无流弊），必细询病家确有所见者，方用此例。若语涉支离，猜疑不定者，静心再诊，必得确情，而后用药。

愚儿三岁，六月初九日辰时，倚门落空，少时发热，随热随痉，昏不知人，手足如冰，无脉。至戌时而痉止，身热神昏无汗。次日早，余方与复脉汤去参、桂、姜、枣，每日一帖，服三四杯。不饮不食，至十四日巳时，得战汗而愈。若当痉厥神昏之际，妄动乱治，岂有生理乎！盖痉厥则阴阳逆乱，少不合拍则不可救，病家情急，因乱投药饵，胡针乱灸而死者，不可胜纪。病家中无主宰，医者又无主宰，儿病其何堪哉！如包络热重，唇舌燥，目白睛有赤缕者，牛黄清心丸；本论牛黄安宫丸、紫雪丹辈，亦可酌而用之。

汪按　世妄传惊风之证，惟此一证，乃副其名。其因风因热等项之惊，神气昏愦，往往对面击鼓放铳，全然不知；客忤之证，则神惊胆怯，畏见异言异服，极易分别也。又按此证心气素虚者，复脉中须仍用人参。

本脏自病痉（此证则瘛病也）

按此证由于平日儿之父母，恐儿之受寒，复被过多，著衣过厚，或冬日房屋热炕过暖，以致小儿每日出汗，汗多亡血，亦如产妇亡血致痉一理。肝主血，肝以血为自养，血足则柔，血虚则强，故曰本脏自病。然此一痉也，又实为六淫致痉之根，盖汗多亡血者，本脏自病，汗多亡卫外之阳，则易感六淫之邪也。全赖明医参透此理，于平日预先告谕小儿之父母，勿令过暖汗多亡血，暗中少却无穷之病矣，所谓治未病也。治本脏自病法，一以育阴柔肝为主，即同产后血亡致痉一例，所谓血足风自灭也。六味丸，复脉汤，三甲复脉三方，大小定风珠二方，专翕膏，皆可选用。专翕膏为痉止后，每日服四五钱，分二次，为填阴善后计也。六淫误汗致痉者，亦同此例。救风温、温热误汗者，先与存阴，不比伤寒误汗者急与护阳也，盖寒病不足在阳，温病不足在阴也。

征按　痉证有五，乃督脉病也。秦越人《难经》：督脉为病，脊强而厥。张仲景《金匮》：脊强者，五痉之总名，其证卒口噤，背反张而瘛疭。此段重重细说，可以补仲景之未备。

小儿易痉总论

按小儿易痉之故，一由于肌肤薄弱，脏腑嫩小，传变最速，一由近世不明六气感人之理，一见外感无论何邪，即与发表。既痉之后，重用苦寒，虽在壮男壮女，二三十岁，误汗致痉而死者，何可胜数！小儿薄弱，则更多矣。余于医学，不敢自信，然留心此证几三十年，自觉洞彻此理，尝谓六气明而痉必少，敢以质之明贤，共商救世之术也。

痉病瘛病总论

《素问》谓太阳所至为痉，少阳所至为瘛。盖痉者，水也；瘛者，火也。又有寒厥、热厥之论最详。后人不分痉、瘛、厥为三病，统言曰惊风痰热，曰角弓反张，曰搐搦，曰抽掣，曰痫、痉、厥。方中行作《痉书》，其或问中所论，亦混瘛而为痉，笼统议论。叶案中治痫、痉、厥最详，而统称痉厥，无瘛之名目，亦混瘛为痉。考之他书，更无分别，前痉病论因之，从时人所易知也。谨按痉者，强直之谓，后人所谓角弓反张，古人所谓痉也。瘛者，蠕动引缩之谓，后人所谓抽掣、搐搦，古人所谓瘛也。抽掣搐搦不止者，瘛也。时作时止，止后或数日，或数月复发，发亦不待治而自止者，痫也。四肢冷如冰者，厥也；四肢热如火者，厥也；有时而冷如冰，有时而热如火者，亦厥也。（发原有阴厥阳厥之分。——朱评）大抵痉、瘛、痫、厥四门，当以寒热虚实辨之，自无差错。仲景刚痉柔痉之论，为伤寒而设，未尝议及瘛病，故总在寒水一门，兼风则有有汗之柔痉，盖寒而实者也；除寒痉外，皆瘛病之实而热者也。湿门则有寒痉有热瘛，有实有虚；热病久耗其液，则成虚热之瘛矣。前列小儿本脏自病一条，则虚热也。产后惊风之痉，有寒痉，仲景所云是也；有热瘛，本论所补是也。总之痉病宜用刚而温，瘛病宜用柔而凉。又有痉而兼瘛，瘛而兼痉，所谓水极而似火，火极而似水也。至于痫证，亦有虚有实，有留邪在络之客邪，有五志过极之脏气，叶案中辨之最详，分别治之可也。塘因前辈混瘛与痉为一证，故分晰而详论之，以备裁采。

征按　此亦数千余年之疑案，莫能剖而析之，女娲炼石补天，予独不以其言为河汉。

六气当汗不当汗论

六气六门，止有寒水一门，断不可不发汗者。伤寒脉紧无汗，用麻黄汤正条；风寒挟痰饮，用大小青龙一条。饮者，寒水也，水气无汗，用麻黄甘草、附子麻黄等汤，水者，寒水也，有汗者即与护阳。湿门亦有发汗之条，兼寒者也；其不兼寒而汗自出者，则多护阳之方。其他风温禁汗，暑门禁汗，亡血禁汗，疮家禁汗，禁汗之条颇多，前已言之矣。盖伤于寒者，必入太阳，寒邪与寒水一家，同类相从也。其不可不发者何？太阳本寒标热，寒邪内合寒水之气，止有寒水之本，而无标热之阳，不成其为太阳矣。水来克火，如一阳陷于二阴之中，故急用辛温发汗，提阳外出。欲提阳者，乌得不用辛温哉！若温暑伤手太阴，火克金也，太阴本燥标湿，若再用辛温，外助温暑之火，内助脏气之燥，两燥相合，而土之气化无从，不成其为太阴矣，津液消亡，不痉何待！故初用辛凉以救本脏之燥，而外退温暑之热；继用甘润，内救本脏之湿，外敌温暑之火，而脏象化气，本来面目可不失矣。此温暑之断不可发汗，即不发汗之辛甘，亦在所当禁也。且伤寒门中，兼风而自汗者，即禁汗，所谓有汗不得用麻黄。无奈近世以羌活代麻黄，不知羌活之更烈于麻黄也。盖麻黄之发汗，中空而通，色青而疏泄，生于内地，去节方发汗，不去节尚能通能留，其气味亦薄；若羌活乃羌地所生之独活，气味雄烈不可当。试以麻黄一两，煮于一室之内，两三人坐于其侧，无所苦也。以羌活一两，煮于一室内，两三人坐于其侧，则其气味之发泄，弱者即不能受矣。温暑门之用羌、防、柴、葛，产后亡血家之用当归、川芎、泽兰、炮姜，同一杀人利剑，有心者共筹之。

征按　麻黄轻虚，形如肺管，宣阳救肺，遇壅塞之证，有用至一二两方效者。羌活中实，形如骨节，故能窜走周身，追风至骨，其去麻黄远矣。

疳疾论

疳者，干也，人所共知。不知干生于湿，湿生于土虚，土虚生于饮食不节，饮食不节生于儿之父母之爱其子，惟恐其儿之饥渴也。盖小儿之脏腑薄弱，能化一合者，与一合有半，即不能化，而脾气郁矣。再小儿初能饮食，见食即爱，不择精粗，不知满足，及脾气已郁而不舒，有拘急之象，儿之父母，犹认为饥渴而强与之。日复一日，脾因郁而水谷之气不化，水谷之气不化而脾愈郁，不为胃行津液，湿斯停矣。土恶湿，湿停而脾胃俱病矣。中焦受气，取汁变化而赤，是谓血，中焦不受水谷之气，无以生血而血干矣。再水谷之精气，内入五脏，为五脏之汁；水谷之悍气，循太阳外出，捍卫外侮之邪而为卫气。中焦受伤，无以散精气，则五脏之汁亦干，无以行悍气，而卫气亦馁，卫气馁故多汗，汗多而营血愈虚，血虚故肢体日瘦，中焦湿聚不化而腹满，腹日满而肢愈瘦，故曰干生于湿也。医者诚能识得干生于湿，湿生于土虚，且扶土之不暇，犹敢恣用苦寒，峻伤其胃气，重泄其脾气哉！治法允推东垣、钱氏、陈氏、薛氏、叶氏，诚得仲景之心法者也。疏补中焦，第一妙法，升降胃气，第二妙法；升陷下之脾阳，第三妙法；甘淡养胃，第四妙法，调和营卫，第五妙法，食后击鼓，以鼓动脾阳，第六妙法（即古者以乐侑食之义，鼓荡阳气，使之运用也）；《难经》谓伤其脾胃者，调其饮食，第七妙法：如果生有疳虫，再少用苦寒酸辛（苦能燥湿，辛本燥气之化。——朱评），如芦荟、胡黄连、乌梅、史君、川椒之类，此第八妙法，若见疳即与苦寒杀虫便误矣；考洁古、东垣，每用丸药缓运脾阳，缓宣胃气，盖有取乎渣质有形，与汤药异岐，亦第九妙法也。

近日都下相传一方，以全蝎三钱，烘干为末，每用精牛肉四两，作肉团数枚，加蝎末少许，蒸熟令儿逐日食之，以全蝎末完为度，治疳疾有殊功。（青州全蝎，其功尤胜。——朱评）愚思蝎色青，属木，肝经之虫，善窜而疏土，其性阴，兼通阴络，疏脾郁之久病在络者最良，然其性慓悍有毒。牛肉甘温，得坤土之精，最善补土，禀牡马之贞，其性健顺，既能补脾之体，又能运脾之用。牛肉得全蝎而愈健，全蝎得牛肉而不悍，一通一补，相需成功，亦可备用。一味金鸡散亦妙。（用鸡内金不经水洗者，不拘多少，烘干为末，不拘何食物皆加之，性能杀虫磨积，即鸡之脾，能复脾之本性）小儿疳疾，有爱食生米、黄土、石灰、纸、布之类者，皆因小儿无知，初饮食时，不拘何物即食之，脾不能运，久而生虫，愈爱食之矣。全在提携之者，有以谨之于先。若既病治法，亦惟有暂运脾阳，有虫者兼与杀虫，断勿令再食，以新推陈，换其脏腑之性，复其本来之真方妙。

征按　奇偶偏方，每多奏效，其力专也。犹忆幼务举业时，业师华阴孝廉李公，世精于医，有以患疳证之小儿来求治者，出一方，则惟大枣百十枚，去核，象核之大小，实以生军，外裹以面，煨透熟捣为丸，如小枣核大，每服七丸，日再服，神效。此亦一通一补法也。

痘证总论

《素问》曰：治病必求其本。盖不知其本，举手便误，后虽有锦綉心思，皆鞭长莫及矣。治痘明家，古来不下数十，可称尽善，不比温病毫无把握，尚俟愚陋之鄙论也。但古人治法良多，而议病究未透彻来路，皆由不明六气为病，与温病之源。故论痘发之源者，祇及其半，谓痘证为先天胎毒，由肝肾而脾胃而心肺，是矣。总未议及发于子午卯酉之年，而他年罕发者何故。盖子午者，君火司天；卯酉者，君火在泉；人身之司君火者，少阴也。少阴有两脏，心与肾也。先天之毒，藏于肾脏，肾者，坎也，有二阴以恋一阳，又以太阳寒水为腑，故不发也，必待君火之年，与人身君火之气相搏，激而后发也。（卓识确论，千古不磨。——朱评）故北口外寒水凝结之所，永不发痘。盖人生之胎毒如火药，岁气之君火如火綫，非此引之不发。以是知痘证与温病之发同一类也。试观《六元正纪》所载温厉大行，民病温厉之处，皆君相两火加临之候，未有寒水湿土加临而病温者，亦可知愚之非臆说矣。

痘证禁表药论

表药者，为寒水之气郁于人之皮肤经络，与人身寒水之气相结，不能自出而设者也。痘证由君火温气而发，要表药何用？以寒水应用之药，而用之君火之证，是犹缘木而求鱼也。缘木求鱼，无后灾；以表药治痘疮，后必有大灾。盖痘以筋骨为根本，以肌肉为战场，以皮肤结痂为成功之地。用表药虚表，先坏其立功之地，故八九朝灰白塌陷，咬牙寒战，倒靥黑陷之证蜂起矣。古方精妙不可胜数，惟用表药之方，吾不敢信，今人且恣用羌、防、柴、葛、升麻、紫苏矣。更有愚之愚者，用表药以发闷证是也。痘发内由肝肾，外由血络，闷证有紫白之分：紫闷者，枭毒把持太过，法宜清凉败毒，古用枣变百祥丸，从肝肾之阴内透，用紫雪芳凉，从心包之阳外透；白闷则本身虚寒，气血不支之证，峻用温补气血，托之外出，按理立方，以尽人力，病在里而责之表，不亦愚哉！

痘证初起用药论

痘证初起，用药甚难，难者何？预护之为难也。盖痘之放肥、灌浆、结痂，总从见点之初立根基，非深思远虑者不能也。且其形势未曾显张，大约辛凉解肌、芳香透络、化浊解毒者，十之七八；本身气血虚寒，用温煦保元者，十之二三。尤必审定儿之壮弱肥瘦，黑白青黄，所偏者何在，所不足者何在，审视体质明白，再看已未见点，所出何苗，参之春夏秋冬，天气寒热燥湿，所病何时，而后定方。务于七日前先清其所感之外邪，七日后只有胎毒，便不夹杂矣。（七日前先清其所感之外邪，语意自明。——朱评）

征按　治痘之法，全是活泼泼地，不可执一。谚云：走马看伤寒，回头看痘疹，言其转关最速也。

治痘明家论

治痘之明家甚多，皆不可偏废者也。若专主于寒、热、温、凉一家之论，希图省事，祸斯亟矣。痘科首推钱仲阳、陈文中二家，钱主寒凉，陈主温热，在二家不无偏胜，在后学实不可偏废。盖二家犹水火也，似乎极不同性，宗此则害彼，宗彼则害此。然万物莫不成于水火，使天时有暑而无寒，万物焦矣；有寒而无暑，万物冰矣；一阴一阳之谓道，二家之学，似乎相背，其实相需（相需二字极斟酌——朱评），实为万世治痘立宗旨。宗之若何？大约七日以前，外感用事，痘发由温气之行，用钱之凉者十之八九，用陈之温者一二。七日以后，本身气血用事，纯赖脏真之火，炼毒成浆，此火不外鼓，必致内陷，用陈之温者多，而用钱之凉者少也。若始终实热者，则始终用钱；始终虚寒者，则始终用陈。痘科无一定之证，故无一定之方也。丹溪立解毒、和中、安表之说，亦最为扼要。痘本有毒可解，但须解之于七日之前，有毒郁而不放肥、不上浆者，乌得不解毒哉！如天之亢阳不雨，万物不生矣。痘证必须和中，盖脾胃最为吃紧，前所谓以中焦作战场也。安表之论，更为妙谛，表不安，虽至将成犹败也。前所谓以皮肤结痂为成功之地，而可不安之也哉！安之不暇，而可混发以伤之也哉！（和安二字极有酌。一朱评）至其宗钱而非陈，则其偏也。万氏以脾胃为主，魏氏以保元为主，亦确有见识，虽皆从二家脱化，而稍偏于陈。费建中《救偏琐言》，盖救世人不明痘之全体大用，偏用陈文中之辛热者也。书名救偏，其意可知。若专主其法，悉以大黄、石膏从事，则救偏而反偏矣。胡氏辄投汗下，下法犹有用处，汗法则不可也。翁仲仁《金镜录》一书，诚为痘科宝筏，其妙处全在于看，认证真确，治之自效，初学必须先熟读其书，而后历求诸家，方不误事。后此翟氏、聂氏，深以气血盈亏，解毒化毒，分晰阐扬钱氏、陈氏底蕴，超出诸家之上，然分别太多，恐读者目眩。愚谓看法必宗翁氏，叶氏有补翁仲仁不及之条，治法兼用钱、陈，以翟氏，聂氏，为钱、陈之注，参考诸家可也。（如此立法，是古人皆为我师，古师皆为我用矣，所谓学无常师，主善为师也。——朱评）近日都下盛行《正宗》一书，大抵用费氏、胡氏之法而推广之，恣用大汗大下，名归宗汤，石膏、大黄始终重用，此在枭毒太过者则可，岂可以概治天下之小儿哉！南方江西江南等省，全恃种痘，一遇自出之痘，全无治法；医者无论何痘，概禁寒凉，以致有毒火者，轻者重，重者死，此皆偏之为害也。

痘疮稀少不可恃论

相传痘疮稀少，不过数十粒，或百余粒，根颗圆绽者，以为状元痘，可不服药。愚则以为三四日间，亦须用辛凉解毒药一帖，无庸多服；七八日间，亦宜用甘温托浆药一帖，多不过二帖，务令浆行满足。所以然者何？愚尝见稀少之痘，竟有浆行不足，结痂后患目，毒流心肝二经，或数月，或半年后，烦躁而死，不可救药者。

汪按　产者，常也，可不服药。痘则病也，当以药调。惟药之不当，反不如勿药耳。所云三四日，七八日者，当参之形色，不可执一。

痘证限期论

痘证限期，近日时医，以为十二日结痂之后，便云收功；古传百日内，皆痘科事也。愚有表侄女，于三四月间出痘，浆行不足，百日内患目，目珠高出眼外，延至次年二月方死，死时面现五色，忽而青而赤而黄而白而黑，盖毒气遍历五脏，三昼夜而后气绝。至今思之，犹觉惨甚，医者可不慎哉！十二日者，结痂之限也，况结痂之限，亦无定期。儿生三岁以后者，方以十二日为准；若初周以后，只九日限耳；未周一岁之孩，不过七日限。（儿愈小，则期愈促，此限不可不知。——朱评）

行浆务令满足论

近时人心不古，竞尚粉饰，草草了事。痘顶初浑，便云浆足，病家不知，惟医是听。浆不足者，发痘毒犹可医治；若发于关节隐处，亦致丧命，或成废人，患目烦躁者，百无一生，即不死而双目失明矣。愚经历不少，浆色大约以黄豆色为准，痘多者腿脚稍清犹可。愚一生所治之痘，痘后毫无遗患，无他谬巧，行浆足也。近时之弊，大约有三：一由于七日前过用寒凉，七日后又不知补托，畏温药如虎，甚至一以大黄从事，此用药之不精也；二由于不识浆色，此目力之不精也；三由于存心粉饰，心地之不慈也。余存心不敢粉饰，不忍粉饰，口过直而心过慈，以致与世不合，目击儿之颠连疾苦而莫能救，不亦大可哀哉！今作此论，力矫时弊，实从数十年经历中得来，见痘后之证，百难于痘前。盖痘前有浆可上，痘后无浆可行；痘前自内而外出，外出者顺，痘后自外而内陷，内陷者逆也。毒陷于络，犹可以法救之；毒陷于脏而脏真伤，考古竟无良法可救。由逆痘而死者，医可以对儿，由治法不精；而遗毒死者，其何以对小儿哉？阅是论者，其思慎之于始乎！

汪案　北方之一以大黄从事，犹南方之专用升发温补也。然北方之法，在枭毒之证，有宜用者。余甥女出痘，于二十日外，犹日用大黄，计前后用大黄至四五斤，石膏称是，然后收功。每日服四两大黄浓汁，方能进食，此亦不可不知。总之无一定之痘，故无一定之方，前论二言尽之矣。

疹　论

若明六气为病，疹不难治。但疹之限期最迫，只有三日。一以辛凉为主，如俗所用防风、广皮、升麻、柴胡之类，皆在所禁。俗见疹必表，外道也。大约先用辛凉清解，后用甘凉收功。赤疹误用麻黄、三春柳等辛温伤肺，以致喘咳欲厥者，初用辛凉加苦梗、旋覆花，上提下降，甚则用白虎加旋覆、杏仁，继用甘凉加旋覆花以救之；咳大减者去之。凡小儿连咳数十声不能回转，半日方回如鸡声者，千金苇茎汤合葶苈大枣泻肺汤主之；近世用大黄者，杀之也。盖葶苈走肺经气分，虽兼走大肠，然从上下降，而又有大枣以载之缓之，使不急于趋下；大黄则纯走肠胃血分，下有形之滞，并不走肺，徒伤其无过之地故也。若固执病在脏泻其腑之法，则误矣。

征按　疹，肺病也，凡腑药都用不著。明明发于皮毛，非若疮疖之发于阳明肌肉也。但为其有出没之势，故俗为透表，并不知疹为何物耳。

泻白散不可妄用论

钱氏制泻白散，方用桑白皮、地骨皮、甘草、粳米，治肺火皮肤蒸热，日晡尤甚，喘咳气急，面肿热郁肺逆等证。历来注此方者，只言其功，不知其弊。如李时珍以为泻肺诸方之准绳，虽明如王晋三、叶天士，犹率意用之。愚按此方治热病后与小儿痘后，外感已尽真气不得归元，咳嗽上气，身虚热者，甚良；若兼一毫外感，即不可用。（不兼一毫外感方用，宜细审之。——朱评）如风寒、风温正盛之时，而用桑皮、地骨，或于别方中加桑皮，或加地骨，如油入面，锢结而不可解矣。考《金匮》金疮门中王不留行散，取用桑东南根白皮以引生气，烧灰存性以止血，仲景方后自注云：小疮即粉之，大疮但服之，产后亦可服，如风寒，桑根勿取之。沈目南注云：风寒表邪在经络，桑根下降，故勿取之。愚按：桑白皮虽色白入肺，然桑得箕星之精，箕好风，风气通于肝，实肝经之本药也。（近世皆以为肺药耳，皆不能格物之故。——朱评）且桑叶横纹最多而主络，故蚕食桑叶而成丝，丝，络象也；桑皮纯丝结成象筋，亦主络；肝主筋，主血，络亦主血，象筋与络者，必走肝，同类相从也。肝经下络阴器，如树根之蟠结于土中；桑根最为坚结，诗称“彻彼桑土”，《易》言“系于苞桑”是也。再按：肾脉之直者，从肾上贯肝膈，入肺中，循喉咙，挟舌本；其支者，从肺出络心，注胸中。肺与肾为子母，金下生水。桑根之性，下达而坚结，由肺下走肝肾者也。内伤不妨用之，外感则引邪入肝肾之阴，而咳嗽永不愈矣。吾从妹八九岁时，春日患伤风咳嗽，医用杏苏散加桑白皮，至今将五十岁，咳嗽永无愈期，年重一年，试思如不可治之嗽，当早死矣，如可治之嗽，何以至四十年不愈哉？亦可以知其故矣。（受此害者颇多，不独小儿也。——朱评）愚见小儿久嗽不愈者，多因桑皮、地骨，凡服过桑皮、地骨而嗽不愈者，即不可治，伏陷之邪，无法使之上出也。至于地骨皮之不可用者，余因仲景先师风寒禁桑皮而悟入者也。盖凡树木之根，皆生地中，而独枸杞之根，名地骨者何？盖枸杞之根，深入黄泉，无所终极，古又名之曰仙人杖，盖言凡人莫得而知其所终也。木本之入下最深者，未有如地骨者，故独异众根，而独得地骨之名。（谚有云："土地爷玩枸杞，我独知根。"孰谓俚言无理哉！——朱评）凡药有独异之形，独异之性，得独异之名者，必有独异之功能，亦必有独异之偏胜也。地骨入下最深，禀少阴水阴之气，主骨蒸之劳热，力能至骨，有风寒外感者，而可用之哉！或曰：桑皮、地骨，良药也，子何畏之若是？余曰：人参、甘草，非良药耶？实证用人参，中满用甘草，外感用桑皮、地骨，同一弊也。

万物各有偏胜论

无不偏之药，则无统治之方。如方书内所云：某方统治四时不正之气，甚至有兼治内伤产妇者，皆不通之论也。近日方书盛行者，莫过汪讱庵《医方集解》一书，其中此类甚多，以其书文理颇通，世多读之而不知其非也。天下有一方而可以统治四时者乎？宜春者即不宜夏，宜春夏者更不宜秋冬。余一生体认物情，只有五谷作饭，可以统治四时饿病，其他未之闻也。在五谷中尚有偏胜，最中和者莫过饮食，且有冬日饮汤，夏日饮水之别，况于药乎！得天地五运六气之全者，莫如人，人之本源虽一，而人之气质，其偏胜为何如者？（地有高下燥湿之不同，人有东南西北之互异，而人之身又有肥瘦长短之不同，人之性又有缓急刚柔之难一。——朱评）人之中最中和者，莫如圣人，而圣人之中，且有偏于任，偏于清，偏于和之异。千古以来不偏者，数人而已。常人则各有其偏，如《灵枢》所载阴阳五等可知也。降人一等，禽与兽也；降禽兽一等，木也；降木一等，草也；降草一等，金与石也。用药治病者，用偏以矫其偏。以药之偏胜太过，故有宜用，有宜避者，合病情者用之，不合者避之而已。无好尚，无畏忌，惟病是从。医者性情中正和平，然后可以用药，自不犯偏于寒热温凉一家之固执，而亦无笼统治病之弊矣。

汪按　食能养人，不能医病，药能医病；不能养人。无病而服药，有病而议药，此人之大患也。茯苓、甘草，误用亦能杀人；巴豆、砒霜，对病即能起死。舍病而论药，庸人之通病也。

又按　今世医者学医，惟求其便，病家择医，惟求其稳，然非通何由得便，非当无所谓稳，舍通而求便，舍当而求稳，必夭人性命矣。

草木各得一太极论

古来著本草者，皆逐论其气味性情，未尝总论夫形体之大纲，生长化收藏之运用，兹特补之。盖芦主生，干与枝叶主长，花主化，子主收，根主藏，木也；草则收藏皆在子。凡干皆升，芦胜于干；凡叶皆散，花胜于叶；凡枝皆走络，须胜于枝；凡根皆降，子胜于根；由芦之升而长而化而收，子则复降而升而化而收矣。此草木各得一太极之理也。（直从格物致知得来，可括本草一部。——朱评）

愚之学，实不足以著书，是编之作，补苴罅漏而已。末附二卷，解儿难、解产难，简之又简，衹摘其吃紧大端，与近时流弊，约略言之耳。览者谅之。